U0223641

中文翻译版

远程 ICU 临床实践

Telemedicine in the ICU

主　编　〔美〕马修·A. 凯尼格（Matthew A. Koenig）

主　译　黄晓波　隆　云

科学出版社

北　京

图字：01-2022-0121号

内 容 简 介

本书围绕远程 ICU 实践模式、质量和成果及临床应用三部分，对该领域进行全面系统的阐述，内容涵盖国外远程 ICU 的发展历史、技术特点、医疗保险、法律监管、安全性和质量指标、患者结局、构建新型远程 ICU 项目相关成本效益问题等，尤其深入探讨了远程 ICU 医疗的具体应用案例及项目实施情况，如远程卒中和神经重症监护、新兴的心脏和儿科重症监护、远程 ICU 在脓毒症患者早期治疗中的应用，以及医务人员和现场急救员的院前协调等。

本书内容翔实、实用性强，重点关注医务人员和医院管理人员所面临的实际问题，可作为构建远程 ICU 项目的实践指南，供重症领域的医护人员参考使用。

图书在版编目（CIP）数据

远程ICU临床实践 /（美）马修·A. 凯尼格（Matthew A. Koenig）主编；黄晓波，隆云主译.
北京：科学出版社，2024. 12. -- ISBN 978-7-03-080282-8

Ⅰ. R459.7

中国国家版本馆CIP数据核字第20246NU134号

责任编辑：马晓伟/责任校对：张小霞
责任印制：肖　兴/封面设计：有道文化

科学出版社 出版
北京东黄城根北街16号
邮政编码：100717
http://www.sciencep.com

三河市春园印刷有限公司印刷
科学出版社发行　各地新华书店经销

*

2024年12月第 一 版　开本：720×1000　1/16
2024年12月第一次印刷　印张：18
字数：360 000

定价：135.00 元
（如有印装质量问题，我社负责调换）

译者名单

主　译　黄晓波　隆　云
副主译　李颖川　翟　茜　尚　游　张　嵩
译　者　（按姓氏笔画排序）

丁仁彧　中国医科大学附属第一医院

马四清　青海省人民医院

王洪亮　哈尔滨医科大学附属第二医院

王锦权　中国科学技术大学附属第一医院

龙　鼎　武汉市中心医院

兰蕴平　四川省医学科学院·四川省人民医院

朱桂军　河北医科大学第四医院

刘　玲　东南大学附属中大医院

刘　娇　上海交通大学医学院附属瑞金医院

刘　健　兰州大学第一医院

刘勇超　上海市第十人民医院

刘景仑　重庆医科大学附属第一医院

许强宏　浙江大学医学院附属浙江医院

孙同文　郑州大学第一附属医院

孙运波　青岛大学附属医院

苏龙翔　中国医学科学院北京协和医院

李颖川　上海市第十人民医院

杨向红　浙江省人民医院

杨春丽　江西省人民医院

杨晓军　宁夏医科大学总医院

吴健锋　中山大学附属第一医院

沈　宁　北京大学第三医院

张　丹　重庆医科大学附属第一医院

张　东　吉林大学第一医院

张　玮　昆明医科大学第一附属医院

张　嵩　国家药品监督管理局医疗器械技术审评中心

张西京　空军军医大学第一附属医院

张利鹏　内蒙古医科大学附属医院

张建成　华中科技大学同济医学院附属协和医院

张建波　山东大学齐鲁医院

张继承　山东第一医科大学附属省立医院

尚　游　华中科技大学同济医学院附属协和医院

尚秀玲　福建省立医院

金晓东　四川大学华西医院

周　翔　中国医学科学院北京协和医院

周飞虎　中国人民解放军总医院第一医学中心

郑　霞　浙江大学医学院附属第一医院

郑瑞强　江苏省苏北人民医院

赵鸣雁　哈尔滨医科大学附属第一医院

郝晓宁　国家卫生健康委卫生发展研究中心

胡　波　武汉大学中南医院

胡军涛　广西医科大学第一附属医院

钟　鸣　复旦大学附属中山医院

施贤清　贵州省人民医院

宫　晔　复旦大学附属华山医院

贺宏丽　四川省医学科学院·四川省人民医院

秦秉玉　河南省人民医院

皋　源　上海交通大学医学院附属仁济医院

徐　珑　首都医科大学附属北京天坛医院

高心晶　天津市第三中心医院

桑　岭　广州医科大学附属第一医院

黄　伟　大连医科大学附属第一医院

黄　佳　深圳市第三人民医院

黄晓波　四川省医学科学院·四川省人民医院

章仲恒　浙江大学医学院附属邵逸夫医院

隆　云　中国医学科学院北京协和医院

韩宝石　中国人民解放军总医院第六医学中心

曾振国　南昌大学第一附属医院

翟　茜　山东大学齐鲁医院

Contributors

Christian D. Becker Westchester Medical Center Health Network, Valhalla, NY, USA

New York Medical College, Department of Medicine, Division of Pulmonary, Critical Care and Sleep Medicine, Valhalla, NY, USA

Jordana Bernard Policy and Public Affairs for InTouch Health, Santa Barbara, CA, USA

Brendan G. Carr Department of Emergency Medicine, Thomas Jefferson University, Philadelphia, PA, USA

Sherita N. Chapman Department of Neurology and Karen S. Rheuban Center for Telehealth, University of Virginia Health System, Charlottesville, VA, USA

John Chuo Clinical Pediatrics, Children's Hospital of Philadelphia, Philadelphia, PA, USA

Bart M. Demaerschalk Mayo Clinic College of Medicine and Science, Rochester, MN, USA

Robert Derrett III University of Minnesota, Minneapolis, MN, USA

Marcus C. Divers Department of Neurology and Karen S. Rheuban Center for Telehealth, University of Virginia Health System, Charlottesville, VA, USA

M. Elizabeth Wilcox Department of Medicine (Respirology), University Health Network, Toronto, ON, Canada

Interdepartmental Division of Critical Care Medicine, University of Toronto, Toronto, ON, Canada

Spyridon Fortis Pulmonary, Critical Care and Occupation Medicine, University of Iowa Hospitals and Clinics, Center for Comprehensive Access & Delivery Research & Evaluation (CADRE), Iowa City VA Health Care System, Iowa City, IA, USA

Mario Fusaro Westchester Medical Center Health Network, Valhalla, NY, USA

New York Medical College, Department of Medicine, Division of Pulmonary, Critical Care and Sleep Medicine, Valhalla, NY, USA

Alexis S. Gilroy Jones Day, Washington, DC, USA

Matthew R. Goede University of Nebraska Medical Center, Veterans Affairs VISN 23 Regional Tele-ICU Associate Medical Director, Omaha, NE, USA

Carley M. Howard Draddy Pediatric Telehealth and Special Projects, Children's Hospital of Greenville Health System, Greenville, SC, USA

Ann Marie Huffenberger Penn Medicine Center for Connected Care, University of Pennsylvania Health System, Philadelphia, PA, USA

Emily K. Hurst Avera eCARE, Sioux Falls, SD, USA

Henry Ford Health System, Detroit, MI, USA

Asad Latif Johns Hopkins University School of Medicine, Department of Anesthesiology and Critical Care Medicine, Johns Hopkins Medicine, Armstrong Institute for Quality and Patient Safety, Baltimore, MD, USA

Yuxiu Lei Department of Pulmonary and Critical Care Medicine, Lahey Hospital and Medical Center, Burlington, MA, USA

Timothy N. Liesching Department of Pulmonary and Critical Care Medicine, Lahey Hospital and Medical Center, Burlington, MA, USA

Tufts University School of Medicine, Boston, MA, USA

A. Clinton MacKinney Department of Health Management and Policy, University of Iowa College of Public Health, Iowa City, IA, USA

Atul Malhotra Division of Pulmonary, Critical Care, and Sleep Medicine, UC San Diego Health, San Diego, CA, USA

Niels D. Martin Division of Traumatology, Surgical Critical Care & Emergency Surgery, Perelman School of Medicine at the University of Pennsylvania, Philadelphia, PA, USA

S. David McSwain Pediatric Critical Care Medicine, Telehealth Optimization, Medical University of South Carolina, Charleston, SC, USA

Nicholas M. Mohr Department of Emergency Medicine, University of Iowa Carver College of Medicine, Iowa City, IA, USA

Department of Anesthesia Division of Critical Care, University of Iowa Carver College of Medicine, Iowa City, IA, USA

Emma C. Nash Department of Emergency Medicine, University of Iowa Carver College of Medicine, Iowa City, IA, USA

Christopher M. Palmer Department of Anesthesiology, Division of Critical Care, Division of Emergency Medicine, Washington University School of Medicine in St. Louis, St. Louis, MO, USA

Haydon M. Pitchford Department of Neurology and Karen S. Rheuban Center for Telehealth, University of Virginia Health System, Charlottesville, VA, USA

Jayant K. Raikhelkar Department of Medicine, Division of Cardiovascular Medicine, University of Chicago School of Medicine, Chicago, IL, USA

Jayashree Raikhelkar Emory University School of Medicine, Atlanta, GA, USA

Nagarajan Ramakrishnan Department of Critical Care Medicine, Apollo Hospitals, Chennai, India

Venktesh R. Ramnath Critical Care Telemedicine Outreach, Division of Pulmonary, Critical Care, and Sleep Medicine, UC San Diego Health, San Diego, CA, USA

H. Neal Reynolds University of Maryland School of Medicine, Baltimore, MD, USA

R Adams Cowley Shock Trauma Center, Baltimore, MD, USA

Kimberly L. Rockwell Jones Day, Boston, MA, USA

Herbert J. Rogove Residential Connected Health, New York, NY, USA

Mark Romig Johns Hopkins University School of Medicine, Department of Anesthesiology and Critical Care Medicine, Johns Hopkins Medicine, Armstrong Institute for Quality and Patient Safety, Baltimore, MD, USA

Adam Sapirstein Johns Hopkins University School of Medicine, Department of Anesthesiology and Critical Care Medicine, Johns Hopkins Medicine, Armstrong Institute for Quality and Patient Safety, Baltimore, MD, USA

Dana Schinasi Pediatric Emergency Medicine, Telehealth Programs, Ann & Robert H. Lurie Children's Hospital of Chicago, Chicago, IL, USA

Corey S. Scurlock Westchester Medical Center Health Network, Valhalla, NY, USA

New York Medical College, Department of Anesthesiology, Department of Medicine, Valhalla, NY, USA

Brian Skow Avera eCARE, Sioux Falls, SD, USA

Andrew M. Southerland Department of Neurology and Karen S. Rheuban Center for Telehealth, University of Virginia Health System, Charlottesville, VA, USA

Rebecca Stamm Clinical Nursing Systems, The Hospital of the University of Pennsylvania, University of Pennsylvania Health System, Philadelphia, PA, USA

Sanjay Subramanian Division of Critical Care, Department of Anesthesiology, Washington University School of Medicine in St. Louis, St. Louis, MO, USA

Ricardo Teijeiro Instituto Nacional de Ciencias Medicas y Nutrición Salvador Zubirán, Mexico City, Mexico

Department of Medicine (Respirology), University Health Network, Toronto, ON, Canada

Ramesh Venkataraman Department of Critical Care Medicine, Apollo Hospitals, Chennai, India

中 译 本 序

四川省人民医院黄晓波教授和北京协和医院隆云教授，会同国内多家医院重症临床医生，以及医疗法规、工程技术等领域的专家，共同翻译了《远程ICU临床实践》（Telemedicine in the ICU）一书，该书对于我国重症学科的建设发展具有较好的参考价值，值得祝贺。

重症监护病房（intensive care unit，ICU）是世界医学科学发展史上的里程碑，为人类与疾病斗争做出了卓越贡献。ICU在发展进程中不断优化改善。20世纪80年代，美国ICU的快速发展带来了管理上的挑战，美国重症医学会（SCCM）借鉴现代工业管理和运营的经验，制定了ICU组织和管理的标准，以及各种医疗护理协议，规范临床实践和循证医疗的应用，促进了全球重症医学的发展。21世纪初，ICU各种设备产生的庞大数据量、高昂医疗费用、专业人才短缺等问题成为更加艰巨的挑战，在这个背景下，远程ICU获得长足的发展。该书汇集以美国为代表的工业发达国家远程重症医疗技术的发展历史和经验，通过大量的临床研究数据、经济学评价数据展示远程ICU对重症医疗质量、医疗成本、医疗费用及重症专业人力资源的积极影响，为我国重症医学界提供了一个较好的范例。

近十年来，全球因各种原因造成的重症疾病处于上升时期，尤其是突发重大公共卫生事件，对人类生命健康造成了很大的威胁，同时严重影响着世界经济发展和社会稳定。随着数字信息、云计算、人工智能等技术的发展，现代医学正在发生前所未有的变化，远程ICU迎来新的发展高潮。2020年美国重症医学会远程ICU委员会发布了远程ICU的最新进展和技术定义，进一步促进远程ICU的发展。与重症疾病斗争无国界，我们应汲取全人类的智慧和经验。但是，由于重症医学本身的复杂性，以及我国与工业发达国家之间存在很多不同之处，完全照搬国外技术和经验不可行，在当前国际科技竞争日益激烈和复杂的环境中，我们期待我国重症医学和各学科领域紧密合作，研究开发符合我国国情的远程ICU技术，为世界重症医学进步贡献中国智慧与创新。

　　相信读者能从这本译著中全面了解工业发达国家的远程 ICU 体系，获得自己所需要的专业知识。

中山大学附属第一医院

上海交通大学医学院附属瑞金医院

2024 年 4 月 20 日

译 者 前 言

1984 年，北京协和医院参考国际先进模式建立了我国第一个综合 ICU。从此，我国一代代重症医生薪火相传，努力赶超世界重症医学发展的步伐。远程 ICU 在工业发达国家的兴起，同样引起我国重症医学和研究人员的关注。近年来，我国产学研合作在云平台、人工智能基础上研发的远程 ICU 技术和数据算法模型，以及多参数数据分析报告与机械通气数据分析报告的逻辑架构，取得令人鼓舞的成果，并且逐渐与国际发展同步。

两年前，我们第一次阅读 *Telemedicine in the ICU*，书中来自多个国家著名医院重症医学临床与交叉学科紧密结合的研究成果让我们大开眼界，并促使我们组织多家国内医院的重症医生和相关领域的专家进行该书的翻译工作，最终形成了中文版《远程 ICU 临床实践》。由于本书横跨多个学科领域，临床医生对交叉学科内容和技术术语相对陌生，加上我国医疗管理体制、医疗保障制度、法律法规等与工业发达国家有较大的不同，对于从事临床工作的译者来说可谓充满了挑战。同时，翻译过程恰逢新冠疫情，译者投入一线抗疫，以致译稿多次延期。

原著作者是远程 ICU 领域的学术权威，他们有着严谨的逻辑思维和学术敏锐性，在书中他们凭借丰富的临床实践经验、翔实的临床研究数据和经济学评价数据，对远程 ICU 各种商业运营模式，以及人工智能、云计算等技术对于远程 ICU 的未来影响进行阐述，为全球远程 ICU 领域的发展提供了宝贵经验。因此，该书中文版的出版对于我国远程 ICU 领域的创新和发展具有重要的参考借鉴价值。

在此，我们感谢科学出版社的大力支持，感谢全体译者的精诚合作，还要感谢上海术木医疗科技有限公司为本书的引进提供的支持和保障，他们是我国远程 ICU 和重症数据服务的先行者。

我国重症医学创始人、北京协和医院陈德昌教授在《中国重症医学的春天》一文中写道："'重症医学的春天'不是季节，而是心态，是意志，是想象力，是激情，是对科学的真诚，是对真理的追求。我们不是完人，我们要终身学习。在'重症医学的春天'里，愿我们中间的每个人都会说：'我有一个梦'（'I have a dream today'）。"尽管译者已经尽了最大努力，但书中仍有可能存在疏漏和局限之处，在此恳请读者给予谅解，不吝赐教。希望本书有助于推动我国远程 ICU 技术的深入发展，让我们在中国重症医学新的春天里，共同实现我们的梦想。

黄晓波　隆　云

2024 年 9 月

前　言

重症监护病房（ICU）远程医疗始于 1975 年的俄亥俄州克利夫兰市（Clevevland）。当时，克利夫兰大学医院的麻醉科［隶属于凯斯西储大学医学院（Case Western Reserve University Medical School）］在克利夫兰大学医院和森林之城医院（Forest City Hospital，FCH）之间安装了双向视听连接设备。森林之城医院是一家位于克利夫兰的私立医院，有 102 张床位，由非裔美籍医生运营，服务的患者群体主要为非裔美国人。ICU 远程医疗项目开始推行时，森林之城医院已濒临破产，ICU 的床位仅有 7 张，参与患者治疗的医学专家寥寥无几。凯斯西储大学的工程师发明新型远程医疗链接设备之后，远在克利夫兰大学医院的专家也能在森林之城医院的手术室、新生儿护理室和 ICU 对患者进行会诊。1977 年，在相关同类出版物出版之后，主要作者兼克利夫兰大学医院重症医生 Betty Lou Grundy 医学博士对 ICU 远程医疗技术的描述如下：

护士可以在没有技术人员协助的情况下独自将森林之城医院的彩色移动摄像头与 ICU 的电缆相连。摄像头开启后，会诊医生可以远程控制摄像头。视频信号通过宽带氦氖激光器或微波传输。克利夫兰大学医院会诊医生能切换传输模式，并可从 19 英寸[1]彩色屏幕上查看森林之城医院 ICU 内部情况。森林之城医院 ICU 配备 2 个 9 英寸的单色屏幕，ICU 人员在摄像头上既能看到克利夫兰大学医院的会诊医生，也能看到他们自己。音频信号则通过电缆传输，克利夫兰大学医院和森林之城医院均可调节声级[1]。

现在的远程医疗 ICU 模型是一个集中的远程医疗 ICU 指挥中心，具有单个收发站点封闭式的结构，以及发起站点的便携式远程医疗终端[2]。ICU 远程医疗项目包括定期监护服务模式，每天查房一次，但不进行持续性、主动或被动的患者监测。尽管存在这些局限，同步视听通信设备、远程摄像头控制、移动远程医疗

---

[1] 1 英寸=2.54 厘米。

推车和多学科护士远程医疗床旁查房等技术和工作流程出奇地现代化。

每天中午，森林之城医院护士先安装好并启动移动摄像头装置，然后克利夫兰大学会诊医生开始远程操控摄像头（平移、倾斜、变焦、聚焦、调节光阑孔径）。接着，护士报告 ICU 远程医疗患者的就诊情况，并记录会诊医生的初步建议。随后，护士将摄像头从护士站移动至每位患者的床旁，通过远程医疗设备介绍医生和患者的情况。会诊医生观察每位患者并与能够说话的患者交谈，通常基于视听设备沟通获得的信息提出额外的护理建议[3]。

研究者从森林之城医院患者、私人主治医生和护理人员的角度，纳入了接受 ICU 远程医疗的轶事报告和调查数据。据研究者所述，大多数患者对远程医疗项目表示满意，还能与会诊的远程重症医生建立个人联系。

令人惊讶的是，往往可以通过远程医疗连接设备建立良好的医患关系。当护士在 ICU 移动摄像头时，多位患者面带微笑向会诊医生挥手致意。患者经常对远程会诊医生提供的服务表示感谢。他们时常关心会诊医生的福利，并热心发表个人意见[1]。

然而，在 ICU 护理人员和私人主治医生建立人际关系方面，ICU 远程医疗项目遇到了巨大难题。克利夫兰大学医院重症医生试图通过采取数项重要措施，在森林之城医院和克利夫兰大学医院医护人员之间建立信任关系。首先是要求患者和主治医生都同意在第一次与患者接触之前让远程重症医生查看患者。其次，在床旁远程医疗查房期间，邀请护士、住院医生和主治医生参与其中。最后，在远程医疗就诊之前，让所有克利夫兰大学医院重症医生至少亲自访问森林之城医院一次，并且每周召开现场教育会议，便于发起站点和远程站点的医护人员定期开展现场交流。尽管已经采取了这些措施，但受文化和人员配置因素的影响，克利夫兰大学医院与森林之城医院医护人员之间的沟通依然存在问题。

民意调查显示，森林之城医院的很多私人医生对远程医疗并不熟悉。他们中的大多数人认为森林之城医院内部和森林之城医院与克利夫兰大学医院之间的沟通不充分是推行 ICU 远程医疗项目最大的障碍。他们认为将远程医疗用作一种教育工具的潜力很大，该技术尚未得到充分利用。有些医生对远程重症医生提出的建议表示不满，他们认为这仅仅是"纸上谈兵"，但也有些医生认为主治医生应更频繁地参与远程医疗 ICU 查房[1]。

克利夫兰大学医院远程重症医生担任会诊医生的角色，就患者护理提出建议，但私人主治医生仍然保留是否听取这一建议的自主权。由于私人主治医生很少参与床旁查房，远程重症医生的建议往往由床旁护士或住院医生向主治医生转述。

1975～1977 年，远程重症医生连续 18 个月对 395 例患者进行了 1548 次远程会诊。在此期间，远程重症医生共提出了 3267 条治疗建议，但森林之城医院的人员仅采用了 30%[2]。

无论是现场会诊，还是通过远程医疗会诊，几乎所有会诊医生的联系人都是护理人员，这些护理人员如果未收到森林之城医院住院医生的指令，则无法将医疗建议付诸实践。这些人力限制影响了各医疗机构之间的关系；面对面讨论（无论是现场讨论还是通过交互式电视讨论）的机会屈指可数[2]。

除了必须用远程医疗技术开辟新的领域外，在定义和解决与代理认证、远程医疗特权、适当使用远程医疗的临床指南和医疗事故覆盖范围相关的问题之前，克利夫兰大学医院远程重症医生还必须应对不确定的监管环境。除非私人主治医生率先要求考虑转诊，否则克利夫兰大学医院的会诊医生应慎言，不主动讨论森林之城医院 ICU 患者的院间转诊问题。此外，远程重症医生必须注意，不能推荐森林之城医院内未配备的检查和程序。从已发表报告的字里行间可以推测，首批远程重症医生必须在提供适当的患者监护和地区政策之间坚守道德底线。

一位律师和大学麻醉师团队的责任保险承保方探讨了麻醉科远程医疗会诊医生的职责问题，但未发现任何远程医疗的先例。尽管保险承保方同意支付麻醉师远程医疗会诊的费用，且每年额外支付一名麻醉师的责任保险费，但许多大学麻醉师仍担心发生医疗事故的风险，部分原因是小型医院的护理标准在某些方面与三级护理机构的重症监护病房的护理标准不同[3]。

作为行业带头人，这些远程重症医生还面临着技术和基础设施高昂的初创成本、专业费用缺乏付款人报销，以及投资回报率（return on investment，ROI）未知等因素造成的经济不确定性。与许多远程 ICU 项目相同，美国联邦政府出资支持了第一个远程 ICU 的设备和培训费用，但未报销远程重症医生的报酬。

初始硬件的开发和安装成本在 10 万美元左右，18 个月期间的维护成本在 3.5 万美元左右。由于该系统同样用于手术室和新生儿监护室的会诊，我们将 1/3 的成本分摊给重症监护项目，即每张 ICU 床位每天 12.72 美元，我们未评估医生服务费，此类服务费由大学医院会诊医生捐赠或公共健康服务基金拨款支付[3]。

2018 年，初代远程医疗设备所需成本达 468412 美元，该数额几乎是目前每张监护床位初始成本的 10 倍。因所需成本高昂，预计联邦基金资助到期后，该项目将无法长期发展，对于资金紧缺、濒临破产的医院更是如此。事实上，1977 年森林之城医院破产，远程 ICU 项目在该医院破产前 6 周结束。

在第一个远程 ICU 项目中，研究者所面临的另一项挑战是，获得可靠数据并进行分析的能力不足，无法确定远程医疗对死亡率、并发症发生率和住院时间（length of stay，LOS）等指标的影响。远程重症医生无法直接干预患者护理，且其建议的实际执行人为主治医生，执行程度各异，因此难以衡量该项目的实际影响。不可否认，远程重症医生提出建议的采纳情况与患者死亡率之间存在一定的关联，如果忽视远程重症医生提出的建议，患者的死亡率可能会更高。

尽管住院期间的死亡率（7%）趋于稳定，但患者结局与远程医疗对患者监护的影响有直接关系。积极实施会诊医生的建议后，患者才更有可能存活，且不太可能遗留新的永久性残疾[3]。

该领域最初的两份出版物[1,3]详述了在过去 40 年中，第一个远程 ICU 项目变革的方方面面。1975 年，远程 ICU 项目面临着诸多挑战和不确定性，例如医疗事故保险范围和报销、项目实施、高额的启动成本、不确定的财务和临床受益、确切成功指标不足、跨文化障碍、技术问题、与床旁监护途径的融合、现场人员对建议的采纳和角色混淆等。对于本书的读者来说，这些问题并不陌生，令人震惊的是，很多问题至今悬而未决。事实上，上述问题也是本书关注的核心点，后续章节均会着重讨论这些方面。

尽管在过去 40 年中，远程 ICU 仍存在许多老问题，但也出现了不少新问题。至少如医学文献所述，在第一个具有里程碑意义的远程 ICU 项目结束后，远程 ICU 的发展一直止步不前，20 世纪 90 年代末才出现转机。那个年代，计算机和网络技术日新月异，早期电子病历（electronic medical record，EMR）、远程遥测监测仪和视频电话会议（video teleconferencing，VTC）技术实现了集中医疗监护。1997 年，约翰斯·霍普金斯医院的一组重症医生开始对北弗吉尼亚州一家医院外科 ICU 的 10 张床位进行远程监护[4]。在此次干预期间，远程重症医生通过家用计算机全天候进行远程 ICU 监护，包括与患者同步视频远程会诊、与 ICU 人员一同查房，以及远程访问实验室检查结果和诊断成像结果。

从上述远程重症监护经历中汲取经验后，2 名约翰斯·霍普金斯医院的重症医生于 1998 年创立了 VISICU 公司。2004 年，VISICU 的理念包括远程重症医生在一个集中位置同时管理多名 ICU 患者，以及一些基本的主动患者监测[5]。这为现在所谓的集中式远程 ICU 模式奠定了基础，该模式具有开放式架构和中心辐射型网络中超前的医护提供模式。此外，随着新兴 eICU®产品迅速更新换代，飞利浦于 2007 年收购了 VISICU，在过去 10 年，成为远程 ICU 市场的佼佼者。

过去 10 年内，远程 ICU 项目、技术平台和医护人员网络的数量急剧增加，医疗机构和医护人员使用远程 ICU 的频率也越来越高。此外，美国远程医疗协会

（American Telemedicine Association，ATA）和美国重症医学会（the Society of Critical Care Medicine，SCCM）联合发布的远程 ICU 操作指南[6]有助于明确实践标准，远程 ICU 更加主流化。最后，美国联邦政府对远程 ICU 服务的监管和支付方式的变革起到了一定的积极作用，包括代理认证、制订州际医生执照条约（the Interstate Medical Licensure Compact），以及美国联邦医疗保险和医疗补助中心（Centers for Medicare and Medicaid Services）发布以远程医疗为基础的重症监护 G0508 代码。

远程医疗一直被认为是"未来医学"，历经数年，它已悄悄转变为"现代医学"，在 ICU 领域更是如此。随着远程 ICU 项目的不断发展，医院管理人员和医护人员如今面临着重要选择和挑战，涉及实践模式、人员角色、法律和监管问题、技术和设计特点，以及支付模式等问题。考虑投资新 ICU 远程医疗项目的组织机构需了解不同的人员配置模式，创建本土项目与制订服务合同所面临的挑战，以及州法律和付款人相关政策对远程 ICU 服务报销的影响。本书的第一部分"远程 ICU 实践模式"将对这些问题进行阐述。

尽管在过去 40 年内，远程医疗在 ICU 领域的实践持续增长，但缺乏在患者结局、质量和安全性指标，以及患者满意度影响方面的高质量证据。本书的第二部分将基于临床试验、实施前后的研究和观察性数据，对支持和反对 ICU 远程医疗的证据现状进行阐述。此外，本节还将阐述与构建新型远程 ICU 项目相关的潜在支出和节省成本问题，有助于制定企业规划。最后，将讨论跟踪和改善远程医疗实践质量及患者体验的适用指标。

本书的第三部分将深入探讨 ICU 远程医疗的具体应用案例，包括诸如远程卒中服务，以及新兴的儿科和心脏重症监护等已广为人们接受的远程医疗项目。还阐述了远程医疗技术在脓毒症患者早期治疗中的应用，以及与医务人员和现场急救员的院前协调。本书还将简述远程医疗技术使普通 ICU 患者获得医学专家会诊的机会。

本书将重点介绍 ICU 远程医疗项目的实施情况，特别关注负责新远程医疗项目的医务人员和医院管理人员所面临的实际问题。可以说，本书进行了迄今为止该领域最新、最全面的阐述，将成为构建远程 ICU 项目的实践指南。我在编写本书的过程中获益良多，希望每位读者也能和我一样有所收获。最后以 1977 年首份远程 ICU 出版物中的最后几句话作为结语。

目前，远程医疗在重症监护方面的问题，与其说是技术困境，不如说是使用现有系统的方式不足。只有当我们有能力开发出创新、专业的管理使用模式时，技术创新才能辅助我们摆脱时间和空间的限制。

Matthew A. Koenig

Honolulu，HI，USA

参 考 文 献

1. Grundy BL, Crawford P, Jones PK, Kiley ML, Reisman A, Pao YH, Wilkerson EL, Gravenstein JS. Telemedicine in critical care: an experiment in health care delivery. JACEP 1977;6:439–44.
2. Reynolds HN, Rogove H, Bander J, McCambridge M, Cowboy E, Niemeier M. A working lexicon for the tele-intensive care unit: we need to define tele-intensive care unit to grow and understand it. Telemed J E Health 2011;17(10):773–82.
3. Grundy BL, Jones PK, Lovitt A. Telemedicine in critical care: problems in design, implementation, and assessment. Crit Care Med 1982;10(7):471–5.
4. Rosenfeld BA, Dorman T, Breslow MJ, Pronovost P, Jenckes M, Zhang N, Anderson G, Rubin H. Intensive care unit telemedicine: alternate paradigm for providing continuous intensivist care. Crit Care Med 2000;28:3925–31.
5. Breslow MJ, Rosenfeld BA, Doerfler M, Burke G, Yates G, Stone DJ, Tomaszewicz P, Hochman R, Plocher DW. Effect of a multiple-site intensive care unit telemedicine program on clinical and economic outcomes: an alternative paradigm for intensivist staffing. Crit Care Med 2004;32(1):31–8.
6. Davis TM, Barden C, Dean S, Gavish A, Goliash I, Goran S, Graley A, Herr P, Jackson W, Loo E, Marcin JP, Morris JM, Morledge DE, Olff C, Rincon T, Rogers S, Rogove H, Rufo R, Thomas E, Zubrow MT, Krupinski EA, Bernard J. American Telemedicine Association guidelines for TeleICU operations. Telemed J E Health 2016;22(12):971–80.

目　录

第一部分
远程 ICU 实践模式

第 1 章　远程 ICU：新兴的、过时的，还是都存在？
实践模式和未来方向

H. Neal Reynolds

基本问题

美国医院协会 2014 年的年度调查[1,2]指出，美国有 5686 家医院。基本上所有的急症监护医院都至少配有一个重症监护病房（ICU），每天有近 5.5 万名危重患者得到诊疗。从 2006～2010 年，美国的重症监护床位数量从 67 579 张增至 8 万余张，增加了 15%[3]。ICU 的护理费用高昂，通常约占住院总费用的 30%[4]。

远程 ICU 的历史

从历史上看，远程 ICU 这一概念自提出至今已经接近半个世纪。远程 ICU 最早是由 Grundy[5,6]在 20 世纪 70 年代概念化的。随后，继 2000 年弗吉尼亚州诺福克市（Norfolk）安装第一个商用系统之后，远程 ICU 的概念和医疗实践迅速发展[7,8]。扩大远程 ICU 的初始驱动力源于重症医生短缺[9-13]、全科医生分配不当[14,15]、重症医生的公认价值[16-19]，以及来自私营企业跳蛙集团（LeapFrog）建议的压力[20]。Coustasse 对 2004～2013 年的远程 ICU 经验进行了广泛回顾[21]，包括 9 年内的超过 35 项研究，揭示了如下内容：16 项研究表明远程 ICU 缩短了 ICU 住院时间（length of stay，LOS），11 项研究表明患者对临床实践方案的依从性更高，7 项研究表明 ICU 财务状况得到改善，4 项研究发现团队合作或"团队精神"得到增强，5 项研究描述了"患者诊疗得到改善"，但无进一步说明。基于两项荟萃分析，最近的远程 ICU 文献进一步支持该技术可显著降低死亡率[22,23]。继综述文献后，现又有人呼吁将远程 ICU 推广为首选商业模式[24-28]。然而，尽管 2003～2007 年远程 ICU 最初以每年 101% 的速度快速扩张，但 2006～2010 年后续增长率已下降至每年 8%[29]。美国远程医疗协会（American Telemedicine Association，ATA）远程 ICU 指南[30]现已正式确定远程 ICU 的概念、流程和使用建议。

远程 ICU 的变革压力

美国联邦医保（Medicare）报销模式的演变，包括"按绩效付费"、"基于价值的购买（value-based purchasing，VBP）"、"医院再入院减少计划"[31]、"人群健康"和责任医疗组织（Accountable Care Organizations，ACO）[32]，这些模式都促使人们将注意力从住院治疗转移开。因此，基于医院的远程医疗计划可能更侧重于远程患者监护[33]或以患者为中心的医疗机构[34]。

美国医疗保险和医疗补助服务中心（CMS）未明确阐明直接报销远程 ICU 服务中的医生服务费用，最起码未明确指出报销最常提供的服务费用[35,36]。远程医生面诊一例患者耗时 3～5 分钟，随后还需要填写必要的医嘱，同时一次又要面诊多例患者，因此，很难强制要求他们一次性远程面诊 30 分钟以上。向按分钟计费的替代方法（如按麻醉时间[37]计费）的演变可能不失为一种选择，但目前并不具备此类演变条件。因此，远程 ICU 通常是医院公认的"烧钱"项目，由此产生了各种节约成本的项目（包括缩短住院时间），但成本效益比仍未明确。Kumar[38]在一项为期 21 年的回顾性综述和 7 家医院的前瞻性研究中发现，施行第一年，每张监测床位的成本在 5 万～10 万美元，每例 ICU 患者可节省 3000 美元或每例 ICU 患者可能花费 5600 美元。而其他人[39]提出了更悲观的估计，认为成本每天将增加 24%，每例患者的成本增幅高达 43%，且对病情较轻的患者无效。但是，同一研究小组发现，这对于病情较重的群体有价值。正如其他文章[40]所引用的，对远程 ICU 项目的支持，取决于许多因素，不仅仅是简单的财政支持，还包括当前医院负责人的个人倾向或医院内部团体的阻力问题。最终，医院内部的支持可能取决于负责人的个人倾向，基于他（或她）对"做最有益于患者的事"，以及对基于人群的影响和照顾"病重患者"的看法。尽管如此，商业市场预测远程 ICU 将有"强劲"增长，市值将从 2015 年的 5 亿美元上涨到 2024 年的 25 亿美元；全球的增长率更高，2015 年已达 12 亿美元，2024 年预计将增至 58 亿美元[41]。

远程 ICU 服务首次实施后的持续性花费中，医生和高级医护人员的花费占比最大。马萨诸塞大学的研究报道，在每年 310 万美元的总运营成本中，每年持续的人员配置成本将近 230 万美元（72%）[25]。最初构思时，有意将远程 ICU 放置在远离实地 ICU 的位置，以便重症医生可以为所有的 ICU 病房提供服务。随着成本增加的压力和现场"人手"的间歇性需求，有些组织可能会采用混合模式，使远程 ICU 接近于系统主导的 ICU，如东缅因州医疗中心模式[42]。最后，要实施变革，自然会面临来自业内的压力。据凯撒医疗公司统计，86% 的公司负责人认为自己是"颠覆者"，技术是主要的颠覆性力量，有些人选择快速前进，也有些人选择谨慎行事[43]。

反对远程 ICU 变革的压力

远程 ICU 不断发展出三种常见类型。第一种是"向"远程 ICU 演进，第二种是向"不同"的远程 ICU 技术演进，第三种是纯粹地"放弃"该技术。

关于第一种不愿向远程 ICU 演进的情况，医生们在某种程度上可能属于"卢德派（Luddites）"。"卢德派"声称反对"工业化"，担心学习新技术是浪费时间，而且新技术可能取代他们的工作[44]。关联性更紧密的是"新卢德派（Neo Luddites）"概念，即放缓技术进步，回归简单生活[45]。Kruse[46]详细统计了组织和员工不愿采用远程医疗的总体情况。组织机构面临的主要障碍在于成本，而员工不愿意的原因在于"技术挑战"和普遍"不愿变革"。

就向不同远程 ICU 模式演进而言，尽管遗留 ICU 模式已经过时、烦琐且低效，但一旦选择并安装远程 ICU 技术，行政部门将不愿放弃昂贵的遗留 ICU 模式，一流供应商产品的安装费用约为每张监控床位 5 万美元。此外，掌握了一项技术之后，消费者可能不愿意再学习另一项技术[47]。

最后，目前确实有医院关闭了现有的远程 ICU 项目。停用的主要原因可能是费用与预期收益的不平衡。目前，几乎不可能找到远程 ICU 停用频率的关键数据，更不用说导致停用的原因了。

技术行业

远程 ICU 技术的同质性源于创始供应商发起的诉讼，这显然是为了控制 21 世纪初市场竞争的增长[48]。因此，市场竞争基本没有增长，单一供应商占据主导地位长达十年。尽管 2010 年专利侵权案被驳回[49]，但仍有一家供应商拥有大量市场份额。因此，大多数结构化远程 ICU 监护服务模式的研究采用的是飞利浦/VISICU®技术。领先的远程 ICU 技术于 2000 年开始投入使用[50]，此后除部分更新外基本等同于原版。作为初始专利申请的一部分，首字母缩略词"eICU®"成为注册商标[51]。因为大量的市场份额和注册商标为"eICU®"，该注册商标成为远程 ICU（electronic ICU，eICU）项目的通用名称，并成为所有远程 ICU 技术的同义词。

随后，在设计远程 ICU 时，人们开始努力对医疗界人士进行决策教育[42]。远程 ICU 词典[52]为用户在选择系统时提供必要的远程 ICU 广泛特征。该词典有两个概念持续有效：①集中式与分散式设计；②开放式与封闭式设计。远程 ICU 的"集中式"模式描述了飞利浦/VISICU®模式，该模式配备一个远程"储仓"，"持续"安排工作人员服务于一个或多个 ICU。相比之下，"分散式"远程 ICU 没有明显的"储仓"，而是护理人员身处便利场所，例如私人诊室、家庭或使用移动设备进行远程操作[53]。"封闭式架构"和"开放式架构"是指技术的连通性。封闭式架构使用专用线路，例如使用"储仓"到医疗机构的 T3 线路，仅在"储仓"内进行点对点访问。"开放式架构"支持从多个站点访问远程患者，且必须进行互联网连接。

远程 ICU 人员配置

医生人力供应

美国医学院协会（American Association of Medical College，AAMC）更新了 2016 年医生人力供需预测数据[54]。尽管该报告未聚焦危重症医学（critical care medicine，CCM）的医生人力供需，但预计到 2025 年，医生的缺口将达到 6.17 万人~9.87 万人，最大的缺口可能高达 12.52 万人。到 2030 年，65 岁以上的美国人口将超过总人口的 20%，该人群是医疗服务和重症监护服务最大的消费人群。

21 世纪初的报告[9,11]表明重症医生约为 3 万人，人力供应不足。事实上，美国卫生资源和服务管理局（Health Resources Services Administration，HRSA）一项最新的研究/预测表明，到 2025 年，重症医生将供大于求[55]。近期，越来越多的医学生选择成为急诊医学（emergency medicine，EM）住院医生并进行额外的重症医学临床培训。美国住院医生匹配计划（National Residency Matching Program）[56]的数据表明，从 2000 年到 2015 年，EM 住院医生培训项目从 971 个上升至 1821 个，几乎翻了一番，匹配率接近 100%，预计进入临床的 EM 医生将增加几乎一倍。2009 年，美国内科医学委员会（American Board of Internal Medicine，ABIM）和美国急诊医学委员会（American Board of Emergency Medicine，ABEM）[57]为 EM 医生建立了一条同时获得 CCM 和 EM[58,59]认证的途径。目前，美国约有 20 个项目使用了 EM 和 CCM 联合培训的方式。此外，寻求呼吸与危重症联合培训的呼吸科医生从 118 人增至 135 人，年增长率为 17%*。这为接受过 EM 培训的医生获得重症监护委员会认证提供了新方式，包括外科重症监护［美国外科委员会（ABS）认证］、神经重症监护（美国神经病学专业委员会认证）和麻醉（美国麻醉学委员会认证）。最终，具备重症监护能力医生的短缺情况似乎将得到有效缓解。

传统远程 ICU 覆盖

在启动首个商用远程 ICU 项目时，其目的是远程提供全年全天候医护人员全覆盖，如图 1.1 所示。

经证明，此类人员配置模式具有挑战性。由于美国重症医生短缺，远程重症监护项目的人员配置同样面临挑战。大量远程 ICU 重症医生岗位虚位以待[60-63]。

---

* 译者注：原文这一数值存疑。

与远程 ICU 的大多数人员配置情况类似，无法确定当前远程重症医生需求、空缺的职位或远程重症医生在职时长。然而，有文献建议采用备用人员配置模式，这证明了目前临床和远程 ICU 重症医生短缺的观点。

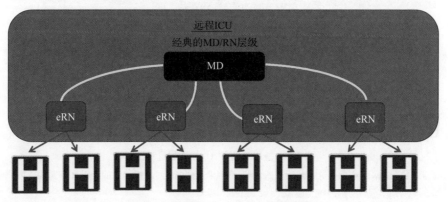

图 1.1　传统远程 ICU 人员配置模式

由经过培训的远程 ICU 执业护士（eRN）完成监护，内科重症监护医生（MD）进行医疗指导；RN 为注册护士

远程 ICU 人员配置中纳入非重症医生

美国跳蛙集团（LeapFrog）推荐尽可能采取床旁重症监护，当重症医生无法实地治疗时可采用远程 ICU 模式。由于目前经过系统培训的重症医生人手短缺，跳蛙集团[64]还推荐采用备用人员配置模式，包括经医学、麻醉学、儿科学、EM 或外科学专业委员会认证，并且具备以下条件的医生：

- 完成培训并获得重症监护专科认证。
- 每年有 6 周以上的全职 ICU 工作经验。

还有人提出，住院医生[65,66]可以进行额外的培训，并在重症医生的帮助支持下，指导一些社区医院的重症监护服务。此类"金字塔层级"的好处在于，即使仅有一名重症医生在岗，也能兼顾更多的 ICU 床位，护理人员可负责大多数监测和筛查事项，非重症医生则负责更复杂的事项，并在重症医生的监督下开具医嘱（图 1.2）。

远程 ICU 人员配置中纳入高级医护人员

近期出现了在 ICU 中聘用高级医护人员的趋势[67-69]，尤其是由重症医生指导的经过培训的高级医护人员。因此，将这种相同的人员配置模式延伸至远程 ICU 似乎同样可行。高级医护人员的优势在于能提供医嘱，而不需聘用人力成本更高的非重症医生（图 1.3）。

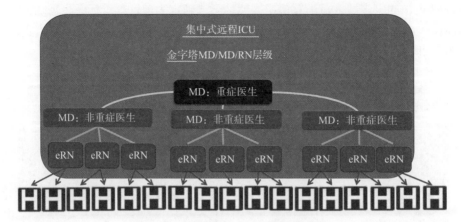

图 1.2　备用远程 ICU 人员配置模式

聘用一名重症医生负责更多的患者/医院，同时多名非重症医生对经过培训的远程 ICU 重症监护护士进行直接管理

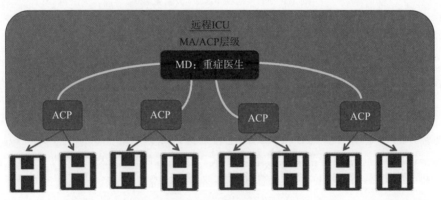

图 1.3　备用远程 ICU 人员配置模式，聘用高级医护人员（ACP），由重症医生管理
MA，医疗助理

临床覆盖方案

一项灵活的远程 ICU 项目可提供多种方案，有些方案能够节约成本。全年全天候远程监测的覆盖范围最大，可能最适用于现场没有重症医生或呼吸科医生的农村医疗机构。对于配备医护人员的日常 ICU 项目，可仅在夜间开展远程 ICU 项目，也可根据特定 ICU 的需求单独定制远程 ICU 监护方案（图 1.4）。目前有数种方案可供选择，包括工作日仅在夜间提供远程 ICU 服务，周末提供全天候的重症医生服务。

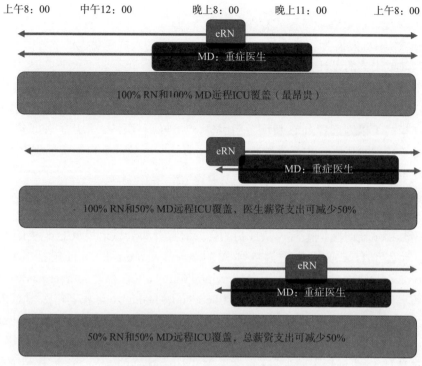

图 1.4　远程 ICU 项目工作时长与人员选项

"夜以继日"

也许最具创新性的人员配置改进是确保医务人员可一直在其个人日间轮班期间工作。数据表明，夜间医务人员的经验可能不足，患者的结局可能受到影响[70]。轮班工作对"轮班医护人员"有显著的生理影响，表现为护士[71,72]和医生[73]的睡眠障碍、事故和损伤发生率增加及社会孤立。近期，亚特兰大埃默里大学提出了"夜以继日"（turning night to day）的概念。该项目将位于美国的远程 ICU 项目与远在澳大利亚西海岸的皇家珀斯医院远程 ICU 项目相对接。澳大利亚与美国东海岸相差 12～13 个时区[74-77]。从理论上来说，澳大利亚医疗机构的白班工作人员可在白天为相应的美国医疗机构提供夜间远程 ICU 服务，反之亦然。最终，所有医务人员均在上白班，为另一半球的患者提供夜间远程服务。Avera eCare® 的一个类似的项目已开展数年。Avera eCare® 为以色列的特拉维夫提供远程 ICU 服务，该地区比南达科他州晚 8 小时。特拉维夫远程重症医生也在为南达科他州苏福尔斯提供夜间远程 ICU 服务。

业务模式

远程 ICU 的最终业务模式存在一些基本问题。远程 ICU 应继续作为医疗系统内的独立实体，发展为医疗系统外的独立程序，或融入规模更大的远程医疗程序。针对当前或未来的设计，需要考虑垂直扩展或水平扩展[78]。"水平扩展"[79]也称为"横向扩展"，在商业领域内意味着新增更多单独但不同的服务线。而"垂直扩展"[80]也称为"纵向扩展"，表示新增现有实体或服务线路的容量。例如，水平扩展模式可以为远程 ICU 新增备用服务，如神经科服务、术后护理、药理学支持服务、姑息治疗服务和行为健康指导，所有这些服务都来自配备远程 ICU 的远程医疗中心。

在某些情况下，通过水平扩展，远程 ICU 项目或从其他关注点起步的项目已进化为"虚拟医院"。水平扩展的一个例子是 Avera eCare[81]，这是一家位于南达科他州苏福尔斯的虚拟医院，从最初的会诊服务升级为以远程 ICU 为主的医院。Avera 远程 ICU（或如今更为人所知的 Avera eCare）的项目包括矫正治疗（eCorrectional Care）、行为治疗（eBehavioral Care）、远程急诊（eEmergency Care）、远程药房（ePharmacy）、远程学校健康（eSchool Health）、远程老年医学（eSenior Care）、远程专科会诊（eSpecialty Consultation）和远程住院医生（eHospitalist）项目。另一个例子就是犹他州医疗中心（Intermountain Healthcare）的虚拟医院，该医院具有 35 个远程医疗项目，包括远程 ICU、远程新生儿会诊、远程卒中服务、行为健康评价和其他服务[82,83]。在密苏里州的切斯特菲尔德（Chesterfield），Mercy 虚拟理疗中心（Mercy Virtual Care Center）位于一栋独立的四层建筑中，为因病不能离家的慢性疾病患者提供远程 ICU、远程卒中服务、远程脓毒症服务、远程住院医生和远程患者监护，同时支持"不住院"诊疗[84]。该机构的建成耗资 5400 万美元，占地 12.5 万平方英尺（约 1.2 万平方米），该机构致力于降低 CMS 护理成本，让患者居家接受诊疗，并在此基础上不断超越自我[85]。

重症医生短缺是垂直扩展不断发展的驱动力，与远程 ICU 初期发展的驱动力基本相同。意图纳入远程 ICU 项目的医疗项目可能会发现，使用集中模式时，无法招募重症医生来配备一个"储仓"。因此，一个组织机构即使可能已配备硬件和软件技术，也会向其他组织机构寻求医生和护理覆盖服务。企业远程 ICU 不断进步，目前正在推出高级 ICU 服务（Advanced ICU Care®）等业务，该业务被宣传为"第一个外部远程 ICU 解决方案"，在无法获得"人力"时提供"人力"。至少已有 65 家医院和卫生机构，至少 24 个州、5 个手术中心（加上 3 个特别安排的手术中心）和包含 140 名专职临床医生的员工安装了 Advanced ICU Care®项目[86]（图 1.5）。

此处所展示的垂直扩展或水平扩展的概念看起来似乎是独立的，事实上，它可能要求水平扩展的项目能够提供更多服务，即在水平扩展项目内进行垂直扩展。

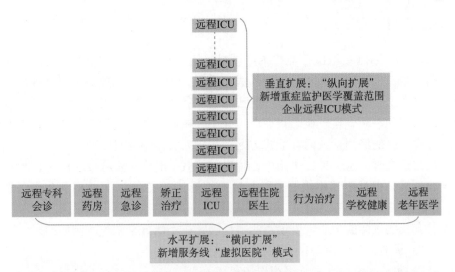

图 1.5　远程医疗项目的垂直扩展和水平扩展，最初基于远程 ICU 的概念或将远程 ICU 纳入更大规模项目的远程医疗项目

　　近期，马里兰州的一个研究小组针对扩展重症监护服务提出了一种不同的水平扩展模式（图 1.6），即从"急救现场"紧急转诊至急诊科、手术室和 ICU[87]。马里兰州是第一个拥有全州创伤治疗项目和全州直升机医疗后送项目的州[88]，包括马里兰急救医疗服务系统机构在内的基础设施早已建成。由于大多数重症监护服务的患者会经过急诊科，急诊科与 ICU 的界限变得越来越模糊，这可能代表急诊或 ICU 的垂直扩展。也就是说，重症监护的治疗从医生在"急救现场"提供有效医嘱后开始，贯穿转诊的每一个阶段，直至最后抵达转诊医院。主要的获益是（重症）医生可立即指导治疗，并在一定程度上保证治疗的连续性。次要的获益是（重症医生）可直接创建医疗文档，不存在因许多医生交接班导致信息误传的情况。

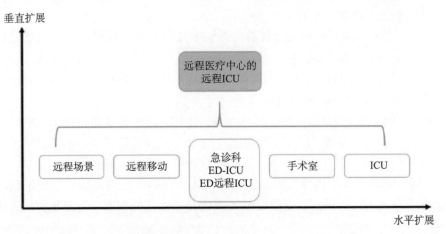

图 1.6　远程 ICU 的水平扩展从急救现场、移动环境（救护车）至急诊科（ED）和手术室，直至患者到达 ICU

ECHO®项目

ECHO®项目（社区医疗成果推广项目）于 2003 年启动，旨在"消除"医疗知识的垄断，提高对服务不足人群的医疗质量。最初该项目仅着眼于一种疾病，即丙型肝炎，目前其关注的疾病种类已有 100 余种，扩展至 31 个国家以上，以消除医疗知识的垄断。这一概念很简单，处于"中心"的专家可以每周通过中心辐射的方式，以病例演示或问答形式与远程医护人员分享信息[89,90]。

最初建立时，远程 ICU 采用中心辐射的模式。虽然并非所有远程 ICU 模式均基于该模式，但使用该模式的远程 ICU 可以通过 ECHO®项目传播和共享医学知识。目前，没有提供 ECHO®模式（个人通信，ECHO®研究所）的远程 ICU 项目；然而，有一些重要的中心辐射模式的项目确实在不断分享知识，例如：

（1）犹他大学紧急医疗服务（EMS）/创伤科。

（2）犹他大学烧伤和软组织损伤科。

（3）俄亥俄州东北部医疗中心（Northeast Ohio Medical Center，NEOMED）综合护理科。

（4）罗彻斯特大学长期护理科。

（5）10 个提供质量改进培训的 ECHO®项目。

如今我们正处于"全民健康"时代，医疗中心保障所在社区患者的健康。远程 ICU 模式（拓展成为水平扩展项目时尤为如此）将非常适用于培训社区的医护人员，提高医疗质量，支持"以患者为中心的家庭医疗"。

悬而未决的问题

有关远程 ICU 仍存在一系列悬而未决的问题。下列问题并不代表所有问题，仅提出一些建议和想法供读者参考。

（1）尚未确定理想架构：目前尚无集中式和分散式远程 ICU 项目的比较性研究。

（2）尚未确定最佳的人员配置模式：尚无研究指导何种临床医生配置类型性价比最高和（或）临床效果最佳。

（3）覆盖模式仍有待定义：全年全天（24/7/365）模式是否优于重症医生仅在白天工作的全年半天（12/7/365）模式？是否存在仅需覆盖周末的项目或者仅需覆盖夜间的项目？在某些情况下，周期性会诊模式/需求响应模式是否足够？

（4）随着"人力供应"不断变化，"人力"是否确实短缺，这是远程 ICU 发展的主要动力，另外，更新的 HRSA 预测是否能正确预测终将面临的供过于求现象？

（5）当项目试图遵循跳蛙集团建议时，远程 ICU 是解决了人力短缺问题，还是加重了人力需求？

（6）最佳的业务模式是什么？从成功运行的水平或垂直扩展项目来看，独立的远程 ICU 设计并不是最佳选择。

（7）基于医院的远程 ICU 项目（ECHO®模式）何时将成为"全民健康"计划的一部分，并将社区培训作为优先事项？

小结

远程 ICU 的概念和流程现已成熟，功能性强，是否长期可行取决于不同的人员配置模式、职能模式或业务模式类型。鉴于单一远程 ICU 产品线占明显的主导地位，许多人将此认为是唯一的产品线。对远程 ICU 技术还不够熟悉的人员，应学习相关词汇（词典），基于新业务模式进行投资和人员配置，考虑"人力"可用性的设计灵活性、"人力"需求和总体项目目标。世界范围内的远程 ICU 产品线将不再单一。

利益冲突声明　H. Neal Reynolds：不存在与本章信息相关的利益冲突。H. Neal Reynolds 曾任职于美国 InTouch 健康公司（InTouch Health）的研究委员会，拥有美国 InTouch 健康公司股票期权，并在美国 InTouch 健康公司年度科学论坛上发言。

参 考 文 献

1. Health Forum, LLC. American Hospital Association Hospital Statistics, 2015 (2014 Survey Data). Chicago: American Hospital Association. p. 2015.
2. Critical care statistics. http://www.sccm.org/Communications/Pages/CriticalCareStats.aspx. Accessed 8/28/2018.
3. Wallace DJ, Angus DC, Seymour CW, Barnato AE, Kahn JM. Critical care bed growth in the United States. A comparison of regional and national trends. Am J Respir Crit Care Med. 2015;191(4):410–6.
4. Chalfin D, Cohen L, Lambrinos J. The economics and cost-effectiveness of critical care medicine. Intensive Care Med. 1995;21:952–61.
5. Grundy BL, Crawford P, Jones PK, et al. Telemedicine in critical care: an experiment in health care delivery. JACEP. 1977;6(10):439–44.
6. Grundy BL, Jones PK, Lovitt A. Telemedicine in critical care: problems in design, implementation, and assessment. Crit Care Med. 1982;10(7):471–5.
7. Rosenfeld BA, Dorman T, Breslow MJ, et al. Intensive care unit telemedicine: alternate paradigm for providing continuous intensivist care. Crit Care Med. 2000;28:3925–31.
8. Breslow MJ, Rosenfeld BA, Doerfler M, Burke G, Yates G, et al. Effect of a multiple-site intensive care unit telemedicine program on clinical and economic outcomes: an alternative paradigm for intensivist staffing. Crit Care Med. 2004;32:31–8.
9. Angus DC, Kelley MA, Schmitz RJ, Whiet A, Popovich J. Current and projected workforce requirements for care of the critical ill and patients with pulmonary disease: can we meet the requirements of an aging population? JAMA. 2000;284:2762–70.
10. Health Resources and Services Administration Report to Congress: the critical care workforce: a study of the supply and demand for critical care physicians. https://www.mc.vanderbilt.edu/

documents/CAPNAH/files/criticalcare.pdf. Accessed 8/29/2018.

11. Kelley MA, Angus DC, Chalfin DB, et al. The critical care crisis in the United States: a report from the profession. Crit Care Med. 2004;32:1219–22.

12. Grover A. Critical care workforce: a policy perspective. Crit Care Med. 2006;34(Suppl):S7–S11.

13. Krell K. Critical care workforce. Crit Care Med. 2008;36:1350–3.

14. Kirch DG. President and CEO of the American Association of Medical Colleges. How to fix the doctor Shortage. Wall Street; January 4, 2010.

15. Health care Workforce Distribution and Shortage Issues in Rural America, National Rural Health Association, March 2003. https://www.ruralhealthweb.org/getattachment/Advocate/Policy-Documents/HealthCareWorkforceDistributionandShortageJanuary2012.pdf.aspx?lang=en-US. Accessed 8/27/2018.

16. Reynolds HN, Haupt MT, Carlson R. Impact of critical care physician staffing on patients with septic shock in a University Medical Care Unit. JAMA. 1988;260(33):3446–50.

17. Li TC, Phillips MC, Shaw L, et al. On site physician staffing in a community hospital intensive care unit: impact on test and procedure use and on patient outcome. JAMA. 1984;252:2023–7.

18. Young M, Birkmeyer J. Potential reduction in mortality rates using an intensivist model to manage intensive care units. Eff Clin Pract. 2000;3:284–9.

19. Engoren M. The effect of prompt physician visits on intensive care unit mortality and cost. Crit Care Med. 2005;33:727–32.

20. http://www.leapfroggroup.org: Four leaps in hospital quality, safety and affordability. Accessed 8/27/2018.

21. Coustasse A, Deslich S, Bailey D, Paul D. A business case for tele-intensive care units. Perm J. 2014;18(4):76–84.

22. Young LB, Chan PS, Lu X, Nallamothu BK, Sasson C, Cram PM. Impact of telemedicine intensive care unit coverage on patient outcomes: a systematic review and meta-analysis. Arch Intern Med. 2011;171(6):498–506.

23. Wilcox ME, Adhikari NK. The effect of telemedicine in critically ill patients: systematic review and meta-analysis. Crit Care. 2012;16(4):R127.

24. Deslich S, Coustasse A. Expanding technology in the ICU: the case for the utilization of tele-medicine. Telemed J E Health. 2014;20(5):1–8.

25. New England Healthcare Institute, Massachusetts Technology Collaborative. Critical care, critical choices: the case for Tele-ICUs in intensive care. Westborough: Massachusetts Technology Park Corporation; 2010. https://www.nehi.net/publications/19-critical-care-critical-choices-the-case-for-tele-icus-in-intensive-care/view. Accessed 8/27/2018.

26. Rufo B. Tele-ICU positive return on investment. Health Aff. 2009;28(6):1859–60. https://www.ncbi.nlm.nih.gov/pubmed/19887429. Accessed 8/28/2018.

27. NEHI Report: Tele-ICU poised for major growth in health care informatics. 11-18-2013. https://www.healthcare-informatics.com/news-item/nehi-report-tele-icu-poised-major-growth. Accessed 8/28/2018.

28. Lilly CM, McLaughlin JM, Zhao H, Baker SP, UMass Memorial Critical Care Operations Group, et al. A multi-center study of ICU telemedicine reengineering of adult critical care. Chest. 2014;145(3):500–7.

29. Kahn JM, Cicero BD, Wallace DJ, Iwashyna TJ. Adoption of intensive care unit telemedicine in the United States. Crit Care Med. 2014;42(2):362–8. https://www.ncbi.nlm.nih.gov/pmc/articles/PMC3947050/. Accessed 7/11/2018.

30. Guidelines for the Tele-ICU, 2014. American Telemedicine Association. http://www.learnicu.org/SiteCollectionDocuments/Guidelines-ATA-TeleICU.pdf. Accessed 6/7/2018.

31. Linking quality to payment. https://www.medicare.gov/hospitalcompare/linking-quality-to-payment.html. Accessed 6/5/2018.

32. Populations, Population Health, and the Evolution of Population Management: Making Sense of the Terminology in US Health Care Today. Institute of Healthcare Improvement. http://www.ihi.org/communities/blogs/population-health-population-management-terminology-in-us-health-care. Accessed 6/5/2018.

33. Remote patient monitoring/center for connected health. http://www.cchpca.org/remote-patient-monitoring. Accessed 6/5/2018.

34. Herendeen N, Deshpande P. Telemedicine and the patient centered medical home. Pediatr Ann. 2014;43(2):e28–32.

35. Critical Care Visits and Neonatal Intensive Care (Codes 99291 and 99292) https://www.cms.gov/Outreach-and-Education/Medicare-Learning-Network-MLN/MLNMattersArticles/downloads/MM5993.pdf. Accessed 6/5/2018.
36. Reynolds HN. "Remote Critical Care Services" in Coding and Billing: 6th Edition. Editors; George Sample, M.D. and Todd Dorman, M.D. Published by the Society of Critical Care Medicine (in press for 2014).
37. Calculating time units for anesthesia coding and billing. 4-4-2016. http://mbmps.com/calculating-time-units-for-anesthesia-billing-and-coding/. Accessed 6/5/2018.
38. Kumar G, Falk DM, Bonello RS, et al. The costs of critical care telemedicine programs: a systematic review and analysis. Chest. 2013;143(1):19–29.
39. Franzini L, Sail KR, Thomas EJ, et al. Cost and cost-effectiveness of a Tele-ICU program in six intensive care units in a large healthcare system. J Crit Care. https://www.ncbi.nlm.nih.gov/entrez/eutils/elink.fcgi?dbfrom=pubmed&retmode=ref&cmd=prlinks&id=21376515. Accessed 6/5/2018.
40. Reynolds HN, Bander JJ. Options for Tele-ICU design: Centralized vs De-Centralized and other considerations: It is not just another Black Sedan. Crit Care Clin. 2015;31:335–50.
41. Tele-Intensive Care Unit (ICU) Market Analysis By Component (Hardware, Software), By Type (Intensivist, Co-managed, Open, Open With Consultants) And Segment Forecasts To 2024. https://www.grandviewresearch.com/industry-analysis/tele-intensive-care-unit-icu-market. Accessed 6/5/2018.
42. Reynolds HN, Bander J, McCarthy M. Different systems and formats for Tele-ICU coverage. Designing a Tele-ICU system to optimize functionality and investment. Crit Care Nurs Q. 2012;35(4):1–14.
43. KPMG: Growing pains US CEO outlook. https://home.kpmg.com/content/dam/kpmg/us/pdf/2018/05/kpmg-ceo-outlook-2018.pdf. Accessed 7/11/2018.
44. Luddites https://en.wikipedia.org/wiki/Luddite. Accessed 7/11/2018.
45. Neo-Luddites https://en.wikipedia.org/wiki/Neo-Luddism. Accessed 7/11/2018.
46. Kruse CS, Karem P, Shifflett K, Vegi L, Ravi K, Brooks M. Evaluating barriers to adopting telemedicine worldwide: a systematic review. J Telemed Telecare. 2018;24(1):4–12. https://pdfs.semanticscholar.org/720a/fd525473897ebd663500bb5596ee85bf95d5.pdf. Accessed 7/11/2018.
47. Waddell K. How to get people 4 to embrace technological change. 6/2016. https://www.theatlantic.com/technology/archive/2016/06/how-to-get-people-to-embrace-technological-change/488720/. Accessed 7/11/2018.
48. Cerner Sues Firm, Alleges Patent Misuse. November 17, 2004. http://www.bizjournals.com/kansascity/stories/2004/11/15/daily24.html. Accessed 8/28/2018.
49. Cerner Prevails in Patent Dispute. https://www.bizjournals.com/kansascity/stories/2009/12/07/daily44.html. Accessed 8/28/2018.
50. Checking in on the Country's First Tele-ICU: 15 years later. https://www.beckershospitalreview.com/healthcare-information-technology/checking-in-on-the-country-s-first-tele-icu-15-years-later.html. Accessed 8/24/2018.
51. U.S. Patent and Trademark Office Reaffirms VISICU's Novel Central Monitoring ICU Process. https://www.businesswire.com/news/home/20070615005268/en/VISICU-eICU-Patent-Reaffirmed. Accessed 7/16/2018.
52. Reynolds HN, Rogove H, Bander JJ, McCambridge M, Cowboy E, Niemeier M. A working lexicon for the tele-intensive care unit: we need to define tele-intensive care unit to grow and understand it. Telemed J E Health. 2011;17(10):773–83.
53. Reynolds EM, Grojovski A, Wright T, Foster M, Reynolds HN. Utilization of robotic "remote presence" technology within North American intensive care units. Telemed J E Health. 2012;18(7):1–9.
54. Dall T, West T, Chakrabarti R, Iacobucci W. The complexities of physician supply and demand: projections from 2013 to 2025. https://www.aamc.org/download/458082/data/2016_complexities_of_supply_and_demand_projections.pdf. Accessed 8/28/2018.
55. HRSA Work Force. Health workforce projections: critical care physicians and nurse practitioners https://bhw.hrsa.gov/sites/default/files/bhw/health-workforce-analysis/research/projections/critical-care-fact-sheet.pdf. Accessed 8/28/2018.
56. National Residency matching program. http://www.nrmp.org/match-data/nrmp-historical-reports/. Accessed 8/28/2018.

57. ACEP 5 alternative pathways to board certification in critical care medicine. https://www.acep.org/criticalcare-faq/. Accessed 8/28/2018.

58. EM-CCM Fellowships. http://emccmfellowship.org/. Accessed 8/28/2018.

59. ABIM offers opportunity for Triple Board Certification in IM, EM, and CCM. https://www.abim.org/certification/policies/combined-training/internal-medicineemergency-medicine-critical-care-medicine/overview.aspx. Accessed 8/28/2018.

60. Physician Tele-ICU jobs. Glassdoor.com. https://www.glassdoor.com/Job/physician-tele-icu-jobs-SRCH_KO0,18.htm. Accessed 7/11/2018.

61. Tele-ICU Medical Director Jobs. Indeed.com https://www.indeed.com/q-Tele-Icu-Medical-Director-jobs.html. Accessed 7/11/2018.

62. 13 Best Physician Tele-ICU jobs. Simplyhired.com https://www.simplyhired.com/search?q=physician+tele+intensivist&job=AglfDDP6S0zU_6FJhQS5UISBNl0A8XsOmm4Yz3bzwdQ1q7EoER7hqA. Accessed 7/11/2018.

63. Tele-ICU Critical Care Physicians Jama.Careers http://jama.careers.adicio.com/jobs/tele-icu-critical-care-physicians-long-island-ny-106022278-d. Accessed 7/11/2018.

64. LeapFrog Hospital Survey: Fact sheet-ICU Physician Staffing 4/1/2016. http://www.leapfroggroup.org/sites/default/files/Files/IPS%20Fact%20Sheet.pdf. Accessed 7/11/2018.

65. Nelson B. Alternative healthcare models aim to boost sagging critical-care workforce. The Hospitalist. 2012(10). https://www.the-hospitalist.org/hospitalist/article/125073/alternative-healthcare-models-aim-boost-sagging-critical-care-workforce. Accessed 8/28/2018.

66. Siegal EM, Dressler DD, Dichter JR, Gorman MJ, Lipsett PA. Training a hospitalist workforce to address the intensivist shortage in American hospitals: a position paper from the Society of Hospital Medicine and the Society of Critical Care Medicine. Crit Care Med. 2012;40(6):1952–6.

67. Gershengorn HB, Johnson MP, Factor P. Use of non-physician provides in the adult intensive care unit. Critical care perspectives. Am J Respir Crit Care Med. 2012;185(6):600–5.

68. Garland A, Gershengron HB. Staffing in the ICU: Physicians and alternative staffing models. Chest. 2013;143(1):214–21. https://doi.org/10.1378/chest.12-1531.

69. Buchman TG, Coopersmith CM, Meissen WH, Grabenkort WR, Bakshi V, Hiddleson CA, Gregg SR. Innovative interdisciplinary strategies to address the intensivist shortage. Crit Care Med. 2017;45(2):298–304.

70. Hayley B, Gershengorn HB, Scales DC, Kramera A, Wunsch H. Nighttime extubations are associated with worse outcomes for U.S. Intensive Care Unit Patients. Oral presentation at the American Thoracic Society Symposium, 2016.

71. Berger AM, Hobbs BB. Impact of shift work on the health and safety of nurses and patients. J Oncol Nurs. 2006;10(4):465–71.

72. Scott LD, Hwang WT, Rogers AE, Nysse T, Dean GE, Dinges DF. The relationship between nurse work schedules, sleep duration and drowsy driving. Sleep. 2007;30(12):1801–7.

73. Dula DJ, Dula NL, Hamrick C, Woods C. The effect of working serial night shifts on the cognitive functioning of emergency physicians. Ann Emerg Med. 2001;38(2):152–5.

74. Wucklund E. A telemedicine program links ICU patients to clinicians down under. May 15, 2018. https://mhealthintelligence.com/news/a-telemedicine-program-links-icu-patients-to-clinicians-down-under. Accessed 6/7/2018.

75. Emory cares for ICU patients remotely, turning 'night into day' from Australia. May 9th, 2018. http://news.emory.edu/stories/2018/05/buchman-hiddleson_eicu_perth_australia/index.html. Accessed 7/11/2018.

76. Emory patients get care from Australia: Doctors, nurses on day shifts in Australia help Emory centers at night. Atlanta Journal Constitution http://epaper.ajc.com/popovers/dynamic_article_popover.aspx?appid=2870&artguid=36ea93e4-adf8-414c-8214-c81431ae59d1. Accessed 7/19/2018.

77. From Sydney, Australia, Emory Healthcare Leverages Tele-ICU to Address Specialist Shortages. https://www.healthcare-informatics.com/article/telemedicine/atlanta-s-emory-healthcare-turns-australia-address-specialist-shortages. Accessed 7/19/2018.

78. The Business Model Data Base. http://tbmdb.blogspot.com/2009/02/scalable-business-models.html. Accessed 7/16/2018.

79. Horizontal Scalability. http://searchcio.techtarget.com/definition/horizontal-scalability. Accessed 7/16/2018.

80. Vertical Scalability. http://searchcio.techtarget.com/definition/vertical-scalability. Accessed

7/16/2018.
81. Avera eCare Telemedicine. https://www.averaecare.org. Accessed 7/16/2018.
82. Intermountain creates a virtual hospital with telehealth tools and services. https://www.health-careitnews.com/news/intermountain-creates-virtual-hospital-telehealth-tools-and-services. Accessed 8/24/2018.
83. Intermountain Healthcare Opens New Virtual Hospital. https://www.healthcare-informatics.com/news-item/telemedicine/intermountain-healthcare-opens-new-virtual-hospital. Accessed 8/24/2018.
84. Politico: A hospital without beds. https://www.politico.com/agenda/story/2017/11/08/virtual-hospital-mercy-st-louis-000573. Accessed 8/24/2918.
85. Mercy Opens World's First Virtual Care Center, Oct 6, 2015. https://www.mercy.net/news-room/2015-10-06/mercy-opens-worlds-first-virtual-care-center/. Accessed 8/24/2018.
86. Advanced ICU Care. http://advancedicucare.com/. Accessed 7/16/2018.
87. Reynolds HN, Zubrow M, Sikka N, Alcorta R. Adult Emergency and Critical Care Telehealth, first edition of "Understanding Telehealth", edited by Rheuban K and Puchinski E, McGraw Hill Education, Chapter 8, 89–112, January 2018.
88. History of the shock trauma center: a tribute to R Adams Cowley, M.D. https://www.umms.org/ummc/health-services/shock-trauma/about/history. Accessed 7/16/2018.
89. Project ECHO: a revolution in medical education and care delivery http://echo.unm.edu/. Accessed 8/23/2018.
90. Adopting the ECHO model (Extension for Community Healthcare Outcomes) https://www.stepsforward.org/modules/project-echo. Accessed 8/23/2018.

第 2 章　ICU 远程主动生理监测

Venktesh R. Ramnath，Atul Malhotra

关键点

• 预期人力短缺和重症监护患者数量不断增加这一趋势，限制了重症医生改变 ICU（患者）的结局，引发了人们对基于远程主动生理监测（remote proactive physiologic monitoring，RPM）技术解决方案的热烈讨论，该市场正蓬勃发展。

• 得益于人工智能（artificial intelligence，AI）、数据科学和相关学科的发展，新型临床决策支持（如"Sepsis Sniffer"）、物联网（internet of things，IoT）在"智能 ICU"中成为可能，预测分析在重症监护中的使用正迎来转折。

• 集中式和分散式 RPM 远程 ICU 应提供可持续的、可响应的或可预置诊疗的 RPM 模块，其差异取决于不同结局所基于的成本、实施难易度及分析能力。

• 无论选择哪种 RPM/远程 ICU 平台，均应检查对远程和床旁医护人员工作流程的影响，并强调团队协同的重要性。

• 管理者应设法将 RPM 和远程 ICU 系统集成至规模更大的全医疗机构的信息系统中，并强调新技术和现有技术、操作和工作流程之间的兼容性和互操作性。

重症监护面临的危机

• 现有重症监护人员配置不足

对 ICU 重症患者的管理模式正经历变革。尽管大多数研究表明，专职重症医生管理的 ICU 可改善 ICU 患者结局，包括降低死亡率[1,2]，但美国的大多数重症监护并非由重症医生管理[3]。其中一个因素是重症医生短缺，随着美国人口持续老龄化和对重症监护专家的需求增加，这个问题将会恶化[4]。ICU 病床是急性救护服务的一部分，医院扩大了 ICU 病床在病床总数中的比例，对现有重症医生的需求进一步增加[5]。上述因素共同促成了重症人力资源的"危机"[6]。

·不断增加的重症监护数据增大了对专业知识的需求

与此同时，重症医生获取重症监护专业知识的途径不够，而用于制定监护计划的数据类型和数量急剧增加。导致该现象的原因是，过去十年内计算机处理速度和基于高速互联网的技术迅猛发展，智能手机、云计算和移动数据网络近乎无处不在[7]。因此，诸多非医疗行业，从零售到金融的商业实践已被"颠覆"[8]。随之而来的是，医疗行业如今正越来越多地受到电子数据的可用性、可靠性和数量不断上升的影响。

·重症监护和数字数据：RPM 的兴起

由于 ICU 诊疗涉及多个数据源和专业人员，而这些专业人员可能无法到场，因此许多人主张使用远程 RPM 技术解决获取专业知识和提供重症诊疗决策支持的问题。如本文所述，RPM 可以多种方式改善专业知识的获取途径，包括通过视频电话会议（video teleconference，VTC）平台与远程重症医生直接建立视听连接，监测生理变化，并通过复杂的分析软件为临床医生提供决策支持。

·RPM 到底是什么？

RPM 的定义是（使用数字技术）收集来自一个地点（如 ICU）的个人健康数据，并将这些信息以电子方式转移到另一个地点，医护人员可以在另一个地点分析和使用这些数据并提供诊疗建议[9-11]。总体而言，RPM 纳入了"数字健康"的方方面面，包括人群健康管理、大数据和分析、远程医疗、消费者参与、数字医疗设备和应用程序，以及个性化医疗[12]。针对重症医生人力短缺的问题，在 ICU 中使用 RPM 有可能是一种解决方案，通过改善 ICU 患者的分诊（如改良预警系统）[13]和在不增加重症医生人力供应的情况下最大限度地利用现有的有限资源[14]。此外，鉴于大量医疗经费会拨给 ICU[15]，新技术的使用将有望提升 ICU 监护的总体价值。

RPM 组件包括传感器、远程通信平台、数据存储器、分析应用程序和信息显示器及相关干预组件（表 2.1）。传感器可以采集或接收信息，并且可以通过有创或无创、数字或非数字、手动或被动输入和（或）实时与异步方式获得信息。例如，植入大脑的设备可以通过有创电极提供实时数据[16]，而无线呼吸监测仪则完全不需要接触患者的皮肤。远程通信可以通过有线（如 T 载波线路）、无线（WiFi）、移动网络、卫星、红外、超宽带、ZigBee、近场通信（NFC）或蓝牙连接[17]，并确保符合《健康保险携带和责任法案》（Health Insurance Portability and Accountability Act，HIPAA）等安全法规。数据应储存在本地（设备内部）及远程站点，为生成治疗建议和做统计分析而将其封装并做最终检查。疾病严重度调整后的生理评分，如急性生理和慢性健康评分（acute physiology and chronic health examination，APACHE）。一些数字设备（如智能手机应用程序和可穿戴传感器）结合了这些功能，能够监测、记录、传输信息，甚至提供治疗干预措施。

表 2.1　各种 ICU 的 RPM 组件、类型和示例

组件	类型	示例
数据采集	有创传感器、无创传感器（如无线或有线设备和"可穿戴设备"）、操作员手动输入（通过智能手机应用程序、EMR 等）、社交媒体推送、视频电话会议（VTC）	脑部植入电极、采血监测仪[18]、治疗式"可穿戴"设备［如脑部植入电极、助听器、胰岛素泵、经皮神经电刺激（TENS）］、诊断式"可穿戴"设备［如脉搏血氧计、血压监测仪、可穿戴贴片、心电图（ECG）导联、活动跟踪器］、"可食用"传感器（如消化道出血的药丸传感器[19]）、EMR 注释、超声探头
数据传输	WiFi、有线、移动网络、卫星、蓝牙、ZigBee、NFC、红外、超宽带	TCP/IP 网络协议 编码器-解码器（coder-decoder，CODEC）压缩软件 T 载波线路 3G/4G/5G
数据存储（中央）	EMR、云存储和服务	Epic、塞纳公司（Cerner）、麦克森公司（McKesson）、麦赛斯医药（Allscripts）、亚马逊云科技（Amazon Web Services）、甲骨文股份有限公司（Oracle）、国际商业机器公司（IBM）、谷歌（Google）、苹果（Apple）
数据分析、基于人工智能的算法	人群健康分析、确定干预的可能性（如偏离既定标准）	APACHE、SAPS 依从性和计量分析
数据显示和推荐的治疗干预措施	基于逻辑的"智能"、临床和操作决策支持 基于面板数据的报警	出院准备度工具[20] "Sepsis Sniffer"[21] 无关报警减少

注：APACHE，急性生理和慢性健康评分；EMR，电子病历；SAPS，简明急性生理学评分。

· 在 ICU 中 RPM 的使用前景广阔，但目前尚处于萌芽阶段

在 ICU 中如何使用这些技术？许多 RPM 技术仍处于概念验证和可行性研究阶段。不过，针对特定疾病的有效设备和策略已相继推出。具体的可行性研究包括用于急性冠脉综合征的远程心电图和远程血管造影[22,23]，用于先天性心脏病的远程超声心动图（echocardiogram，ECHO）[23,24]，通过移动设备进行远程谵妄评估[25]，急症转诊的安全性评估[26]，睡眠障碍监测[27,28]，患者活动性[29]、镇静水平[30]、压疮监测[31-33]、癫痫远程脑电图[34-38]和高压氧治疗[39]。RPM 干预措施同样适用于改善重症医生的手部卫生[40]。

　　然而，将针对特定疾病的个别 RPM 技术纳入整体策略以便提供全面的 ICU 诊疗服务时，可选择范围大大缩小。这主要是由于在无相互重叠或统一的标准、目标或方法的情况下，将经不同方式设计和试验的产品进行整合存在困难。因此，许多针对特定疾病的 RPM 技术会与它们所处的特定技术生态系统相结合。例如，有数量不等与类型各异的移动健康应用程序分别为苹果 iOS 或安卓智能手机操作系统专门设计，但做不到兼顾[41]。整体而言，集成 RPM 平台仍处于起步阶段。

ICU 的 RPM 和数据分析

·RPM 是迈向个性化、数据驱动型重症监护精准医疗目标的重要一步

　　随着美国国立卫生研究院推出"精准医疗计划"，人们对 RPM 的关注大大提高[42,43]。2015 年初，总统奥巴马介绍了一种新的医学和研究方法，这种方法基于个体遗传、环境和生活方式的差异，针对个人量身定制诊疗计划和治疗算法。用奥巴马的话来说，"医生们早就知道每个病患都是独一无二的，并一直在尽其所能实施个体化的治疗。血型可以匹配，这是一项重要发现。那假如将按基因匹配癌症治疗这件事变得简单易行且成为标准规范会如何？假如确定准确的药量变得跟测体温一样简单会怎样？"[43]。

　　通过 RPM 等数字健康策略，如今在 ICU 中创建个性化诊疗计划成为新的重点。患者和诊疗环境相关的计划可与来自医疗记录和基因组、环境甚至社交媒体的数据进行整合[44]。根据这些想法，有人呼吁收集患者的数字健康数据，创建"电子档案"，该档案可以与研究人员和临床医生共享，有助于确定精准的治疗方法[45]。2013～2024 年，全球 ICU RPM 技术市场预计每年有近 20%的复合增长率，在北美市场的总价值将达 25 亿美元[42]。

·重症监护中的 RPM 数据和 AI：新时代决策支持的黎明

　　考虑到摩尔定律对处理能力的持续影响，RPM 数字设备和增强的云服务器存储能力可使健康数据存储呈指数级增长，提升了从这种"大数据"中挖掘创见的前景。据此，计算机科学、数据科学和大数据集的统计分析等领域就与医疗行业形成特殊的关系。特别是，深度学习和机器学习算法等人工智能方法前景广阔[16,46-48]，包括改善 ICU 患者的评分和结局预测[20,49]、减少假性心律失常警报[50]、预测中心静脉导管血流感染[51]和改善 ICU 的脓毒症结局[21,52,53]。

　　例如 Sepsis Sniffer 探测报警系统[21]，该系统基于规则算法利用 EMR 数据确定严重脓毒症的两个关键因素，分别是脓毒症是否存在，以及识别和治疗是否延迟。该算法利用多重参数进行探测，这些参数是基于脓毒症生理学（疑似感染时

进行体液培养的顺序）从 EMR 收集的多个参数，包括白细胞计数、体温、呼吸频率和心率［全身炎症反应综合征（systemic inflammatory response syndrome，SIRS）的指标］；血乳酸水平和收缩压（器官低灌注相关功能障碍的体征）；以及液体无反应性的低血压判断和休克的血管升压药的使用情况。识别和治疗部分的延迟仅基于乳酸和中心静脉压（central venous pressure，CVP）值。使用递归数据分区（统计建模方法）和迭代过程优化算法，Sniffer 检测严重脓毒症的灵敏度达 80%，特异度达 96%。证明 68% 的患者存在识别诊疗延迟，例如没有及时进行乳酸和 CVP 测量。此外，Sniffer 系统表明，低收缩压对于检测严重脓毒症的预测价值最大[21]。

借助这一势头，我们似乎正处于一个转折点，如今 86% 的医院在运营时会借助 AI 技术，应用范围从索赔数据一直延伸至临床决策支持[54]。在 ICU 内，不可避免地需要"智能"方法收集更多的数据。

·RPM 使"ICU 物联网"成为现实的可能性

"物联网"（internet of things，IoT）描述了日常生活的活动和对象如何通过移动计算技术、云存储服务器、高速互联网连接、分析平台的数据力量继续发生变化。与旨在提高用电利用率、效率和可靠性的"智能电网"一样[55]，IoT 如今在医疗领域（包括 ICU）触手可及[56,57]，并且也依赖于 RPM 的使用。Bhatia[58]引入并实施了 ICU IoT 框架，与人工和视听监测相比，该框架对异常情况的识别率较高，假阳性率较低（约 3%）。他们提出的 ICU IoT 包括以下功能：数据采集和同步、事件分类和云服务器存储、信息挖掘和分析，以及提醒医务人员（表 2.2）。来自患者的数字、图形和文本数据被赋予属性，这些属性被分组到数据集内并被分类为"事件"，如生理值（如生命体征）、区分治疗（如药物和手术）、环境因素（如环境噪声和空气质量）、行为特征（如应激）或饮食特征（如营养类型）。然后这些事件被存储在云服务器中，在该服务器内可以进行数据挖掘和分析，并最终通过警报提醒医务人员[59]。该 IoT 模式是 Halpern[17]所描述的信息学基础的自然延伸，他在其中描述了创建"智能 ICU"信息主干的步骤。使用的设备包括有线和无线基础设施、数据连接硬件、自动识别标签、用于数据交互共享的适配器，以及实时定位系统、决策支持、VTC 和智能显示器等 ICU 中间件（如服务器和应用程序）（图 2.1）。配备这一架构后，各种 RPM 技术、IoT 战略和基于 AI 的算法分析（如"即时学习"[60]）即可创建一个集成的技术路径，实现精准医疗的目标[61]。

表 2.2　"IoT"ICU 框架的事件分类（经 Bhatia 等[58]许可改编）

序号	数据集	属性	描述	使用的 IoT 技术
（1）	健康数据	心率、血压、呼吸、ECG	患者的健康状况数据	智能可穿戴设备、身体传感器、心脏传感器和 ECG 监测仪
（2）	医疗数据	强度、类型、剂型、比例	患者用药数据	射频识别（RFID）标签、床旁传感器和摄像头
（3）	环境数据	噪声水平、光照、室温、空气质量、有毒废弃物	ICU 环境数据	房间传感器、化学检测器、噪声传感器和光传感器
（4）	行为数据	应激、焦虑、坐立不安	ICU 住院期间患者行为方面的数据	生物传感器、智能可穿戴设备和监测仪
（5）	饮食数据	营养价值、食量、性质	患者饮食数据	RFID 和吞咽传感器

步骤 1
安装可靠的有线和无线基础设施
↓
步骤 2
安装跟踪和数据采集硬件
↓
步骤 3
将自动识别（Auto-ID）标签贴在所有数据源上
↓
步骤 4
将适配器和（或）计算机连接至医疗设备数据输出端口
↓
步骤 5
在医院和ICU网络上安装中间件（服务器/应用程序）

图 2.1　在"智能"ICU 中确立信息学基础的步骤（Halpern[17]提供）

现有综合远程 ICU 方案

尽管到目前为止许多 RPM 策略专注于可行性和单一应用程序，但在"远程 ICU"统称下，一些集成 RPM 平台已被证明对特定 ICU 人群有益。这些远程 ICU 系统通常集成各种不同的 RPM 组件，如实时高分辨率 VTC、EMR 和图像采集、从传感器获取的生理数据、安全数据存储中心和临床决策支持功能。在神经重症监护领域[62]，iSyNCC 可提供患者监测和信息采集及临床决策支持。在新生儿监护[63-66]、儿科监护[65,67]和心脏监护[23]中还有其他类似的应用程序。

一般而言，成人患者的远程 ICU 系统可分为集中式和分散式，采用开放式或封闭式架构，并采用可持续的、可响应的或可预置诊疗的模块[68,69]。

集中式监测远程 ICU

• 集中式监测（CM）系统可提供轮-辐平台（hub-and-spoke platform），以及可持续的、可响应的或可预置诊疗的模块*

CM 远程 ICU 系统通常涉及轮-辐结构，其中 RPM 数据［如生命体征、EMR、影像存储与传输系统（picture archiving and communications system，PACS）、基于 VTC 的通信］由辐体系 ICU 中的所有监测床位经高保真、定点 T1 载波线路持续传向轮体系控制中心的专业团队。使用复杂的临床信息系统（clinical information system，CIS）软件持续分析 RPM 数据，借此生成急性生理评分，根据循证标准评价依从性[70,71]，并在电子显示器上呈现。利用这些信息，远程医务人员能够根据分析软件的建议即时进行主动干预。尽管可能具备可响应的（即根据请求）或可预置诊疗的模块，但大多数 CM 系统采用可持续的模块，中心团队处理数据输入并实时进行干预。通过 CM 软件生成的患者仪表板可将实际或潜在的临床问题可视化，中心团队可通过电话和（或）VTC 解答现场医务人员的所有问题。

• CM 远程 ICU 系统通过早期识别危重疾病和提高方案依从性改善了临床结局

CM 系统的使用与临床结局的改善相关，包括加强脓毒症管理（如"Sepsis Sniffer"和"Sepsis Prompt"）[21,52,72-75]、贯彻肺保护目标[76,77]、预防呼吸机相关性肺炎[71]、改善 ST 段抬高型心肌梗死（ST segment elevation MI，STEMI）结局[78]和呼吸机集束化治疗策略依从性[79]，同时还可观察到 ICU 患者生存率的提高[80,81]。此外，这些源自 CIS 的大量可操作数据为资源利用提供了新的机会，如对进出 ICU 的患者进行适当分诊[20,82]。例如，出院准备评分（Philips eCareManager®），该评分利用计算出的 APACHE 和（或）SAPS 严重度评分[20,83]、临床标志物趋势、基准等数据评估转出 ICU 的合适时间[20,79]。通过这些方式，CM 远程 ICU 系统似乎朝着"智能 ICU"的精准医疗目标迈出了一大步。

• CM 远程 ICU 系统服务供应商提供企业级端到端产品

CM 远程 ICU 系统是一个端到端、全覆盖的企业级系统，由供应商提供一站式服务，包括硬件、软件和项目管理人员，以促进实施。一些公司如 Banner Health 和 Advanced ICU Care 也为安装的 CM 远程 ICU 系统配备了远程医务人员。CM 远程 ICU 产品的供应商遍布全球，包括通用技术集团医疗健康有限公司（GE）（Chalfont St. Giles，UK）、飞利浦医疗保健公司（Andover，MA）及其名下所属飞利浦 VISICU（Baltimore，MD）。小型供应商包括 iMDsoft®（Dusseldorf，

---

* 译者注：轮-辐模型是简化网络路由的一套中心化的体系，广泛应用于航空、货运、快递及网络技术领域。

Germany）和 INTeleICU（Chennai, India）。飞利浦 VISICU 可提供端到端解决方案，包括提供硬件、软件和项目管理资源。硬件由飞利浦公司或第三方供应商按成本价提供，而软件（eCareManager®）是严格的专利产品。iMDsoft®提供了一个整合了本地 EMR 的软件叠加，利用 RPM 数据流使仪表面板显示早期预警。

• CM 远程 ICU 系统的缺点：成本高、需要资源和实施时间长

　　CM 远程 ICU 系统的一大主要缺点在于成本高，每张 ICU 床位的初始启动费用在 5 万至 10 万美元不等[42,84]。另一个是全面实施的时间，因为企业解决方案通常需耗时数月来准备、启动和执行。因此，致力于构建 CM 远程 ICU 平台需要对新硬件、软件和人力进行大量投资，这会给预算紧张的小型医院造成一定的困难。

分散式远程 ICU

• 分散式（DC）系统仅通过可响应的或可预置诊疗模块模拟床旁会诊过程

　　DC 远程 ICU 系统通常涉及独立平台，其中便携式的移动 VTC 设备经开放式结构设计用于直接床旁诊疗，单名或多名医务人员即使不在固定地点，也可以进行诊疗。由此，可响应的或可预置诊疗主要通过 DC 系统来实现，因为它们反映了传统的临床环境，即临床医生应会诊医生的要求到达床旁（持续护理模式需要单独的系统）。DC 远程会诊医生出现在床旁的 VTC 屏幕上（放置在移动机器人或推车上，或是台式机、平板电脑的屏幕），远程询问患者，并在现场医务人员（如护士）的协助下完成对患者的体格检查。远程会诊人员可查阅数据存储库中的患者健康信息，这些数据库大多不等同于 VTC 技术（如 EMR、PACS）。因此，远程会诊工作流程与实时会诊异曲同工，唯一区别在于前者的问诊和体格检查在现场医务人员的协助下远程完成。与 CM 远程 ICU 系统不同，DC 远程 ICU 系统的临床决策支持依赖于现有传统电子病历的 IT 系统。

• DC 远程 ICU 系统服务供应商提供多种不同的硬件和软件选项

　　DC 远程 ICU 系统硬件设备包括自主移动式机器人装置［如 InTouch Health（Santa Barbara，CA）］、半自主机器人装置［如 Double Robotics（Mountain View，CA）、Suitable Technologies（Palo Alto，CA）、Vgo（Cambridge，MA）、VSee（Sunnyvale，CA）］、基于推车的装置［如 Cisco（San Jose，CA）］、Lifesize（Austin，CA）、Polycom（San Jose，CA）和手持平板电脑（如 Apple iPad®、Microsoft Surface Pro®）。通常无须单独购买软件，因为大多数设备都有自己的嵌入式软件，可通过现有的互联网网络相连，但医院必须确保通过病房的固定端口或无线接入点能提供高速的互联网连接（至少 1 兆），避免出现信号中断。进行患者检查的"外围设备"包括电子听诊器和超声检测仪，皆有助于对患者情况进行直接判断。然而，大多数基于 DC 的患者检查主要依赖于 VTC 接口的功能（尤

其是相机变焦的分辨率，通常为 10～12 倍），以及现场医务人员的 "代理手" [68] 去直接接触患者。

• DC 远程 ICU 系统相对廉价且灵活

DC 远程 ICU 系统的主要优势在于成本和灵活性。由于竞品进入市场的门槛低，制造成本不断变化，设备价格通常会随着时间的推移持续下降，且每种设备价格都不一样。平板电脑的价格通常为 500～2000 美元，而移动机器人装置的价格为 5000～10000 美元，推车装置（基于可用的 MSRP 信息）的价格为 1 万～10 万美元。从技术角度来看，引入一种 DC 设备（通常独立于其他医疗 IT 基础设施运行）相对简单（前提是可提供高速互联网连接）。因此，最初实施时几乎不耗时。维护成本包括硬件和软件升级成本，但通常已纳入采购合同。

• DC 远程 ICU 的缺点：缺乏集成 IT/分析平台来驱动结局

DC 远程 ICU 系统的主要缺点是缺乏集成型 CIS，无法通过可持续性诊疗模块实现基于无缝分析的干预。相反，每个远程医务人员必须通过医疗 IT 平台（如 EMR）单独访问 RPM 数据，此类平台通常无须进行基于人群健康的分析，因此功能受限。虽然目前尚不清楚 DC 系统临床结局的最终有效性（与已得到较好研究的 CM 远程 ICU 系统[85]相比），但也必须认识到尚未对可持续性和可响应性诊疗模块进行直接比较研究[86]。

远程 ICU 定制（混合）模式

鉴于远程 ICU 系统中当前供应商产品的局限性，即 CM 的资源成本、执行时间和 DC 缺乏 CIS，部分医疗机构已转为自行开发混合系统，旨在集成两种系统的优点，同时尽可能减少相应的缺点。例如，Navy Medical Center[87]开发出模拟 CM 远程 ICU 系统的预警仪表板，从第三方供应商处采购 VTC 设备，并将其与其他 RPM 设备和旧版 CliniComp EMR 集成。Banner Health（Phoenix，AZ）开发出 iCare™，可在不同设备间多态临床网络中互相操作。iMDsoft®提供了软件覆盖产品，允许旧版 EMR 系统创建可定制的仪表板，同时医院可选择硬件并提供内部 IT 支持人员。涉及远程医疗的灾害管理模式表明 CM 和 DC 的远程 ICU 至关重要[88]。EMR 供应商 [如 Epic（Verona，WI）、Cerner（North Kansas City，MO）] 正在开发与竞品相当的工具，如加州大学旧金山分校使用的 APeX EMR，能利用机器学习算法改善脓毒症结局[53]。同样，像加州大学圣地亚哥分校健康中心（UC San Diego Health）这样的大型学术医疗机构正在探索移动式 VTC 解决方案，借此补充和刺激 EMR 功能。此类发展给 CM 远程 ICU 系统的大型供应商带来了压力，他们需要提供 "更简便" 的选项，获得功能更多、更有效和成本更低的解决方案，从而满足不断增长的细分市场。

远程 ICU 项目的启动：对临床医生及其工作流程的影响

在任何远程 ICU 系统中，了解现场和远程站点的临床工作流程和操作对于促进可持续性诊疗至关重要。以下是临床医生在 CM 和 DC 远程 ICU 系统方面需牢记的一些要点。

远程临床医生

（1）请牢记，认证/管理要求可能十分严格。这一点可能被忽视，但在所有诊疗站点，尤其是位于不同州的站点，完成和维持医院要求费时、费力、费钱[89]。

（2）了解远程团队架构：团队成员数量（护士/重症医生/记录人员）和报告结构应明确定义和理解。CM 系统通常涉及多名成员，而 DC 系统可能涉及单名或多名工作人员。团队建设活动对于鼓舞远程团队的士气，提高远程团队的效率至关重要。

（3）鼓励记录远程干预措施和遇到的情况。大多数临床干预措施需要在病历中记录 EMR，非常耗费人力，重症病例较多时更是如此。

（4）学会利用床旁护士作为"代理人"[68]，这对于 CM 和 DC 系统来说很困难。要达到期望的熟练程度，会有一个学习曲线，需要耐心和时间来指导床旁护士，并获得检查结果。提供适当的培训至关重要，尤其是在高压条件下，如心肺复苏和其他紧急临床事件。

（5）注意报警疲劳：有赖于可以减少临床不相关报警的先进的嵌入式分析和"智能"系统[50,90]，报警频率在 CM 和 DC 系统中均很高[71,91]。

（6）熟悉有关服务编码和账单的要求：虽然目前远程 ICU 系统的大多数用户出于各种原因未提交账单[89]，但仍有少数用户提交了账单。如果符合地方和其他标准，则 DC 模式更适用于报销[89]。

（7）与现场人员一同参与团队建设实践：在 DC 和 CM 系统中建立一个"我们如何能帮上忙？"这种以客户服务为导向的方式必不可少。制定医护人员持续呼叫计划，增进现场和远程医务人员之间的熟悉度。

现场临床医生

（1）欢迎当地重症团队的远程工作人员：远程 ICU 人员通常是本地团队的"外援"，可为复杂病例提供额外的专业资源输入，并充当常规监管和护士记录的"另一双手"[92-94]。

（2）预计呼叫覆盖范围和当地人员配置结构会发生变革。如果有其他重症远程专家加入，现场医生（尤其是夜班医生）的人员配置可能发生变化[94]。此外，现场人员配置可能包括引入高级实践提供者［即执业护士（nurse practitioner，NP）

或医生助理（physician assistant，PA）］，协助满足床旁监护的需求。

（3）审查远程 ICU 人员的行文：现场人员应定期审查远程 ICU 人员的医嘱行文，借此了解干预措施、诊疗目标的变化及与循证标准的偏离。

（4）学习如何成为高效的"代理人"：通常会请求现场医务人员在远程医生和（或）医务人员的直接指导下开展体格检查。随着不断地实践，现场医务人员会越来越得心应手。

（5）对反馈和沟通持开放心态：拿起电话寻求帮助，接受未知医务人员的反馈，一开始可能会感到尴尬，但随着时间的推移和熟悉程度的增加，此类情况会有所改善。值班时，尽可能在 VTC 上通过现场可视化提供帮助。

行政和临床负责人增进现场和远程医务关系的考量：

（6）确定医生、护理人员[95]及其他对远程医疗和技术有经验和热情并努力为其提供有形支持（如资金、学习时间）的推动者。

（7）在实施前、实施过程中和实施后制定一个透明的沟通[96,97]和反馈计划。明确指定远程和现场医务人员的职责[76]和角色，可以避免多名医务人员集中完成同一项任务而导致疏忽的"责任分散"问题[98]。

（8）强调人员培训。通过针对单例患者的一对一实践，提高对在线数据、报警[99]及会诊和监测用视听连接设备的熟悉程度[100]。考虑启用虚拟模拟器[88,101]及现场和远程医务人员的角色转换练习[97]。

（9）通过以下方式前瞻性地促进团队建设和关系建立。鼓励语音和视频通话，持续进行人员配置，定期安排实地访问（远程医护人员访问发起站点和发起站点医护人员访问远程站点），以及所有人员之间的社交活动。

为您所在机构做出正确选择：管理人员应关注的领域

鉴于远程 ICU 的产品种类繁多，确定最符合自身需求的方法至关重要。应考虑以下要点：

1.价值定位

改变现状的主要驱动力是什么？需求的紧急程度如何？例如，改善基于人群的 ICU 临床结局[102]、减少患者转诊、减轻现场人员的疲劳程度、提高 ICU 床位利用率[103]和缩小 ICU 覆盖范围的差距。

2.运营评估

共将多少 ICU 床位、病房、医院和服务时长（日间/夜间）纳入考量范围？远程 ICU 需要多少人员？当预期覆盖超过 75 张 ICU 床位时，CM 远程 ICU 系统通常能获得规模经济效益，而 DC 系统有助于减轻患者负担。除了直接购买服务外，一些供应商还提供试用期、订阅模式、升级包和租赁服务[96]。应考虑代理认证[89]和远程监测（针对重点和正在进行的专业实践评价要求）。请记住，与刚推出远程 ICU 系统一样，任何远程 ICU 系统是否成功都取决于实施前和实施后的情况。

　　3.强调整个医疗 IT 生态系统内的互操作性

　　RPM 硬件和软件的互操作性对于技术和工作流程简化至关重要。初始技术要点是了解医院内部和周围现有 WiFi、蜂窝网络（移动网络）、蓝牙、移动和卫星网络功能如何影响计划的远程 ICU 系统的 RPM 技术。接着是研究互操作性，以及互操作性对技术工作流程的影响。例如，DC 远程 ICU 系统提供的通常是独立 VTC 服务，并且从分析的角度来看，该系统在很大程度上独立于本地 EMR 系统，因此通常无法依靠集成型 CIS 指标的把握度来改善结局。另一方面，CM 远程 ICU 系统可提供基于 CIS 的干预措施，但也在很大程度上依赖于设备和数据流之间的兼容性，以此获得最佳结果。

　　（1）尽可能同步和协调全医院 RPM 方法与部门 IT 系统，以此优化整体系统效率。

　　针对互操作性应着重做出一些具体考量。第一，为激发全部潜能，使用 CIS 的可持续性诊疗模块（无论是作为 CM 系统的组分模块，还是 DC 系统的辅助模块）需完全集成旧版 IT 系统和分析软件[58]。少量集成或部分集成会阻碍功能发挥，降低医务人员的利用率，对患者的总体疗效产生严重影响[104]。第二，远程 ICU 系统应与医院其他科室的类似技术驱动设备保持同步，以使整体成本最小化，并增强分析驱动诊疗的可持续性，以使全系统收益最大化。美国退伍军人事务部（Veterans Administration/Affairs，VA）的 EarlySense 系统属于低敏度预警系统，包含可置于患者病床上的传感器、床旁监测仪、中央显示站的专有分析工具，以防止患者进入 ICU[105]。其他示例包括快速响应团队支持[106]、重症康复病房（PCU）[107]，乃至普通内科/外科病房[108]使用的远程 ICU 类 RPM 系统。第三，远程 ICU 技术应包括与非临床技术系统便捷连接的功能，借此减少数据流冲突并扩大可用于分析的数据范围。事实上，由医疗信息系统集成倡议（Integrating the Healthcare Environment initiative；www.ihe.net）推动的跨不同设备的医疗数据共享已显示出明显益处。例如，犹他大学在使用计算机系统分析多方来源的数据（如 ICU 用品、实验室订单、成像和其他诊断性检查、用药医嘱）时获得了有价值的见解，最终分析结果表明外科 ICU 成本达每分钟 1.43 美元[109]。Cismondi 发现 AI 建模可减少约 50%非必要的 ICU 实验室检查[110]。在这一基础之上，"巧用"现有资源不再是无稽之谈，类似于自 20 世纪 70 年代以来在制造业供应链管理中出现的"实时生产系统"方法[111]。

　　（2）鼓励与区域和国家网络的互操作性。

　　同样，在医院范围外［即机构内、医院间、网络内（地区、国家）］促进互操作性同样至关重要，这有助于在更广泛的患者人群中促进信息共享，从而扩大收益。对于寻求增长和依赖于人群健康收益的机构来说，所有成员机构之间无缝共享信息必不可少，其中 VA 通过促进 Open APIs Pledge，做出了引领式的新努力[112]。通过公私合作，随着面临类似挑战的地区和国家卫生系统不断与他人分享经验和方法，可能会出现更多创新想法。

（3）预期将在中期（1～5 年）内推出新技术。

最后，在不久的将来（1～5 年内），任何已设想的新技术或扩展技术可能都值得研究。例如，升级或更换 EMR 平台、发布新的安全消息应用程序[113]、购买一组新的呼吸机或监测仪、更改数据服务器托管或研究新技术（如区块链、增强/虚拟/混合现实）。如果事实如此，应注意分别考虑短期、中期和长期的互操作性问题。

4.优化远程 ICU 系统与现有临床工作流程、操作和技术的兼容性

技术不能脱离实际。在 CM 和 DC 远程 ICU 系统中，RPM 产品和数据共享平台的互操作性必须与临床医生的干预措施配合使用，使整体受益最大化。研究还表明，远程 ICU 系统的使用频率越高，产生的受益越多[71,81]，尤其是在涉及直接干预或后勤中心时[114,115]。因此，应重点关注技术的可用性和与现有临床（和其他）工作流程的兼容性，以及医务人员的相互沟通[116]。针对计划中的远程 ICU 系统的所有利益相关方进行焦点小组讨论，以便了解所有当前和潜在的痛点。这将不仅包括医生（特别是常驻 ICU 的医生，如外科医生、住院医生、重症医生和心脏病专家）和护士[95]，他们将是远程 ICU 服务的最高级别用户，还包括辅助人员，如药剂师及管理人员。

远程 ICU 项目的潜在支持者和反对者是哪些群体？

除上述几点外，还必须对将受到远程 ICU 项目直接或间接影响的人员进行详细审查。哪些人员将拒绝或劝阻他人使用远程 ICU，哪些人员将接受或促进远程 ICU 的使用？这是一大关键考量，原因在于远程 ICU 项目能否成功实施，将取决于当地推动者和反对者的力量与平衡[71,95,117]。制定远程 ICU 系统需要考虑的一些关键问题，如当地人员对远程医务人员的响应，以及对非 ICU 病房医务人员（如今可能需要应对急重症患者）的影响[118]。

为尽可能减少过渡期的冲突，远程 ICU 的实施还应同步现有的基于合同的服务。例如，如果 RPM 系统将替代或影响特定的服务项目（如重症监护人员配置），则应提前对合同作出调整，尤其是与外部医务人员组签订的合同。意识到商业透明度是医疗领域的一个主要市场挑战，管理人员应避免使用同时运行的多个不同的 IT 平台，以减少冗余、混乱及资源的交叉竞争[57]。最后，鉴于远程医疗使用许可和限制的含义，以及各州不同的计费规定[89]，公共政策环境应与远程 ICU 项目相兼容。

5.反思更长远的战略愿景：技术担当什么角色？记住远程 ICU 和医疗 IT 的总体趋势

从全球市场来看，远程 ICU 系统仍处于起步阶段[42]。鉴于目前技术与人力资源的相互依存关系，使用远程 ICU 的真实有效性仍存在一些不确定性，它们还"只

是卫生信息技术集束的一个方面"[96]。迄今为止，CM 远程 ICU 系统表现出的成本效益尚不明确[119]，但如果技术得到决策支持模式的补充（在决策支持模式中，RPM 信息用于患者分诊和提供治疗），经济收益可能会增加[115]。换言之，仅仅依靠技术还远远不够。

整体医疗 IT 趋势表明，医疗数据存储和分析的方案在增多。医院传统上是患者数据服务器托管和其他 IT 服务的场所，现在正将此类活动外包给第三方，以便通过简化工作流程实现核心能力，从而节省成本并提高运营效率[57]。当前远程 ICU 技术产品空间的市场趋势有利于软件而非硬件的增长[42,57]，这表明最大的收益将来自运用软件分析，也就是利用现有硬件优化规模经济。许多云计算供应商严格遵守政府法规及数据隐私和安全要求，以便更多产品有资质进入市场，例如用于健康数据分析的软件即服务（software as a service，SAAS）、平台即服务（platform as a service，PAAS）和医疗器械独立软件（software as a medical device，SaMD）产品。各大科技公司（如苹果、亚马逊、IBM、谷歌）纷纷进入健康分析领域进一步证实了这一趋势[47,120]。如前所述，Epic 等 EMR 供应商也在开发自己的内部远程 ICU 仪表板和电子分诊工具。因此，我们正处于 ICU 医疗 IT 和数据分析的巨大变革之中。

认识到这一趋势有助于进行远程 ICU 投资及长期投资回报率（ROI）的决策。例如，一些机构可能会发现，通过与云存储和数据分析公司携手合作，或投资于一个具有嵌入式 ICU 分析功能的强大 EMR 平台，结合现场组件的 DC VTC 接口，能更好地设计出更适合客户的解决方案。如果给定网络中的许多医院都有一致的目标和医疗 IT 结构，可以使此类过渡更加直接，会发现选择一个已建立 CM 远程 ICU 服务的供应商产品的价值更高。

医院领导和管理人员的常见误解

（1）请勿基于有限的经验做出决策。在选择 DC 或 CM 系统时，在考虑基于系统的医疗 IT、临床运营和市场趋势时，应将眼界扩大。

（2）请勿低估启动和维持一项成功的远程 ICU 项目所需要投入到团队建设和信任共享上的精力。记得鼓励和支持远程 ICU 的推动者，因为一个有效的推动者将在经受同僚批评的情况下促进项目实施，协助预测和解决问题，并提升整体项目的可持续性。

（3）请勿忘记兼顾互操作性和兼容性，这是当今、未来短期和未来长期努力的关键点。

（4）把您的远程 ICU 看作一个初创事业。创业中没有失败。很多时候，有价值的项目会因为未达到硬指标而失去支持。"吃一堑，长一智"，正如创业界的名言"屡败屡战"，如此才能够获得未来持续性的成功。

小结

在 ICU 中，无论是作为全面的远程 ICU 解决方案，还是只针对特定疾病的方法，RPM 都将持续使用下去。我们讨论了各种 RPM 策略的重要性，以及从不同角度来看集成、互操作性和兼容均是成功迈向"智能"ICU 和 IoT 的核心。与所有医疗事业一样，参与远程 ICU 的远程和当地的医务人员是关键，促进人员关系至关重要。进入 21 世纪，随着 AI、数据科学和其他技术工具的影响，技术驱动的临床决策的可用性会呈指数级提高。但即使在这种情况下，人们也需要以创造性和相互支持的方式携手合作，最大限度地实现技术所能发挥的作用。

参 考 文 献

1. Wilcox ME, Chong CAKY, Niven DJ, Rubenfeld GD, Rowan KM, Wunsch H, et al. Do intensivist staffing patterns influence hospital mortality following ICU admission? A systematic review and meta-analyses. Crit Care Med. 2013;41(10):2253–74.
2. Gajic O, Afessa B. Physician staffing models and patient safety in the ICU. Chest. 2009;135(4):1038–44.
3. Angus DC, Shorr AF, White A, Dremsizov TT, Schmitz RJ, Kelley MA, et al. Critical care delivery in the United States: distribution of services and compliance with Leapfrog recommendations. Crit Care Med. 2006;34(4):1016–24.
4. Krell K. Critical care workforce. Crit Care Med. 2008;36(4):1350–3.
5. Vincent J-L. Critical care--where have we been and where are we going? Crit Care Lond Engl. 2013;17(Suppl 1):S2.
6. Kelley MA, Angus D, Chalfin DB, Crandall ED, Ingbar D, Johanson W, et al. The critical care crisis in the United States: a report from the profession. Chest. 2004;125(4):1514–7.
7. Friedman TL. Thank you for being late: an optimist's guide to thriving in the age of accelerations. 1st ed. New York: Farrar, Straus and Giroux; 2016. 486 p.
8. Grossman R. The industries that are being disrupted the most by digital [Internet]. Harv Bus Rev. 2016 [cited 2018 Mar 7]. Available from: https://hbr.org/2016/03/the-industries-that-are-being-disrupted-the-most-by-digital.
9. What is Telehealth? | Center for Connected Health Policy [Internet]. [cited 2018 Mar 6]. Available from: http://www.cchpca.org/what-is-telehealth.
10. Vegesna A, Tran M, Angelaccio M, Arcona S. Remote patient monitoring via non-invasive digital technologies: a systematic review. Telemed J E Health. 2017;23(1):3–17.
11. Telehealth Programs | Official web site of the U.S. Health Resources & Services Administration [Internet]. [cited 2018 Mar 6]. Available from: https://www.hrsa.gov/rural-health/telehealth/index.html.
12. Digital Health Funding: 2014 Year in Review [Internet]. Rock Health. [cited 2018 Mar 7]. Available from: https://rockhealth.com/reports/digital-health-funding/.
13. Gardner-Thorpe J, Love N, Wrightson J, Walsh S, Keeling N. The value of Modified Early Warning Score (MEWS) in surgical in-patients: a prospective observational study. Ann R Coll Surg Engl. 2006;88(6):571–5.
14. Kahn JM, Rubenfeld GD. The Myth of the workforce crisis. Why the United States does not need more intensivist physicians. Am J Respir Crit Care Med. 2015;191(2):128–34.
15. Halpern NA, Pastores SM. Critical care medicine in the United States 2000-2005: an analysis of bed numbers, occupancy rates, payer mix, and costs. Crit Care Med. 2010;38(1):65–71.
16. How brains and machines can be made to work together | The Economist [Internet]. [cited 2018 Mar 6]. Available from: https://www.economist.com/news/technology-quarterly/21733196-brain-computer-interfaces-sound-stuff-science-fiction-andrew-palmer.
17. Halpern NA. Innovative designs for the smart ICU. Chest. 2014;145(4):903–12.
18. Frost MC, Meyerhoff ME. Real-time monitoring of critical care analytes in the bloodstream

with chemical sensors: progress and challenges. Annu Rev Anal Chem (Palo Alto Calif). 2015;8:171–92.

19. Schostek S, Zimmermann M, Keller J, Fode M, Melbert M, Schurr MO, et al. Telemetric real-time sensor for the detection of acute upper gastrointestinal bleeding. Biosens Bioelectron. 2016;78:524–9.

20. Badawi O, Liu X, Hassan E, Amelung PJ, Swami S. Evaluation of ICU risk models adapted for use as continuous markers of severity of illness Throughout the ICU stay. Crit Care Med. 2018;46(3):361–7.

21. Harrison AM, Thongprayoon C, Kashyap R, Chute CG, Gajic O, Pickering BW, et al. Developing the surveillance algorithm for detection of failure to recognize and treat severe sepsis. Mayo Clin Proc. 2015;90(2):166–75.

22. Bilgi M, Erol T, Güllü H, Sezgin AT, Hamad S, Bilgel ZG, et al. Teleconsultation of coronary angiograms using smartphones and an audio/video conferencing application. Technol Health Care. 2013;21(4):407–14.

23. Raikhelkar J, Raikhelkar JK. The impact of telemedicine in cardiac critical care. Crit Care Clin. 2015;31(2):305–17.

24. George KJ, Walsh-Irwin C, Queen C, Heuvel KV, Hawkins C, Roberts S. Development of evidence-based remote telemetry policy guidelines for a multifacility hospital system. Dimens Crit Care Nurs DCCN. 2015;34(1):10–8.

25. Ji M, Wu Y, Chang P, Yang X, Yang F, Xu S. Development and usability evaluation of the mobile delirium assessment app based on confusion assessment method for intensive care unit (CAM-ICU). Stud Health Technol Inform. 2015;216:899.

26. Correa BSPM, Gonçalves B, Teixeira IM, Gomes ATA, Ziviani A. AToMS: a ubiquitous teleconsultation system for supporting AMI patients with prehospital thrombolysis. Int J Telemed Appl. 2011;2011:1–12.

27. Vacas S, McInrue E, Gropper MA, Maze M, Zak R, Lim E, et al. The feasibility and utility of continuous sleep monitoring in critically ill patients using a portable electroencephalography monitor. Anesth Analg. 2016;123(1):206–12.

28. Knauert MP, Yaggi HK, Redeker NS, Murphy TE, Araujo KL, Pisani MA. Feasibility study of unattended polysomnography in medical intensive care unit patients. Heart Lung J Crit Care. 2014;43(5):445–52.

29. Ma AJ, Rawat N, Reiter A, Shrock C, Zhan A, Stone A, et al. Measuring patient mobility in the ICU using a novel noninvasive sensor. Crit Care Med. 2017;45(4):630–6.

30. Raj R, Ussavarungsi K, Nugent K. Accelerometer-based devices can be used to monitor sedation/agitation in the intensive care unit. J Crit Care. 2014;29(5):748–52.

31. Behrendt R, Ghaznavi AM, Mahan M, Craft S, Siddiqui A. Continuous bedside pressure mapping and rates of hospital-associated pressure ulcers in a medical intensive care unit. Am J Crit Care. 2014;23(2):127–33.

32. Pickham D, Ballew B, Ebong K, Shinn J, Lough ME, Mayer B. Evaluating optimal patient-turning procedures for reducing hospital-acquired pressure ulcers (LS-HAPU): study protocol for a randomized controlled trial. Trials. 2016;17:190.

33. Pickham D, Berte N, Pihulic M, Valdez A, Mayer B, Desai M. Effect of a wearable patient sensor on care delivery for preventing pressure injuries in acutely ill adults: a pragmatic randomized clinical trial (LS-HAPI study). Int J Nurs Stud. 2017;80:12–9.

34. Bosco E, Marton E, Feletti A, Scarpa B, Longatti P, Zanatta P, et al. Dynamic monitors of brain function: a new target in neurointensive care unit. Crit Care. 2011;15(4):R170.

35. Bai Y, Sow D, Vespa P, Hu X. Real-time processing of continuous physiological signals in a neurocritical care unit on a stream data analytics platform. In: Ang B-T, editor. Intracranial pressure and brain monitoring XV [Internet]. Cham: Springer International Publishing; 2016 [cited 2018 Mar 6]. p. 75–80. Available from: http://link.springer.com/10.1007/978-3-319-22533-3_15.

36. Herta J, Koren J, Fürbass F, Zöchmeister A, Hartmann M, Hosmann A, et al. Applicability of NeuroTrend as a bedside monitor in the neuro ICU. Clin Neurophysiol. 2017;128(6):1000–7.

37. Riviello JJ. Digital trend analysis in the pediatric and neonatal intensive care units. J Clin Neurophysiol. 2013;30(2):143–55.

38. Global Wearable Medical Devices Market 2017-2021 [Internet]. Infiniti Research Limited; Available from: www.technavio.com.

39. Kronlund P, Lind F, Olsson D. Hyperbaric critical care patient data management system. Diving Hyperb Med. 2012;42(2):85–7.

40. Armellino D, Trivedi M, Law I, Singh N, Schilling ME, Hussain E, et al. Replicating changes in hand hygiene in a surgical intensive care unit with remote video auditing and feedback. Am J Infect Control. 2013;41(10):925–7.

41. Apple still leads Android in total number of medical apps [Internet]. iMedicalApps. 2013 [cited 2018 Mar 6]. Available from: https://www.imedicalapps.com/2013/07/apple-android-medical-app/.

42. Tele-ICU Market Analysis And Segment Forecasts To 2024. Grand View Research, Inc.;

43. Precision Medicine Initiative | The White House [Internet]. [cited 2018 Mar 6]. Available from: https://obamawhitehouse.archives.gov/node/333101.

44. Ghassemi M, Celi L, Stone DJ. State of the art review: the data revolution in critical care. Crit Care. 2015;19(1):118.

45. Topol EJ. The creative destruction of medicine: how the digital revolution will create better health care. 1st pbk ed. New York: Basic Books; 2013. 319 p.

46. Demystifying AI and machine learning in healthcare [Internet]. Rock Health. [cited 2018 Mar 6]. Available from: https://rockhealth.com/reports/demystifying-ai-and-machine-learning-in-healthcare/

47. Rajkomar A, Oren E, Chen K, Dai AM, Hajaj N, Liu PJ, et al. Scalable and accurate deep learning for electronic health records. ArXiv Prepr ArXiv180107860. 2018.

48. Pinsky MR, Dubrawski A. Gleaning knowledge from data in the intensive care unit. Am J Respir Crit Care Med. 2014;190(6):606–10.

49. Jalali A, Bender D, Rehman M, Nadkanri V, Nataraj C. Advanced analytics for outcome prediction in intensive care units. In: Engineering in Medicine and Biology Society (EMBC), 2016 IEEE 38th Annual International Conference of the. IEEE; 2016. p. 2520–2524.

50. Ansari S, Belle A, Ghanbari H, Salamango M, Najarian K. Suppression of false arrhythmia alarms in the ICU: a machine learning approach. Physiol Meas. 2016;37(8):1186–203.

51. Parreco JP, Hidalgo AE, Badilla AD, Ilyas O, Rattan R. Predicting central line-associated bloodstream infections and mortality using supervised machine learning. J Crit Care. 2018;45:156–62.

52. Nemati S, Holder A, Razmi F, Stanley MD, Clifford GD, Buchman TG. An interpretable machine learning model for accurate prediction of sepsis in the ICU. Crit Care Med. 2018;46(4):547–53.

53. Shimabukuro DW, Barton CW, Feldman MD, Mataraso SJ, Das R. Effect of a machine learning-based severe sepsis prediction algorithm on patient survival and hospital length of stay: a randomised clinical trial. BMJ Open Respir Res. 2017;4(1):e000234.

54. Artificial intelligence and machine learning took hold in healthcare during 2017 [Internet]. Healthcare IT News. 2017 [cited 2018 Mar 7]. Available from: http://www.healthcareitnews.com/news/artificial-intelligence-and-machine-learning-took-hold-healthcare-during-2017.

55. Building the smart grid | The Economist [Internet]. [cited 2018 Mar 6]. Available from: https://www.economist.com/node/13725843.

56. Global Healthcare IT Market 2016-2020 [Internet]. Infiniti Research Limited; Available from: www.technavio.com.

57. Global Telemonitoring Systems Market 2017-2021 [Internet]. Infiniti Research Limited; Available from: www.technavio.com.

58. Bhatia M, Sood SK. Temporal informative analysis in Smart-ICU monitoring: M-HealthCare perspective. J Med Syst [Internet]. 2016 Aug [cited 2018 Mar 6];40(8). Available from: http://link.springer.com/10.1007/s10916-016-0547-9.

59. Srinivas P, Reddy MC, Faiola A. Better managing technology-mediated interruptions in the ICU: examining the role of patient information for improving text message notifications. AMIA Annu Symp Proc. 2016;2016:1159–68.

60. Li X, Wang Y. Adaptive online monitoring for ICU patients by combining just-in-time learning and principal component analysis. J Clin Monit Comput. 2016;30(6):807–20.

61. Belard A, Buchman T, Forsberg J, Potter BK, Dente CJ, Kirk A, et al. Precision diagnosis: a view of the clinical decision support systems (CDSS) landscape through the lens of critical care. J Clin Monit Comput. 2017;31(2):261–71.

62. Feng M, Zhang Z, Zhang F, Ge Y, Loy LY, Vellaisamy K, et al. iSyNCC: an intelligent system

for patient monitoring & clinical decision support in Neuro-Critical-Care. Conf Proc IEEE Eng Med Biol Soc. 2011;2011:6426–9.

63. Singh H, Yadav G, Mallaiah R, Joshi P, Joshi V, Kaur R, et al. iNICU - integrated neonatal care unit: capturing neonatal journey in an intelligent data way. J Med Syst. 2017;41(8):132.

64. Makkar A, McCoy M, Hallford G, Escobedo M, Szyld E. A hybrid form of telemedicine: a unique way to extend intensive care service to neonates in medically underserved areas. Telemed J E Health. 2018;24(9):717–21.

65. Ellenby MS, Marcin JP. The role of telemedicine in pediatric critical care. Crit Care Clin. 2015;31(2).275–90.

66. Garingo A, Friedlich P, Chavez T, Tesoriero L, Patil S, Jackson P, et al. "Tele-rounding" with a remotely controlled mobile robot in the neonatal intensive care unit. J Telemed Telecare. 2016;22(2):132–8.

67. Hernandez M, Hojman N, Sadorra C, Dharmar M, Nesbitt TS, Litman R, et al. Pediatric critical care telemedicine program: a single institution review. Telemed J E Health. 2016;22(1):51–5.

68. Reynolds HN, Rogove H, Bander J, McCambridge M, Cowboy E, Niemeier M. A working lexicon for the tele-intensive care unit: we need to define tele-intensive care unit to grow and understand it. Telemed J E Health. 2011;17(10):773–83.

69. Reynolds HN, Bander JJ. Options for tele-intensive care unit design: centralized versus decentralized and other considerations. Crit Care Clin. 2015;31(2):335–50.

70. Kahn JM, Gunn SR, Lorenz HL, Alvarez J, Angus DC. Impact of nurse-led remote screening and prompting for evidence-based practices in the ICU*. Crit Care Med. 2014;42(4):896–904.

71. Khunlertkit A, Carayon P. Contributions of tele–intensive care unit (Tele-ICU) technology to quality of care and patient safety. J Crit Care. 2013;28(3):315.e1–315.e12.

72. Rincon TA, Manos EL, Pierce JD. Telehealth intensive care unit nurse surveillance of sepsis. Comput Inform Nurs CIN. 2017;35(9):459–64.

73. Badawi O, Hassan E. Telemedicine and the patient with sepsis. Crit Care Clin. 2015;31(2):291–304.

74. Rincon TA, Bourke G, Seiver A. Standardizing sepsis screening and management via a tele-ICU program improves patient care. Telemed J E Health. 2011;17(7):560–4.

75. Croft CA, Moore FA, Efron PA, Marker PS, Gabrielli A, Westhoff LS, et al. Computer versus paper system for recognition and management of sepsis in surgical intensive care. J Trauma Acute Care Surg. 2014;76(2):311–7; discussion 318-319.

76. Schleifer SJ, Carroll K, Moseley MJ. Developing criterion-based competencies for tele–intensive care unit. Dimens Crit Care Nurs. 2014;33(3):116–20.

77. Richter A. Use of tele-ICU to improve adherence to ventilator tidal volume goals. Crit Care Med. 2016;44:372.

78. Gupta S, Dewan S, Kaushal A, Seth A, Narula J, Varma A. eICU reduces mortality in STEMI patients in resource-limited areas. Glob Heart. 2014;9(4):425–7.

79. Kalb TH. Increasing quality through telemedicine in the intensive care unit. Crit Care Clin. 2015;31(2):257–73.

80. Kahn JM, Le TQ, Barnato AE, Hravnak M, Kuza CC, Pike F, et al. ICU telemedicine and critical care mortality: a national effectiveness study. Med Care. 2016;54(3):319–25.

81. Lilly CM, McLaughlin JM, Zhao H, Baker SP, Cody S, Irwin RS. A multicenter study of ICU telemedicine reengineering of adult critical care. Chest. 2014;145(3):500–7.

82. Blackburn HN, Clark MT, Moorman JR, Lake DE, Calland JF. Identifying the low risk patient in surgical intensive and intermediate care units using continuous monitoring. Surgery. 2018;163(4):811–8.

83. Cubrilo-Turek M, Babic Z, Pilas V, Soric N. Comparison of SAPS and APACHE II scores in patients admitted to intensive care unit. Croat J Gastroenterol Hepatol. 1996;4:39–42.

84. Kumar S, Merchant S, Reynolds R. Tele-ICU: efficacy and cost-effectiveness of remotely managing critical care. Perspect Health Inf Manag. 2013;10:1f.

85. Ramnath VR, Khazeni N. Centralized monitoring and virtual consultant models of tele-ICU care: a side-by-side review. Telemed J E-Health. 2014;20(10):962–71.

86. Venkataraman R, Ramakrishnan N. Outcomes related to telemedicine in the intensive care unit. Crit Care Clin. 2015;31(2):225–37.

87. Kavanaugh MJ, So JD, Park PJ, Davis KL. Validation of the intensive care unit early warning dashboard: quality improvement utilizing a retrospective case–control evaluation. Telemed J

E Health. 2017;23(2):88–95.

88. Rolston DM, Meltzer JS. Telemedicine in the intensive care unit - its role in emergencies and disaster management. Crit Care Clin. 2015;31(2):239–55.

89. Rogove H, Stetina K. Practice challenges of intensive care unit telemedicine. Crit Care Clin. 2015;31(2):319–34.

90. Schmid F, Goepfert MS, Reuter DA. Patient monitoring alarms in the ICU and in the operating room. Crit Care. 2013;17(2):216.

91. Winters BD, Cvach MM, Bonafide CP, Hu X, Konkani A, O'Connor MF, et al. Technological distractions (Part 2): a summary of approaches to manage clinical alarms with intent to reduce alarm fatigue. Crit Care Med. 2018;46(1):130–7.

92. Thomas JT, Moeckli J, Mengeling MA, Goedken CC, Bunch J, Cram P, et al. Bedside critical care staff use of intensive care unit telemedicine: comparisons by intensive care unit complexity. Telemed J E Health [Internet]. 2017 Feb 16 [cited 2018 Mar 6]; Available from: http://online.liebertpub.com/doi/10.1089/tmj.2016.0243

93. Hoonakker PLT, Carayon P, McGuire K, Khunlertkit A, Wiegmann DA, Alyousef B, et al. Motivation and job satisfaction of Tele-ICU nurses. J Crit Care. 2013;28(3):315.e13–21.

94. Goedken CC, Moeckli J, Cram PM, Reisinger HS. Introduction of Tele-ICU in rural hospitals: changing organisational culture to harness benefits. Intensive Crit Care Nurs. 2017;40:51–6.

95. Hoonakker PLT, Pecanac KE, Brown RL, Carayon P. Virtual collaboration, satisfaction, and trust between nurses in the tele-ICU and ICUs: Results of a multilevel analysis. J Crit Care. 2017;37:224–9.

96. Kruklitis RJ, Tracy JA, McCambridge MM. Clinical and financial considerations for implementing an ICU telemedicine program. Chest. 2014;145(6):1392–6.

97. Wilkes MS, Marcin JP, Ritter LA, Pruitt S. Organizational and teamwork factors of tele-intensive care units. Am J Crit Care. 2016;25(5):431–9.

98. Dayton E, Henriksen K. Communication failure: basic components, contributing factors, and the call for structure. Jt Comm J Qual Patient Saf. 2007;33(1):34–47.

99. Brantley A, Collins-Brown S, Kirkland J, Knapp M, Pressley J, Higgins M, et al. Clinical trial of an educational program to decrease monitor alarms in a medical intensive care unit. AACN Adv Crit Care. 2016;27(3):283–9.

100. Larinkari S, Liisanantti JH, Ala-Lääkkölä T, Meriläinen M, Kyngäs H, Ala-Kokko T. Identification of tele-ICU system requirements using a content validity assessment. Int J Med Inform. 2016;86:30–6.

101. Venditti A, Edelstein T, Brock AJ. Transformation of ICU and tele-ICU annual competencies. Nurs Manag (Harrow). 2015;46(10):8–13.

102. Kopec I. Improving population health of acute patients through Tele-ICU. Crit Care Med. 2016;44:363.

103. Wunsch H, Wagner J, Herlim M, Chong DH, Kramer AA, Halpern SD. ICU occupancy and mechanical ventilator use in the United States. Crit Care Med. 2013;41(12):2712–9.

104. Berenson RA, Grossman JM, November EA. Does telemonitoring of patients--the eICU--improve intensive care? Health Aff Proj Hope. 2009;28(5):w937–47.

105. Helfand M, Christensen V, Anderson J. Technology Assessment: Early Sense for Monitoring Vital Signs in Hospitalized Patients. Evidence-based Synthesis Program (ESP) Coordinating Center, Portland VA Healthcare System, Portland, OR for Department of Veterans Affairs, Veterans Health Administration, Quality Enhancement Research Initiative, Health Services Research & Development Service, Washington, DC 20420.; 2016.

106. Pappas PA, Tirelli L, Shaffer J, Gettings S. Projecting critical care beyond the ICU: an analysis of tele-ICU support for rapid response teams. Telemed J E Health. 2016;22(6):529–33.

107. Armaignac DL, Saxena A, Rubens M, Valle CA, Williams L-MS, Veledar E, et al. Impact of telemedicine on mortality, length of stay, and cost among patients in progressive care units: experience from a large healthcare system. Crit Care Med. 2018;46:728–35.

108. Slight SP, Franz C, Olugbile M, Brown HV, Bates DW, Zimlichman E. The return on investment of implementing a continuous monitoring system in general medical-surgical units. Crit Care Med. 2014;42(8):1862–8.

109. What are a Hospital's Costs? Utah system is trying to learn – The New York Times [Internet]. [cited 2018 Mar 6]. Available from: https://www.nytimes.com/2015/09/08/health/what-are-a-hospitals-costs-utah-system-is-trying-to-learn.html

110. Cismondi F, Celi LA, Fialho AS, Vieira SM, Reti SR, Sousa JMC, et al. Reducing unnecessary lab testing in the ICU with artificial intelligence. Int J Med Inform. 2013;82(5):345–58.
111. Just-in-time | The Economist [Internet]. [cited 2018 Mar 6]. Available from: https://www.economist.com/node/13976392
112. Affairs O of P and I. VA Secretary Announces VA Open Application Programming Interface Pledge [Internet]. [cited 2018 Mar 22]. Available from: https://www.va.gov/opa/pressrel/pressrelease.cfm?id=4022
113. Pimintel DM, Wei SH, Odor A. A software communication tool for the tele-ICU. AMIA Annu Symp Proc. 2013;2013:1139–48.
114. Hawkins HA, Lilly CM, Kaster DA, Groves RH, Khurana H. ICU telemedicine comanagement methods and length of stay. Chest. 2016;150(2):314–9.
115. Lilly CM, Motzkus C, Rincon T, Cody SE, Landry K, Irwin RS. ICU telemedicine program financial outcomes. Chest. 2017;151(2):286–97.
116. Nguyen C, McElroy LM, Abecassis MM, Holl JL, Ladner DP. The use of technology for urgent clinician to clinician communications: a systematic review of the literature. Int J Med Inform. 2015;84(2):101–10.
117. Moeckli J, Cram P, Cunningham C, Reisinger HS. Staff acceptance of a telemedicine intensive care unit program: a qualitative study. J Crit Care. 2013;28(6):890–901.
118. Ward MM, Ullrich F, Potter AJ, MacKinney AC, Kappel S, Mueller KJ. Factors affecting staff perceptions of tele-ICU service in rural hospitals. Telemed J E Health. 2015;21(6):459–66.
119. Ries M. Evaluating tele-ICU cost—an imperfect science. Crit Care Med. 2016;44(2):441–2.
120. Big Data in Healthcare 2017 [Internet]. Kalorama Information; 2017. Available from: www.kaloramainformation.com

第3章 远程ICU的报销和支付模式

Herbert J. Rogove，Jordana Bernard

接受和使用远程医疗加速了它从早期试点使用到早期大范围使用的发展，现在，远程医疗的发展迎来了拐点。从 Geoffrey A. Moore 关于技术接受阶段的经典著作中可以明显看出，远程医疗已跨越了鸿沟[1]。

随着远程 ICU 平台等临床服务系统的发展，出现的问题也会越来越多。特别是自 2017 年以来，美国医疗保险和医疗补助服务中心（CMS）公布了新的计费代码。多年来，负责审议并对新的计费代码发表意见的美国医疗保险支付会诊委员会（MedPAC）一直未认可也未建议设立远程 ICU 的计费代码，直到最近情况才有所改变。本章的目的是为第三方付款人提供分步计费方法。

与重症患者监护的临床实践相似，首先应采用合乎逻辑且系统化的编码和计费方法。基本问题应包括：患者拥有哪种类型的保险，患者所在州是否有远程医疗平价法，患者是否处在有资质的地理区域，以及计费费用的报销是否合理？本章将从了解主要付款人和现有立法着手，讨论这些问题及其他相关问题。

付款人

审查美国联邦医疗保险（Medicare）、美国联邦医疗补助（Medicaid）和商业保险的远程医疗报销情况。在开发出非常先进的远程医疗设备，远程医疗实践中不存在州际许可的障碍之前，不会将退伍军人事务部（VA）考虑在内。

美国联邦医疗保险

当 1997 年的《平衡预算法案》（Balanced Budget Act，BBA）规定远程医疗的医疗保险覆盖范围和资助的全国联邦远程医疗示范项目时，远程医疗报销应运而生[2]。虽然该法案在 1997 年通过，但直到 1999 年才开始生效[2]。该法案对寻求医疗保险报销的远程医护人员设置了一些重大政策障碍，包括患者接受视频会诊时身边需要一名医疗保险医生在场，且报销费用必须由会诊医生和转诊医生分担。

2000 年，联邦通过了《福利改善和保护法案》（Benefits Improvement and Protection Act，BIPA），并扩大了医疗保险的远程医疗覆盖范围[2]。BIPA 包括以下变更：

（1）将远程医疗就诊定义为发生在始发站点和远程站点之间。

（2）扩大联邦示范项目和非城市统计区域的覆盖范围。

（3）允许远程站点执业医师获得所提供服务的费用和始发站点获得机构服务费，消除费用分摊要求。

（4）不再需要远程演示者。

（5）将远程医疗服务扩展至直接患者监护、医生会诊和精神科门诊服务。

（6）允许在阿拉斯加和夏威夷的联邦远程医疗示范项目中使用存储和转发应用程序。

（7）可获得医疗保险报销的远程医疗服务提供者的类型。

2008 年的《患者和医护人员医疗保险改善法案》（Medicare Improvements for Patients and Providers Act，MIPPA）在符合条件的发起站点中添加了以下类型的机构[2]：

（1）基于医院或医院关键通道的肾透析中心。

（2）专业护理机构（skilled nursing facility，SNF）。

（3）社区精神医疗中心（community mental health center，CMHC）。

2018 年美国《两党预算法案》（Bipartisan Budget Act，BBA）扩大了医生收费计划下的远程医疗覆盖范围，将城市地区急性卒中的治疗报销纳入其中。BBA 还增加了医保优势计划（medicare advantage，MA）的灵活性，在年度计划投标金额中新增了远程医疗服务的额外费用。最后，法案允许承担财务风险的责任医疗组织（Accountable Care Organization，ACO）为患者居住地和城市地区的远程医疗服务支付医疗保险[3]。

远程医疗加速采用和引入已批准的 CMS 代码，2018 年批准了 95 个代码，比 2017 年新增了 7 个。重症监护远程医疗代码于 2017 年 1 月首次引入[4]。

持续报销障碍与下文讨论的发起站点的资质有关。随着不受发起站点地域限制的急性卒中患者医保法案的通过，城市地区的远程卒中服务费将于 2019 年 1 月开始予以报销。

拥有 MA 患者的远程医疗涵盖范围类似于传统医疗保险中的按服务项目付费（fee-for-service，FFS）。事实上，MA 患者的覆盖范围可能超过 FFS。最新的远程医疗立法支持使用更多途径来获得远程医疗的报销[5]。

确保患者和医护人员具备医疗保险远程 ICU 服务编码和计费资质的关键步骤包括：

1. 发起站点

考虑为远程 ICU 就诊开具账单的第一步是验证医疗保险受益人的资质。资质是指患者所在机构符合发起站点的要求。CMS 将这些站点定义为大都市统计区（metropolitan statistical area，MSA）以外的一个县或专业医护人员短缺地区（health professional shortage area，HPSA）。确定站点是否位于这些区域的人是谁？美国卫生资源和服务管理局（Health Resources and Services Administration，HRSA）为 HPSA 分类的 CMS 提供建议。美国人口普查局界定了 MSA 或非 MSA 地区。若要检查资质，可访问 HRSA 数据库[6]。授权发起站点和发起站点服务费如表 3.1 和表 3.2 所示[7]。

表 3.1　授权发起站点[6]

医生和医护人员办公室

医院

偏远地区重症医院（critical access hospital，CAH）

农村医疗诊所

联邦合格医疗中心（Federally Qualified Health Centers，FQHC）

基于医院或医疗中心的肾透析中心（包括附属机构）

专业护理机构

社区心理卫生中心（CMHC）

注：独立的肾透析机构不符合发起站点资质。

表 3.2　发起站点服务费[7]

年份	费用（美元）
2002（基线）	20.00
2015	24.83
2016	25.10
2017	25.40
2018	25.76

此外，发起站点只能是医生办公室、医院、重症医院（CAH）、农村医疗中心、专业护理机构（SNF）、联邦认证卫生中心、社区心理卫生中心或医院透析机构。2019 年 1 月，移动式卒中单元（mobile stroke unit，MSU）和患者居家新增在该列表中，用于如远程卒中服务和居家透析评价等特定服务。

上述标准的一个例外情况是美国卫生与公众服务部部长批准的联邦远程医疗示范项目。这种罕见的例外情况无上述地域限制。

对于住院患者，发起站点机构服务费的支付不涵盖在疾病诊断相关组（diagnosis-related group，DRG）付款范围内，因为这是 B 部分的福利，类似于独立于 DRG 付款的其他服务费用[8]。

有必要对站点资质进行核查，因为截至上一年的 12 月 31 日，这些资质可能会进行年度调整。

2.远程站点执业医师

对于在发起站点提供远程 ICU 服务的医疗执业医师来说，计费标准与现场重症监护相同。不仅重症医生和其他有资质医生的计费标准如此，NP、PA、CNS 和注册营养师也是如此。远程站点执业医师的完整列表见表 3.3[4]。

表 3.3　远程站点执业医师[4]

医生
执业护士（NP）
医生助理（PA）
助产护士
临床护理专家（clinical nurse specialist，CNS）
认证注册麻醉护士
临床心理学家（clinical psychologist，CP）和临床社会工作者（clinical social worker，CSW）
注册营养师或营养专家

3.远程 ICU 服务定义

CMS 将远程医疗定义为远程站点的专业医护人员与发起站点患者之间进行实时交互式视听通信[4]。它明确不包括异步或存储转发式远程医疗，但阿拉斯加和夏威夷的联邦认证的远程医疗演示项目除外。

4.索赔

向特定州的医疗保险管理承包商（medicare administrative contractor，MAC）提交索赔的程序类似于现场重症医生或有资质执业医师提交索赔的程序。

虽然索赔表相同，但现行程序术语（current procedural terminology，CPT）和医疗保健通用程序编码系统（healthcare common procedure coding system，HCPCS）的代码可能不同，需要仔细关注和理解。虽然许多代码相似，但区别在于，CPT 代码是由美国医学协会（American Medical Association，AMA）开发的，而 HCPCS 代码由 CMS 开发，两者开发目的相同，均为了汇报医疗程序和服务。

截至 2017 年 1 月，系统中引入了新的重症监护代码。新的 HCPCS 代码 G0508 适用于医生与患者的初次接触，一般指的是患者和医护人员利用远程医疗平台进行 60 分钟交流。随后的就诊通常持续 50 分钟，使用 HCPCS 代码 G0509。有趣的是，当 CMS 在 2010 年废除现场会诊代码时，HCPCS 代码被视为远程医疗会诊代码[4]。表 3.4 列出了 2018 年所有最常用的报销代码和美国平均报销额[9]。

表 3.4　远程 ICU 报销（美国平均水平）[9]

代码	描述	2018 财年费用明细（美元）
G0508	远程医疗会诊、重症监护、初始治疗，医生通常花费 60 分钟通过远程医疗与患者和医护人员交流沟通	204.12
G0509	远程医疗会诊、重症监护、后续治疗，医生通常花费 50 分钟通过远程医疗与患者和医护人员交流沟通	197.28
G0406	随访住院会诊（有限），医生通常花费 15 分钟通过远程医疗设备与患者沟通	39.24
G0407	随访住院会诊（一般），医生通常花费 25 分钟通过远程医疗设备与患者沟通	73.44
G0408	随访住院会诊（复杂），医生通常花费 35 分钟通过远程医疗设备与患者沟通	105.48
99231	后续医院监护服务（重点），每 3 天只能进行一次远程医疗访问	39.96
99232	后续医院监护服务（扩展），每 3 天只能进行一次远程医疗访问	74.16
99233	后续医院监护服务（详述），每 3 天只能进行一次远程医疗访问	106.20
Q3014	远程医疗发起站点的机构服务费	25.76

当 ICU 患者不再处于危重状况且不符合重症监护代码时，现场的重症医生会使用随访医疗服务代码 99231-33。在为远程 ICU 患者计费时，必须注意到这些代码每 3 天只能使用一次。目前看来，更好的选择是使用 HCPCS G0406-08，这是针对住院患者或 SNF 患者提供的远程医疗会诊后续服务。在与 Noridian Healthcare Solution（MAC 之一）沟通后，关于患者脱离危重状况后进行远程 ICU 监护的正确编码问题，可能存在不明确之处。NHS 将作者引荐到 AMA 官网[10,11]，以查看 CPT 代码和描述符，并允许 CMS 重新调整新的远程医疗代码的使用，以符合实际的远程 ICU 患者护理模型。根据现有的描述，作者认为，大多数后续住院医疗服务需要现场就诊，以便为病情不稳定、急性疾病的患者提供全面、协调和个性化的医疗服务。此外，还需考虑到，如果远程重症医生进入了更直接的管理职能而非会诊职能，是否存在对其使用 G0406-08 代码的限制。由于远程 ICU 代码是最近才出现的，且目前数量可能还不够多，无法对其进行充分解读，因此 CMS 可能在未来为远程监护医生提供清晰的编码。

此外，在实施远程 ICU 计划之前，应考虑计费实体是否代表提供医疗服务的重症医生团队，或具有不同国家供应商识别号（NPI）的独立医生服务组织（PSO）的重症医生团队。PSO 可能为现场的重症医生团队提供空缺时间段或补充医疗保险覆盖范围之外的远程 ICU 医疗服务。根据新的远程 ICU 代码，需要了解如果床旁重症医生使用 99291 代码进行计费，当远程重症医生接替现场重症医生来提供重症监护治疗时，则远程重症医生是否可以后续使用 G0509 代码（第 2 次 50 分钟的重症监护）进行计费？当远程重症医生提供初次就诊，而床旁重症医生随后发现患者需要额外的重症监护医疗时，这种情况就是反过来的。如果床旁和远程医生团队属于不同的实体，则情况会更加复杂，因为每个实体都有不同的 NPI 编号。目前，作者无法从 CMS 获得适当的澄清，因此这仍是一个充满不确定性领域。

在编码时，修饰符是必不可少的，因为这些修饰符会告诉 CMS，医生是在远程站点进行会诊。自 2017 年 1 月 1 日起，医疗保险索赔中必须包含 POS-2 代码[12]，用来提供正确支付索赔所需的信息。大多数情况下，POS-2 代码已经取代了 GT 修饰符。自 2018 年 1 月起，GT 修饰符仅用于采用 CAH 可选支付方式（optional payment method，OPM）进行计费的远程站点医生。可选支付方式意味着医生将其计费权转让给医院，因此其无法为专业服务计费。CAH 代表远程重症医生进行计费，付款金额为医疗保险医师收费表（Physician Fee Schedule，PFS）的 80%。

远程 ICU 服务的计费隐患与现场 ICU 服务类似。详细记录执业医师会诊患者的过程（包括会诊原因）至关重要。关键是所有医疗保险索赔都要包含 POS-2 代码。请注意，在 ICU 住院数天或数周可能表明最初几天代码与患者病情的危重性质一致。然而，当患者病情稳定或出现康复迹象并准备转出 ICU 时，如果未提供适当的医疗服务（如后续会诊或医院随访）代码而提供重症监护医疗代码，可能会引发警告，导致审查。由于这些新代码可能会引起监管机构的严格审查，因此在远程 ICU 就诊时遵守法律和道德标准至关重要。

5. 替代支付模式

医疗保险、医疗补助计划和私人付款机构之间唯一达成共识的领域是需要用以价值为导向的系统取代基于服务量的支付模式（FFS 模式）。

正是在替代支付模式（alternative payment model，APM）下，远程医疗有机会证明自己是一种质量驱动、价值提升的医疗服务系统。在重症医生日益短缺的情况下，远程 ICU 无疑是满足这一需求的一个典型例子。

APM 将质量和成本目标结合到医疗保险支付中，打破了 FFS 模式[13]。例如，责任医疗组织（ACO）预期会有年度质量成本目标，并在 30 天、60 天或 90 天的医疗期内确定捆绑支付的质量成本目标。正是因为有了 APM，高成本医疗（如 ICU）才能提供更多提升价值的机会。例如，无论是在现场还是远程 ICU 治疗中，遵守指南可能会促进减少不必要的检查、加速呼吸机撤离和早期进行脓毒症集束化治疗等与重症监护相关的其他质量指标和集束化治疗目标的实现。

医疗保险共享储蓄计划（Medicare Shared Savings Programs，MSSP）是《平价医疗法案》（Affordable Care Act）的一部分，引入了责任医疗组织（ACO）的概念，并已扩展至包括可纳入远程医疗计划的类似模式。

下一代 ACO 承担财务风险，并享有远程医疗豁免条款，可以消除发起地点

（包括患者家庭）的农村地区限制，并可以用于异步远程医疗，如远程皮肤科和远程眼科[14]。此类服务的计费方式与任何医疗保险服务的计费方式相同，并可在《医疗保险索赔处理手册》（Medicare Claims Processing Manual）关于远程医疗服务支付的部分找到[15]。如今，这些 ACO 已能够在城市地区进行计费。

自 2017 年 1 月起，医疗保险优势计划价值保险设计模型（value-based insurance design，VBID）已同意对 7 个州测试参保人进行成本分担，并设计出高价值的临床服务，这些服务最有可能对参保人的健康产生积极影响[16]。截至 2018 年，参与该项目的州的数量增至 10 个。与传统医疗保险覆盖的患者相比，医疗保险优势（medicare advantage，MA）患者的远程医疗覆盖范围更为灵活。随着根据 VBID 的规定引入远程患者监测，可以预测 ICU 患者后续治疗将有所增长，ICU 后综合征（post-ICU syndrome）患者继续治疗的增长幅度会更大。为这些患者提供远程医疗服务将为重症医生提供与患者在家中交互的机会，而不是让患者前往诊所。无论对患者还是对诊所本身而言，都能够显著节约成本（例如，节约时间、诊所员工和租金）。

需考虑的更深层的问题是，如何将 FFS 模式转变为一个基于价值的系统？有些人认为此类系统可能仍包含 FFS 元素。基于价值的系统可能包含 FFS 的部分内容，并结合捆绑支付、总额支付和增加财务风险共担[17]。

对于远程 ICU 计划，财务风险共担可以通过医院与远程重症医生团队之间签订合同来实现。达到某一指标的百分比将决定医生是获得奖金还是处罚。例如，利用跳蛙公司远程重症医生响应，在 95% 或更多的时间里响应时间为 5 分钟，集束化治疗的依从性、使用检查表、遵守《拯救脓毒症指南》和满意度调查等都可以作为合同激励指标。远程医疗和其他形式的远程沟通改善了许多类型的患者的疗效，包括都市地区和农村地区的远程 ICU 患者，因此应该予以报销[18]。作者的经验表明，重症医生团队与支付方或医院共同商定共享储蓄的方法。必须明确约定双方商定的价值指标。在启动远程 ICU 计划之前，必须确保支付方或医院可以访问和提供所需的数据。远程重症医生团队必须处于双向数据交换的位置，并且在预定时间框架内完成交换。应该提供绩效数据和目标供医生审查，以便对临床计划进行任何调整。任何流程的优化都需要持续监测数据并能够灵活地进行任何必要的变更。最后，服务提供者应始终进行财务风险评估，以查看可能对财务产生不利影响的任何潜在风险。在重症患者的治疗中存在许多不可预见的变量，因此提倡审慎对待。

2016 年，美国重症医学会（Society of Critical Care Medicine）召集了一支由重症医学领域的学术领袖组成的工作组，制定了一项基于价值的治疗策略[19]。该工作组认为，各组织应该在水平和垂直方向进行整合，使战略和运营与上级卫生系统保持一致，并对财务和风险有深入理解，以便在基于价值的世界中取得成功[19]。

医疗补助

在美国州一级的水平，远程医疗方面的医疗补助不受联邦医保规则的限制。实际上，CMS 允许各州为远程医疗制定相应的医疗补助政策，只要这些医疗补助政策满足联邦医保的要求，即高效、经济和高质量[20]。

由于各州在确定医保的覆盖范围和支付政策方面具有灵活性，这就导致了各州的医保政策差异巨大。然而，与医保的支付规则相似，在确定远程医疗服务是否纳入医疗补助的覆盖及支付范围时，以下因素可能起到一定的作用：远程医疗提供的服务类型，远程医生的执业类型，患者当时所处的环境及所采取的技术形式。并且，各州医保还可以决定远程医疗的医疗补助金额，是否对启动远程医疗的机构支付场地费用，或者支付与远程医疗相关的其他费用，如传输费用和技术支持费用[21]。

要确定远程 ICU 医疗是否可以赔付，我们需要在线访问医疗补助支付/赔付手册，核查远程 ICU 的服务代码是否符合赔付条件。此外，州际的医疗补助政策指出，患方在提交远程 ICU 医疗报销申请时，必须提供特定的医疗服务代码及相应的修饰符。表 3.5 所示为加利福尼亚州远程医疗的医疗补助政策[22,23]。

表 3.5 加利福尼亚州远程医疗的医疗补助政策（2018 年 5 月）[23,24]

不限制实施远程医疗的机构或执业医师类型
取得患方的知情同意，目前患方的口头同意可以替代书面同意
如果远程医疗服务过程中，有以下两种情况：①使用了双向音频-视频通信；②有合适的 HCPCS 代码，代码为 G0508 或 G0509，并且带有 GT 或 95 的修饰符，可报销远程专业服务费，报销数额与面对面医疗相当
当使用代码 Q3014 计费时，可报销远程医疗发起站点（患者所在地）的设施费用
当使用代码 T1014 计费时，可报销实施远程医疗时通过音频-视频通信所产生的信息传输费用（即 1 位患者接受 1 名医生提供远程医疗服务时，每天最多只能报销 90 分钟的信息传输费用）

在快速变化的政策环境下，要随时了解可能影响所提供的远程医疗服务的计费规则和要求的监管变化可能具有挑战性。目前，可以在互联健康政策中心、国家远程医疗政策资源中心[24]和美国远程医疗协会找到美国所有 50 个州和哥伦比亚特区关于远程医疗的赔付法规和政策[25]。

私人保险支付

在过去几年里，商业保险公司对远程医疗的兴趣日益浓厚。在不同商业规划条件下，远程医疗的报销结构在付款人和州法律之间也有很大差异。而且，许多商业保险在一定程度上会覆盖并支付远程医疗的相关费用[5]。例如，加利福尼亚州的安盛蓝十字蓝盾保险公司（Anthem Blue Cross Blue Shield）关于远程医疗的赔付政策就遵循该州的医疗补助法规。当某些特定服务加利福尼亚州医疗补助不予支付时，安盛保险公司可遵循医保规定，对那些经医保批准的远程医疗服务费用进行赔付。

美国一些州已经制定了远程医疗付款人平等法，借此解决私人商业保险关于远程医疗服务覆盖范围的问题。这些法律通常被称为"远程医疗平等法"。截至2018年5月，38个州和哥伦比亚特区已经制定了远程医疗付款人平等或部分平等法。如表3.6所示，以下各州已经制定了远程医疗平等法。

表 3.6   制定远程医疗平等法的各州（特区）（截至 2018 年 5 月）[25,26]

阿拉斯加州 a	佐治亚州	马里兰州	新罕布什尔州	田纳西州
亚利桑那州	夏威夷州	密歇根州	新泽西州	得克萨斯州
阿肯色州	印第安纳州	明尼苏达州	新墨西哥州	犹他州 a
加利福尼亚州	艾奥瓦州	密西西比州	纽约州	佛蒙特州
科罗拉多州	堪萨斯州	密苏里州	北达科他州	弗吉尼亚州
康涅狄格州	肯塔基州	蒙大拿州	俄克拉何马州	华盛顿州
特拉华州	路易斯安那州	内布拉斯加州	俄勒冈州	
哥伦比亚特区	缅因州	内华达州	罗得岛州	

a 部分地区实行平等法。

虽然各州远程医疗平等法存在很大的差异，但总体而言，平等法解决了远程医疗服务的获取和覆盖范围问题[26]。远程医疗覆盖法要求商业保险公司支付远程医疗的相关费用，其覆盖的范围要与其面对面医疗相同[27]。

除了解决远程医疗的覆盖范围问题外，一些州的平等法还解决了支付等价问题。全额支付平等法保障了患方关于远程医疗服务报销率与传统的面对面医疗相同。部分支付平等法仅要求，在与传统的面对面医疗相同的基础上，商业保险仅需覆盖一个狭窄的领域，如患者心理健康问题。以下是远程医疗商业保险支付法的两则摘录，这也说明各州对于远程医疗的覆盖范围及支付政策有很多不同。

特拉华州［特拉华州第 18 号法案（18 Del Code）第 1 卷第 33 章第 3370 节］

该法规有明确的措辞，以确保特拉华州境内的远程医疗服务必须获得平等支付：

承保人、商业保险公司或健康维护组织应当对被保人通过远程医疗接受诊断、会诊或治疗所产生的费用进行支付，其支付的标准和费率应当与该承保人、商业保险公司或健康维护组织所覆盖的面对面诊疗相同[28]。

密西西比州［密西西比州法（Miss Code Ann.）第 83-9-351、83-9-353 节］

这项法规可解释为支付平等，但措辞并不明确。

该州所有的医疗保险计划必须为远程医疗提供与面对面医疗相同覆盖范围的赔付[29]。

与医疗补助类似，该支付必须与付款人核对，或按照实际情况，根据付款人在线索赔手册，确定远程医疗服务提供的重症监护代码是否可归为符合付款的条件。在某些情况下，与远程医疗服务编码和修饰符有关的付款人政策和联邦医保提出的付款人政策不同。

2017 年，针对拥有私人保险而不是联邦医保的远程医疗患者，AMA 提出了新修饰符[30]。修饰符 95 通过实时交互式音视频通信系统提供同步远程医疗服务。为便于后续会诊，可在 E&M 代码（如 99231-33）中增加此修饰符。例如，一位患有肺炎和急性呼吸衰竭的 45 岁女性，3 天前拔管，现病情已稳定，她的私人保险公司为远程随访 ICU 会诊支付了代码为 99231-95 的账单。

不同州的替代支付方式（APM）

包括远程医疗在内的商业支付政策通常效仿 CMS，实施 APM 或价值医疗模式，如 ACO 和捆绑支付。大多数付款人都制定了以价值为基础的报销模式的战略和目标，以此作为改善护理协调、患者疗效及减少医疗支出的手段[31]。

重症医生还需知晓哪些事宜

自 2018 年 2 月起，提供急诊科或初次住院患者远程会诊的医生或医护人员不能是记录医生或主治医师。同时，急诊科或初次住院患者的远程会诊意见与记录医生或主治医师提供的医疗服务不同[15]，这样患者将不能接受远程重症服务。在大多数医疗机构中，住院医师就是记录医生。当住院医师不在场时，入院服务中心便会根据惯例安排患者入院。

远程 ICU 重症监护代码的使用似乎是针对能够连续提供每日查房的项目，这些项目与分散式的远程医疗模式一致。直接提供患者监护的总和时长必须为 60 分钟，这才符合编码 G0508 的条件。这似乎表明，在集中式模式中（如提供更多独立参数监护的飞利浦 eICU），几乎不会采用 G0508 代码。

文书记录要求应与 ICU 患者一致，需要包括会诊原因的记录。为避免索赔被驳回，必须遵守重症监护及 E&M 代码的所有规定。此外，如果是医疗保险或医疗补助保险支付，需要新增 POS-02 代码，如需使用商业保险支付，需要新增修饰符 95。

技术要求应包括建立可完好保存连通记录的平台。供应商应保证全年 24 小时实时提供求助台服务。在 ICU 环境中对患者进行诊疗时，任何不足都是不被接受的。应跟踪质量指标，如正常运行时间和因技术问题所致的会诊失败百分比，确保维持在最佳连接水平。

对患者的信息保密符合 HIPAA 要求，在使用远程医疗时同样应对患者的信息保密。重要的是，需要考虑到使用远程医疗技术本身并不能保证患者的信息不外泄。仅使用加密流程无法提供足够的安全性，因此，深入探究供应商提供安全性的方式至关重要。如果供应商已获得健康信息信任联盟（Health Information Trust Alliance，HITRUST）认证，即代表健康信息安全符合最高标准[32]。

最近，美国劳工部监察长办公室（Office of Inspector General，OIG）在审计 2014 年和 2015 年索赔中发现的问题[33]点明了远程重症医生计费的另一个隐患。2001～2015 年间赔偿金额显著增加，以及在 2009 年医疗保险支付会诊委员会报告中，并未提及发起站点医生提交的索赔，这两件事都促成了这次审计。OIG 发现在已审计的医生索赔中，31%不符合医疗保险要求，具体包括受益人在非农村地区、医护人员不符合条件、受益人在不符合条件的发起站点、通过不符合条件的通信方式进行诊疗、服务不在覆盖范围内和诊疗医生在美国境外[34]。

最后，对于远程重症医生和其他希望了解相对价值单位（relative value unit，RVU）如何影响报销的人员，有必要对现场和远程医疗工作或工作相对价值单位（wRVU）进行比较。大多数医生都知道 RVU 有三个组成部分，即医生工作、日常开销和医疗事故的保险。后两者取决于医生所在地，因此将所有科室和地理位置的 wRVU 作为一个常数。使用 99291 代码的现场医生的 wRVU 为每单位 4.5，而对于远程重症医生而言，G0508 远程医疗重症监护代码的 wRVU 为每单位 4.0[35]。此时，人们只能推测 CMS 更重视现场重症医生的工作，而非远程重症医生的工作。对于额外的重症监护时间，代码 99292 的 wRVU 为每单位 2.25，G0509 为 3.86[35]。作者无法确定重症医生 wRVU 的测定依据，但与 G0509 所需的 50 分钟时长相比，99292 仅需 30 分钟时长可能是数值差异的原因所在。

管理人员需知晓哪些事宜

医院管理人员的本质就是在具有挑战性的医疗环境中发挥领导能力，他们通常首先询问花费。直到最近，这种标准化的实践模式才被接受。早期使用者已观察到并理解远程医疗如何加强现场医疗并能帮助扩大服务范围，因此如今远程医疗项目比以往任何时候都更主流。根本问题不仅应围绕投资回报率，而且应关注如果失去远程医疗服务，卫生系统或医院会有什么损失。运用远程医疗，从住院患者到门诊患者再到患者回家后的连续性监护都可以充分实现，这将成为医院和卫生系统的核心，应用远程医疗的医院和卫生系统是公认的领导者，他们优化了医疗经济现实的生存机会。

如果患者能在当地 ICU 接受诊疗，则辐射站点或发起站点医院（尤其是在农村地区）在其社区将获得很高的评分。首先，利用远程监护医生进行分诊，确定是否需要更高水平的监护非常重要。患者和家属会支持和感激将患者安排在离家更近的 ICU，因为他们可能不愿花费更多时间和金钱去几小时车程外的大型医疗中心看望患病的亲人。

其次，如果发起站点能够满足付款人的要求，则可收取一定的机构服务费。这部分费用可根据医疗保险经济指数（medicare economic index，MEI）每年增加。对于有医疗保险的患者，这笔费用会单独计入 B 部分。关于每年如何更新费用，可参见前一年 11 月发布的《医疗保险医生费用最终规则》[7]。HCPCS 代码 Q3014 应始终用于支付发起站点的机构服务费。

管理人员应了解发起站点和远程站点计费的区别。患者所在地区就是发起站点，理应支付站点费用。而远程站点可支付远程重症监护中医生部分的费用。重要的是要避免重复计费。

医疗机构面临的一个重大问题是不同站点之间的财务协议有所差异。通常，远程站点（如学术或三级医疗中心）可决定是否对发起站点收取远程 ICU 服务费。一些远程站点不收费，因为患者通常会转到他们的站点接受手术或更高水平的诊疗。接收需要手术和更高水平诊疗的患者可免于支付初始和维持治疗的费用。有时因为远程站点重症监护所需的医生人数不够，第三方或 PSO 会提供监护。有时也会采用一种混合模式，即同时纳入远程站点的远程重症医生和 PSO 医生（代表远程站点）来提供发起站点所需的监护。应在项目实施前制定财务模式。项目讨论中应包括医生服务费。目前，由于医疗保险存在地域限制，按规定计费可能无法实现，因此向发起站点收取的医生费用按照每日费用、每次会诊费用或组合收费方案计算。如上所述，随着 FFS 向基于价值的监护过渡，风险分摊将被纳入此类合同。

向其他医疗机构提供服务的财务考量

在当今世界，重症医生在大多数情况下都接受过肺部重症监护培训，可能承担包括睡眠医学、门诊和手术承诺在内的额外责任。除 ICU 查房等临床职责外，还经常新增教学、研究和行政管理任务的职责。如今远程医疗也成了此类职责之一。不难理解的是，即使学术型和非学术型医院有人手充足的医生团队，远程 ICU 服务的覆盖范围也可能需要外部人力支持，将远程 ICU 覆盖范围扩大至其他医院或医疗组织。无论哪种满足需求的员工模式都有关键的财务考量。以下是部分考量：

（1）如上所述，通过发起站点留住患者，远程站点接收转诊患者这一服务能否成为一种收费项目？财务讨论围绕着服务是否无偿、盈亏平衡还是远程站点的盈利进行。一种说法是这应该是一项不收取额外费用的服务。另一种说法是仅可根据提供服务的实际成本收费。没有人会希望负债运营，或错失通过第三方付款人报销来抵消成本的机会。无论选择哪种计费方式，均应进行详细的货币分析，首要的是确保远程站点的运营不会遭受重大经济损失。

（2）向第三方付款人提出索赔之前已有讨论，但了解地域限制的局限性对于远程 ICU 项目开发至关重要。

（3）如果涉及 PSO，则通常与营利性组织合作，计算每日所需费用和覆盖的床位数。定价可基于全年全天候或是覆盖提供服务小时数的差值缺口。作为医生报销的一部分，PSO 还承担了医疗事故保险、跨州执照和资格认证的负担。PSO 的管理费用还包括认证、时间安排、开票、提交账单索赔及质量改进项目的人员费用，制定策略和执行商定的指标标准。

（4）接收医院或远程站点医院不仅应考虑缩短住院天数和存活率统计数据的指标，还应考虑不再需要转诊的患者人数的增加。这是远程 ICU 项目 ROI 中应考虑的重要指标。

（5）质量指标的讨论应是 PSO-医院（或医疗机构）合同的一部分，且应在项目实施之前考虑各种细节。合同中做相关规定至关重要，基于价值的成果将包含给予经济奖励或处罚。关注成本、可获得性、成果和经验是决定远程 ICU 项目是否成功的 4 个重要因素。

重症监护社区身负重任，即共同了解与远程 ICU 项目相关的实际支出和节省成本。这一重任是申请这项服务的医院及医护人员的共同责任。

结论

远程医疗报销政策环境不断变化，并朝着积极的方向发展。如今，医疗保险、医疗补助和私人付款人会根据所在地为远程 ICU 提供报销服务，但如果希望实施计费流程，抓住支付机会，并符合适用的联邦和州的远程医疗规则和法规，前期规划是关键。

2018 年《两党预算法案》（BBA）的部分内容包含支付 2019 年大都市及农村地区的急性卒中患者的远程医疗费用。该立法将有望扩大都市地区患者的其他远程医疗服务报销范围，目前这些地区医疗保险 FFS 受益者比例为 77%[5]。

在进行费用报销时，必须严格注意规则和细节。远程医疗服务的索赔提交比床旁就诊时更复杂，因为 CMS 法规要求提供服务地点代码，并且目前限制非大都市地区双向交互式视频访问。医疗保险、医疗补助和私人付款人编码之间存在差异，所有远程 ICU 医疗服务提供者必须在其服务账单中说明这一点。实施计划之前应清楚地了解财务政策的影响，为扩大使用和纳入远程 ICU 监护做好准备。

致谢

衷心感谢 Nathaniel Lacktman, Esq.提供了适用的 CMS 资源，同时衷心感谢 Shelly Clark, RN，BSN 提供的帮助。

参 考 文 献

1. Moore GA. Crossing the Chasm. 3rd ed. New York: Harper Business; 2014.
2. Medicare's Telemedicine/Telehealth Payment Policies – Telehealth Resource Center [Internet]. Telehealth Resource Center. 2018 [cited 11 March 2018]. Available from: http://bit.ly/2pbVlOU
3. Bipartisan Budget Act of 2018 [Internet]. Bipartisan Budget Act of 2018, Title III, Subtitle C, Section 50323. 2018 [cited 2018Apr26]. Available from: http://bit.ly/2JS35P1
4. MLN Booklet Telehealth Services [Internet]. cms.gov. 2018 [cited 2018Feb26]. Available from: https://www.cms.gov/Outreach-and-Education/Medicare-Learning-Network-MLN/MLNProducts/Downloads/TelehealthSrvcsfctsht.pdf
5. Medpac.gov. 2018, Chapter 16, page 483 and footnote 16 page 503 [cited 26 April 2018]. Available from: http://bit.ly/2Jwzz0b
6. HRSA – Medicare Telehealth Payment Eligibility Analyzer [Internet]. Datawarehouse.hrsa.gov. 2018 [cited 27 April 2018]. Available from: https://datawarehouse.hrsa.gov/tools/analyzers/geo/Telehealth.aspx
7. Telehealth Originating Site [Internet]. Noridian Healthcare Solutions. 2018 [cited 14 April 2018]. Available from: http://bit.ly/2JK0iqK
8. Novitas Telehealth Services[Internet]. Novitas Solutions. 2018 [cited 18 May 2018]. Available http://bit.ly/2IW3L8d
9. Cms.gov. 2018 [cited 15 April 2018]. Available from: https://www.cms.gov/Outreach-and-Education/Medicare-Learning-Network-MLN/MLNMattersArticles/downloads/MM6705.pdf
10. Coding & Billing Resources/AMA [Internet]. AMA-assn.org. 2018 [cited 18 April 2018]. Available from: https://www.ama-assn.org/practice-management/find-coding-resources
11. Noridian Health Solutions, Tana Williams, personal communication 5/11/18.
12. Place of Service Code Set – Centers for Medicare & Medicaid Services [Internet]. Cms.gov. 2018 [cited 18 May 2018]. Available from: https://www.cms.gov/Medicare/Coding/place-of-service-codes/Place_of_Service_Code_Set.html
13. Joynt Maddox K. Financial incentives and vulnerable populations — will alternative payment models help or hurt? N Engl J Med. 2018;378(11):977–9.
14. Next Generation ACOs [Internet]. 2018 [cited 7 May 2018]. Available from: https://innovation.cms.gov/Files/x/nextgenaco-telehealthwaiver.pdf
15. Medicare Claims Processing for Telehealth [Internet]. cms.gov; 2017 [cited 2018Apr12]. Section 190.3.2. Available from: https://www.cms.gov/Regulations-and-Guidance/Guidance/Manuals/downloads/clm104c12.pdf
16. Medicare Advantage Value-Based Insurance Design Model [Internet]. Innovation Models | Center for Medicare & Medicaid Innovation. [cited 2018Apr10]. Available from: https://innovation.cms.gov/initiatives/vbid/
17. Schroeder SA, Frist W. Phasing out fee-for-service payment. N Engl J Med. 2013;368(21):2029–32.
18. Cummings J, Krsek C, Vermoch K, Matuszewski K. Intensive care unit telemedicine: review and consensus recommendations. Am J Med Qual. 2007;22(4):239–50.
19. Leung S, Gregg SR, Coopersmith CM, Layon AJ, Oropello J, Brown DR, et al. Critical care organizations. Crit Care Med. 2018;46(1):1–11.
20. Telemedicine | Medicaid.gov [Internet]. Medicaid.gov. 2018 [cited 9 May 2018]. Available from: https://www.medicaid.gov/medicaid/benefits/telemed/index.html
21. State Telehealth Laws and Medicaid Program Policies. 2018 [cited 16 May 2018]. Available from: http://www.cchpca.org/sites/default/files/resources/50%20STATE%20FULL%20PDF%20SPRING%202018%20-%20PASSWORD.pdf

22. Medi-Cal: Provider Manuals [Internet]. Files.medi-cal.ca.gov. 2018 [cited 10 May 2018]. Available from: http://files.medi-cal.ca.gov/pubsdoco/manuals_menu.asp

23. Telehealth FAQ [Internet]. Dhcs.ca.gov. 2018 [cited 10 May 2018]. Available from: http://www.dhcs.ca.gov/provgovpart/Pages/TelehealthFAQ.aspx

24. Center for Connected Health. Cchpca.org. 2018 [cited 9 May 2018]. Available from: http://www.cchpca.org/sites/default/files/resources/50%20STATE%20FULL%20PDF%20SPRING%202018%20-%20PASSWORD.pdf

25. State Policy Resource Center – ATA Main [Internet]. Americantelemed.org. 2018 [cited 9 May 2018]. Available from: http://www.americantelemed.org/policy-page/state-policy-resource-center

26. Telehealth Private Payer Laws: Impact and Issues. Cchpca.org. 2018 [cited 9 May 2018]. Available from: http://www.cchpca.org/sites/default/files/resources/CCHP_%20Milbank-Telehealth-Report-FINAL.pdf

27. Breuer J, Broughton S, Frey A, Hansen J, Lacktman N, Rao V. Telehealth law handbook: a practical guide to virtual care. 1st ed. Washington, DC: American Health Lawyers Association; 2018.

28. Delaware TITLE 18 – CHAPTER 33. HEALTH INSURANCE CONTRACTS – Subchapter I. General Provisions [Internet]. Delcode.delaware.gov. 2018 [cited 9 May 2018]. Available from: http://delcode.delaware.gov/title18/c033/sc01/index.shtml

29. 2016 Mississippi Code: Title 83 – Insurance: Chapter 9 – Accident, Health and Medicare Supplement Insurance: Coverage for Telemedicine Services (§§ 83-9-351 - 83-9-353): § 83-9-353. Coverage and reimbursement for store-and-forward telemedicine services and remote patient monitoring services; definitions [Internet].

30. Justia Law. 2018 [cited 9 May 2018]. Available from: https://law.justia.com/codes/mississippi/2016/title-83/chapter-9/coverage-for-telemedicine-services/section-83-9-353

31. Modifier 95 [Internet]. Aapc.com. 2018 [cited 21 May 2018]. Available from: https://www.aapc.com/memberarea/forums/144185-modifier-95-a.html

32. Private Payers Follow CMS Lead, Adopt Value-Based Care Payment [Internet]. Health Payer Intelligence. 2018 [cited 16 May 2018]. Available from: https://healthpayerintelligence.com/news/private-payers-follow-cms-lead-adopt-value-based-care-payment

33. HITRUST. 2018 [cited 15 April 2018]. Available from: https://hitrustalliance.net/about-us/

34. Office of Inspector General. Oig.hhs.gov. 2018 [cited 19 April 2018]. Available from: https://oig.hhs.gov/oas/reports/region5/51600058.pdf

35. Work RVU Calculator [Internet]. Aapc.com. 2018 [cited 9 August 2018]. https://www.aapc.com/practice-management/rvu-calculator.aspx

第4章　ICU 远程医疗实践的法律和监管问题

Kimberly L. Rockwell，Alexis S. Gilroy

引言

虽然远程 ICU 的相关法律法规相对比较健全，但在实施远程 ICU 之前仍需慎重考虑。美国远程医疗的法律法规管理主要基于州法律（如执业许可、标准治疗和处方权等），同时也受制于重要的联邦法律法规（如数据隐私和安全、远程监测设备批准和某些药物处方等）。由于与远程医疗服务有关的州法律和联邦法律法规在不断地变更、完善和规范化，这就要求医护人员和医疗机构持续关注这些变化，调整应对方案，保证远程 ICU 合法、合规。鉴于法律和监管环境的不断变化，本章提出了一个适用于远程 ICU 领域的各州法律和监管问题的框架结构，但在实际操作中医护及相关顾问人员应审查相关法律的管辖范围，并考虑最新的法律和监管指导原则。简言之，本章概述了适用于远程 ICU 的法律和法规，包括执照和认证、数据隐私和安全、技术考量、远程医疗服务的跨州限制、远程 ICU 指导专家的聘用、业务安排考量、责任考量和国际远程医疗支出的具体问题。

跨州执照问题

通常情况下，跨州执业的远程医疗服务医生必须在患者所在州获得许可。《美国宪法第十条修正案》将卫生和安全政策交由各州自行制定。因此，各州医务委员会都有要求行医者获得当地行医执业资格的权力。基于此，美国医务和骨科委员会要求从事远程医疗的医生在服务时获得患者所在州的执业资格[1]。远程 ICU 的集中式和分散式管理与涉及的医生（当跨州为患者提供服务）息息相关。但任何一个州的医生如要获得或更新相关执照，手续可能非常复杂、烦琐，包括高额费用、犯罪背景调查、各种申请文件、推荐信、医学院和住院医师执照的认证、各种继续教育要求、测评等。此类要求使得医生取得以及维护多个州的行医执照

本章作者为全球律师事务所众达的律师；但本出版物中提供的所有信息和观点均为作者个人观点，不代表众达律师事务所的观点。本文不应被视为法律建议。

作者衷心感谢 Luke Salisbury（密歇根大学法学院学生）在本章编写过程中做出的重要贡献。

耗时、耗力。对于明确影响远程医疗执业医师的跨州执照，可采取以下两种解决方案：获得州际专项远程医疗证书或执照和签订"州际医生执照条约"。

首批颁发专项远程医疗许可证书的九个州分别是亚拉巴马州、路易斯安那州、缅因州、明尼苏达州、新墨西哥州、俄克拉何马州、俄亥俄州、俄勒冈州和得克萨斯州[2-12]。此类证书或特殊许可允许跨州医生在满足某些条件的情况下提供远程医疗服务，包括：①持有在另一个州有效且不受限制的执业许可；②禁止在该州设立实地诊室或与该州的患者见面；③服从司法管辖并始终遵守涉及注册的该州法律。举例来讲，明尼苏达州的要求是，除了不能在该州开设诊室外，医生也不能与该州的患者见面或接听该州患者的电话[5]。法令还要求担任远程医疗的医生每年向州医务委员会例行注册一次[5]。可惜的是，这一专项远程医疗注册在各州的普及和使用程度似乎正在下降，原因在于一些州（如田纳西州、蒙大拿州和内华达州）已停用此类方案[12]。

尽管州际专项远程医疗注册没有以前那么受欢迎，但还有另一种潜在途径可以加快从事州际远程医疗服务的医生提供多州执照的过程。2014 年，美国联邦医药协会提出《州际医生执照条约》（简称《条约》），作为签订条约州之间的特许审批程序。《条约》为参与医生提供了在其所选条约州执业的完整执业资格。《条约》通过独立委员会在具有约束力的条约州之间签订，生效实施。由某些成员州代表组成的独立委员会于 2015 年 10 月成立，并于 2017 年 4 月开始颁发资格证书[13]。表 4.1 列出了参与条约的合格医生的具体标准。截至 2018 年 6 月，21个州（亚拉巴马州、亚利桑那州、科罗拉多州、爱达荷州、伊利诺伊州、艾奥瓦州、堪萨斯州、缅因州、明尼苏达州、密西西比州、蒙大拿州、内布拉斯加州、内华达州、新罕布什尔州、宾夕法尼亚州、南达科他州、犹他州、西弗吉尼亚州、华盛顿州、威斯康星州和怀俄明州）已通过立法，并积极参与条约[13]。另有 5 个州（特区）（哥伦比亚特区、马里兰州、宾夕法尼亚州、田纳西州和佛蒙特州）已通过立法，目前正在参与条约，但尚未开始实施[13]。最后，拟通过条约的立法在另外 5 个司法辖区（佐治亚州、肯塔基州、密歇根州、纽约和南卡罗来纳州）尚未做出决定，其中一些司法辖区可能在本书出版时已通过该立法[13]。为得到条约许可，医生必须提交申请，证明文件合格，并支付 700 美元的费用[13]。一旦获批，医生可在任何已经签署条约的州获得执业许可，但仍需支付特定州的执照费用[13]。

按照州际执照的要求，只有特定州定义的参与"医疗实践"（很可能包括大多数州的医生的线上会诊）的医务人员才需获得执照。各州对参与医疗实践均有自己的定义，这些定义通常基于法规，且包括：①诊断；②治疗；③为疾病或患者开具处方[14]。这些州通常有意扩大定义的范围，但并不是所有与医疗相关的活动都等同于医疗实践。在远程 ICU 的背景下，即使州外医务人员不开具医嘱或处方，仅仅提供会诊，也可能被大多数辖区视为医疗实践活动，因此需要州际执照。虽然有些州存在例外，医务人员的会诊不需要执照，但总的来说，这些例外仅适用于罕见和特殊情况，并不是提供持续医疗服务的业务模式。例如，密歇根州将涉及"特殊情况"的会诊视为例外情况[15]，而怀俄明州要求会诊医生在合作前通知州医委会，并将其执照豁免期限限制在特定天数内[16,17]。因此，所有提供远程 ICU 诊疗服务的医务人员必须在患者接受服务之前取得州际执照且需在有效期内。

表 4.1 可获得州际执照的医生标准

毕业于经认证的医学院或列入《国际医学教育名录》（International Medical Education Directory）的学校
通过相关执业医师资格考试（三次之内通过）
成功完成了经批准的医学研究生教育
持有专业证书或无时间限制的专业证书
持有由《条约》批准的成员州颁发的完整且不受限制的执照
无犯罪史
无执业资格相关纪律处分史
从未被暂停或吊销过管制药物许可
未接受过许可机构或执法机构的主动调查

注：《州际医生执照条约》，欲知获得医疗执照的更快捷途径，请访问 http://www.imlcc.org/do-i-qualify/ （访问日期：2018 年 6 月 15 日）。

认证和授权管理

认证

认证是指对有意在医疗机构提供患者诊疗服务的医务人员进行教育、培训和专业技术方面的审查。各州通常要求医疗机构在对医务人员进行授权之前，对其进行认证，认证后才可以获得各州的执照。若要参保商业保险、社会保险，医疗机构同样也需要对医务人员进行认证。最后，美国医疗机构评审联合委员会（TJC）也要求机构对医务人员进行认证。为符合各州、保险机构和 TJC 的认证要求，远程 ICU 医务人员通常需在患者所在机构及自身机构分别进行认证。这种重复的认证流程会衍生出高昂的费用，且通常会造成不必要的时间延迟，这也是远程医疗计划的重大障碍之一。

为解决此类重复认证过程的弊端，促进远程医疗使用，美国医疗保险和医疗补助服务中心（CMS）于 2011 年 7 月通过了一项规定，允许向远程医务人员提供"代理认证"[18]。根据该规定，CMS 放宽了认证条件，发起站点（即患者所在地）可以选择依赖于远程站点（即远程 ICU 医务人员所在地）的认证。任何拥有远程医疗计划且可以报销医保的医院均可使用这种代理认证机制，符合条件的远程站点可以是医保可报销的医院，也可以是经 TJC 认证的远程医疗实体。

　　虽然代理认证是非强制性的，但 CMS 要求发起站点和远程站点使用特定的"代理协议"来运行。代理协议必须包含某些特定内容，如要求发起站点持续报告相关临床结局信息（代理协议要求见表 4.2）。此外，虽然 CMS 规定没有要求，但进行代理认证的机构发现将协议条款纳入其中，以解决赔偿、保密、记录所有权和医师退出或辞职程序等问题是有帮助的。值得注意的是，代理协议需要在审查期（包括 TJC 调查）接受审查，确认其是否符合医疗保险参与条件。

表 4.2　代理协议要求

协议为书面形式
明确说明所提供的服务范围，并确保服务安全、有效（仅适用于远程站点为非医疗实体的情况）
要求远程站点使用符合医疗保险覆盖医院标准的认证和授权管理程序（仅适用于远程站点为非医疗实体的情况）
包括签署授权代理协议的授权执业医师名单
要求每名执业医师在发起站点所在州获得执照
按照代理协议，要求远程站点提供每名执业医师的内部表现考核资料
发起站点应发送情况信息（包括不良事件信息），以及收到的每名代理协议认证的执业医师的所有投诉信息

　　注：美国卫生与公众服务部（HHS），CMS，"城市医院与郊区医院的远程医疗服务（备忘录），2011 年 7 月 15 日"，可前往以下网站获取：https://www.cms.gov/Medicare/Provider-Enrollment-and-Certification/SurveyCertification GenInfo/downloads/SCLetter11_32.pdf（访问日期：2018 年 6 月 18 日）。

　　代理认证模式可将上线时间从几个月缩短至几天，因此，远程医疗医务人员可以更快地开始提供服务，并显著降低发起站点的启动成本。尽管如此，目前使用这一简化流程的发起站点仍很少。这可能是由于发起站点对在其机构提供服务的远程医疗执业医师的授权负有最终责任，因此不愿意依赖其他机构的认证。此外，除非发起站点的章程有规定，否则不能使用代理认证模式。最后，虽然 CMS 代理认证规则大多与 TJC 代理认证要求一致，但 TJC 在 2011 年新增了一项要求，代理认证要求发起站点和远程站点均需通过 TJC 认证[19]。这一附加要求可能会让发起站点不太考虑应用代理认证，原因在于远程医疗公司会选择替代方式寻求认证。然而归根结底，只要发起站点能利用简化的代理认证程序，即可减少远程 ICU 服务启动过程中的管理负担和开销。

远程医疗服务医务人员的权限范围

　　在聘用 ICU 远程医疗服务人员时，发起站点必须考虑获得认证的 ICU 远程医疗服务人员的授权范围。对不同 ICU 远程医疗服务模式的研究表明，一些 ICU 远程医疗服务发起站点要求 ICU 远程医疗服务人员直接开具医嘱和处方并将其记入患者病历，而有些站点则要求 ICU 远程医疗服务人员向线下临床医生给出建议，由他们来开具医嘱[20]。授予远程医疗服务人员完整的权限范围，包括将开具的医嘱和处方直接记入发起站点的患者健康记录，与让 ICU 远程医疗服务人员充当更具会诊性的角色模式相比，既有风险，也有好处。允许 ICU 远程医疗服务人员在发起站点享有完整医嘱权限范围的好处在于能够有效地开具和执行医嘱，并减轻线下临床人员的工作负担。但这一实践模式存在许多法律风险和问题，希望开展 ICU 远程医疗服务项目的实体在初始阶段便加以考虑。

第一，发起站点将承担 ICU 远程医疗服务人员在其医院实施诊疗的责任风险。让 ICU 远程医疗服务人员在会诊时给出建议，而不是允许其直接开具医嘱，这在一定程度上使 ICU 远程医疗服务人员的建议和实际临床决策分开，从而减少了潜在责任风险。此外，开具医嘱的医生还应负责确保医嘱被正确执行，并对诊断结果进行评价和及时采取措施。线下临床工作人员更易发挥此类监管和随访职能，从而保护患者安全，减少责任风险。

第二，众所周知，由多名医生参与患者的诊疗，尤其是涉及多次交接会增加医疗事故和其他患者安全事件的风险。理论上，当远程医疗服务人员参与开具医嘱时，这种风险会增加，原因如下：①远程医疗服务人员可能不了解发起站点处方、程序和诊断的限制及约束条件；②对于临床医生负责跟进医嘱结果或用药后的患者监测，可能存在角色混淆；③远程医疗服务人员可能更难在开具此类医嘱之前确定所有相关和必要的临床信息，但这些问题会引起患者不良事件，发起站点和 ICU 远程医疗服务人员为临床决策承担着重要责任。虽然远程医疗本身肯定不会阻碍相关标准治疗的发展（且在某些情况下可能会推进标准治疗的发展），但这些实际问题突出了发起站点和远程医疗组织对预测和管理此类问题达成书面政策和协议的重要性。

第三，个别州可能会在开具医嘱方面对远程医疗服务人员施加一定的限制。本章"与远程医疗服务相关的特定州的要求"一节对此类限制进行了更为详细的阐述，同时也包括执行检查的特定技术要求、禁止开具某些药物等，这无疑会增加与远程 ICU 服务人员接洽时的管理负担和复杂性。

第四，CMS 和商业保险机构有具体的政策和法规，用于管理住院和其他类型医嘱的医疗必要性。如果远程 ICU 服务人员不遵守此类政策和法规，发起站点和远程 ICU 服务人员的报销可能就会受到影响。此外，商业保险机构和 CMS 可能会禁止客户医院为远程会诊的重症医生所开具的某些医嘱进行报销。

出于上述各种原因，发起站点和远程 ICU 服务人员应仔细考虑发起站点向已获得资质认证的远程 ICU 服务人员授予的管理范围。

联邦和州隐私与数据安全法

远程医疗实践依赖于电子数据收集和存储，远程医疗工作流程需要高频远程数据传输，因此，远程医疗特别容易暴露患者的个人健康信息。因为所涉及的电子数据量庞大，并且在多个网络之间流动，远程 ICU 中远程患者监测数据交换频率的增加进一步增大了隐私泄露的风险。参与实施远程 ICU 项目的实体必须关注解决这些患者隐私和数据安全问题的相关联邦和州法律法规。

《健康保险携带和责任法案》

自 1996 年颁布以来，《健康保险携带和责任法案》（HIPAA）规定了隐私和安全监管框架，以便保护由"覆盖实体"（如医疗服务人员和健康计划）收集和共享的患者健康信息。HIPAA 的隐私规则限制了对患者健康信息的使用和披露，而 HIPAA 的安全规则规定了必须实施的技术性、物理性和管理性安全措施，以此保护患者电子健康信息的完整性和机密性。表 4.3 是对 HIPAA 隐私规则和安全规则的一些相关和具体要求的概述。所有提供远程 ICU 支持的医务人员和实体必须确保严格遵守 HIPAA，因为涉及的所有远程 ICU 设备、数据传输和数据存储站点都受 HIPAA 管控，避免产生罚款、处罚等制裁情况。

表 4.3　HIPAA 隐私规则和安全规则的各项要求

HIPAA 隐私规则	HIPAA 安全规则
• 隐私规则保护所有由受保护实体或其业务伙伴以任何形式或媒介（电子、纸质或口头形式）持有或传输的"个人可识别健康信息" • 受保护实体必须获得个人的书面授权，才能使用或披露不用于治疗、支付或医疗操作的受保护健康信息 • 受保护实体允许在无个人授权的情况下使用和披露受保护的健康信息，但仅限于特定的狭义目的 • 如果有使用、披露和要求的用途，受保护实体仅可合理使用、披露和要求最低限度的受保护健康信息 • 对于内部使用，受保护实体必须根据其员工的具体角色制定并实施限制访问和使用受保护健康信息的政策和程序	• 安全规则要求受保护实体维持合理适当的管理、技术和物理保障，借此保护电子保护健康信息（electronically protected health information，e-PHI） • 实体必须确保其创建、接收、维护或传输的所有 e-PHI 具有机密性、完整性和可用性 • 实体必须识别并保护信息的安全性或完整性免受可以预料的威胁 • 实体必须防止出现可以预料的、不允许的使用或披露情况，并确保其员工的依从性 • 实体必须确保 e-PHI 的完整性和可用性，方法是确保未以未经授权的方式更改或销毁 e-PHI，并确保授权人员可根据要求访问和使用 e-PHI • 受保护实体必须检查并完善其安全措施，以便在变更的环境中继续保护 e-PHI

注：美国卫生与公众服务部，HIPAA 隐私规则概要，最新修订日期 2003 年 5 月，可前往以下网站获取：https://www.hhs.gov/sites/default/files/privacysummary.pdf（访问日期：2018 年 6 月 18 日）；美国卫生与公众服务部，HIPAA 安全规则概要，最后修订日期 2013 年 7 月，可前往以下网站获取：https://www.hhs.gov/hipaa/for-professionals/security/laws-regulations/index.html（访问日期：2018 年 6 月 18 日）。

《经济与临床健康信息技术法案》

2009 年《经济与临床健康信息技术法案》(The Health Information Technology for Economic Clinical Health Act,HITECH)将几项 HIPAA 隐私和安全要求扩展至某些"业务伙伴",这些"业务伙伴"在代表受保护实体执行服务或职能时"创建、接收、维护或传输"可识别的健康信息。尽管根据这些法规,大多数面向患者的远程 ICU 服务人员可能符合 HIPAA "业务伙伴"的资格,但仍具有细微差别,也需要基于实际情况,同时取决于多个变量。表 4.4 根据 HIPAA,对确定实体是否被视为"业务伙伴"的部分考量因素进行了概述。发起站点和远程站点均应咨询熟知业务伙伴规则应用的顾问,以此确保远程 ICU 的所有要求方了解并遵守 HIPAA 和 HITECH 法规。实际上,许多发起站点医院会要求远程 ICU 服务人员签订业务伙伴协议,约束远程 ICU 服务人员(至少是通过签订合同方式),借此满足 HIPAA 的某些隐私和安全要求,并在特定时间范围内告知违反义务。

表 4.4　根据 HIPAA 确定实体是否被视为业务伙伴的考量因素

"业务伙伴是代表受保护实体履行某些会使用或披露受保护健康信息的职能或活动的个人或实体,或向受保护实体提供服务的个人或实体。"

业务伙伴职能和活动可能包括:
　①索赔处理或管理;②数据分析;③处理或管理;④效用评估、质量保证;⑤计费;⑥效益管理;
　⑦实践管理;⑧重新定价

业务伙伴服务可能包括:
　①法律;②精算;③统计;④会诊;⑤数据聚合;⑥管理;⑦行政管理;⑧认证;⑨财务

尽管某些实体提供了需使用或披露受保护健康信息的服务或职能,但仍有某些具体的和技术方面的例外情况,因此不能被视为"业务伙伴"

注:美国卫生与公众服务部,业务伙伴,最后更新日期 2013 年 7 月,可前往以下网站获取 https://www.hhs.gov/hipaa/for-professionals/privacy/guidance/business-associates/index.html (访问日期:2018 年 6 月 18 日)。

州隐私和安全要求

除联邦 HIPAA 和 HITECH 的隐私和安全要求外,远程 ICU 服务人员必须考虑发起站点和远程站点辖区所在州特定的隐私和安全法。根据国家立法会议,所有 50 个州和哥伦比亚特区均通过了与隐私相关的立法[21]。一些州的规定甚至需要比 HIPAA 所要求的层级更高的安全措施[21]。例如,加利福尼亚州于 2009 年颁布了一项法令,要求医务人员保护患者医疗信息免遭未经授权访问,这超出了 HIPAA 仅涉及未经授权的使用或披露的要求[22]。由于联邦法律未优先考虑各州要求更严格的患者相关隐私和安全标准,远程 ICU 服务人员可能需实施额外的安全控制措施和程序，确保符合多个州辖区的要求。

远程 ICU 设备技术、美国食品药品监督管理局和安全性

提供远程 ICU 服务需配备大量的技术和硬件，包括电子病历、视听技术、远程患者监测设备，在许多情况下，还需配备由远程医护人员控制的机器人，这些机器人可以在病床间来回巡视，判断患者病情的严重程度。2013 年，经统计共有 175 台主动机器人设备，已知其中 56 台在北美 25 个 ICU 用于重症患者监护[23]。此类设备需遵守 FDA 相关法规，包括 1938 年颁布的《联邦食品、药品和化妆品法案》（the Food，Drug，and Cosmetic Act），以及 1976 年颁布的《医疗器械修正案》（the Medical Device Amendments）。美国食品药品监督管理局（FDA）负责确保设备有效性和患者安全性。为履行这一职责，FDA 要求设备制造商实施强有力的质量和性能控制。此外，设备制造商必须向 FDA 申请注册，并且可能需要通过临床数据证明设备的安全性和有效性，以此获得 FDA 对一些设备的上市前批准。受监管的制造商还必须遵守 FDA 的"良好生产规范"及其质量框架的其他方面。最后，FDA 可能要求制造商跟踪和报告与其设备相关的患者不良事件，并在出现患者安全问题时提出召回。给患者使用此类医疗设备技术的医疗服务机构必须始终牢记制造商应遵守的 FDA 义务，并确保所有采用的技术均符合适用的 FDA 标准和法规。此外，鼓励采用这些技术的医院制定内部政策和程序，以监测和报告有关该技术的患者不良事件。

与远程医疗服务相关的特定州的要求

大多数州已经制定了针对远程医疗技术提供医疗诊治服务的法规或条例。在内容和范围上，具体的需求和限制因州而异。但是，从事远程 ICU 服务的主体必须关注下述相关法律法规，包括平台技术限制、身体检查要求、远程演示者要求、知情同意、医嘱和处方禁忌，以及各原始管辖区采用的监护阈值标准。本节将依次讨论以上内容。

平台技术限制

许多州规定了服务人员在州内提供远程医疗服务时可使用的技术类型，以贯彻该州对建立远程医患关系的要求。虽然一些要求宽松的州明确允许在传统的实时视听交流外，使用异步存储-转发平台，但有些州仅允许进行实时视听交流，至少在服务人员与患者两方首次接触时必须进行实时视听交流。例如，从这一点来看，加利福尼亚州是相关法规条例较宽松的州之一，而亚利桑那州则是最严格的州之一。加利福尼亚州明确允许在提供远程医疗服务时使用"异步存储和转发"

技术[24]，而亚利桑那州明确要求使用实时视听技术提供远程医疗服务[25]。但是其他州，如伊利诺伊州和密歇根州，没有明确允许或禁止远程医疗服务技术类型。在这种"不明确规定"状态下，服务人员可以使用各种技术进行远程医疗服务，但若出现没有明确法规或条例规定的情况，需要接受州医学委员会的审查。许多远程 ICU 项目利用多种形式的实时平台，包括音频、视频或者仅仅是生理数据，如心脏监测或生命体征。因此，大多数远程 ICU 项目可满足大多数州的技术要求。尽管如此，远程 ICU 服务提供者应当清楚那些要求实时视听交流才能进行远程医疗服务的州。

　　为了使更多远程 ICU 项目得到应用，一些州的远程医疗实践标准把有关纯会诊的服务排除在外。例如，佛罗里达州医务委员会有关使用远程医疗提供服务的规定就明确将会诊服务排除在法规之外[26]。然而，诸如远程医务人员直接开具医嘱和处方等活动可能会影响将会诊服务排除在外。即使开具医嘱属于会诊服务的一部分，州立监管机构也可能会认为开具医嘱和处方超出了仅限常规会诊服务的范围。

身体检查要求、远程演示者要求及开具处方的相关规定

　　许多州都没有明确规定通过远程医疗为患者开具医嘱或处方之前要进行"合理"或"充分"的身体检查。虽然目前绝大部分州已经修订了相关法规，远程医疗服务中不再要求医护人员亲自为患者做身体检查，但是仍有一些州对于该内容的法规条例规定未表明态度（保持沉默），而其余州仍保留使用医学委员会或药房委员会关于身体检查的规定，即在开具某些处方之前需要亲自进行检查或类似的活动。而俄亥俄州等州则规定如果患者正在医院接受治疗，或在最初的远程医疗服务中有现场医务人员（即"远程演示者"）与患者在一起，则远程医务人员不受此要求的约束[27]。

　　就其本质而言，远程 ICU 项目需要现场医生或其他提供直接医疗服务的执业医师的积极参与。此外，若远程 ICU 项目中，远程 ICU 医务人员仅提供纯粹的医疗会诊，即远程医务人员不主动开具医嘱和处方，而是为现场医务人员提供指导，由他们去开具此类医嘱，此类情况无相关的法律限制或很容易遵从相关规定。也就是说，对于希望让远程重症医生开具患者医嘱和处方或完全取代现场重症医生意见的机构，建议其仔细考虑远程医疗服务发起地相关辖区内州立监管机构制定的身体检查要求，尤其是要求开具"管制"药物和其他可能提高滥用率的药物处方时，远程 ICU 医务人员更需加以注意。例如，明尼苏达州明文禁止医生开具肌肉松弛剂、含有布他比妥药物和其他管制药物的远程处方[28]。同样值得牢记的是，根据瑞安·海特（Ryan Haight）法案，管制药物处方是受美国缉毒局（Drug Enforcement Administration，DEA）管辖的联邦法律问题[29,30]。但是，即使远程医务人员能够符合联邦规定中关于开具管制药物处方的这一例外条件，他们仍必须遵守各州关于开具管制药物处方的更严格的远程医疗法律和法规。

知情同意

鉴于远程医疗涉及许多患者不熟悉的医疗保健服务模式，签署知情同意书是减轻责任索赔的最佳做法，也是许多州立监管机构的具体要求。许多州提出具体要求，在提供远程医疗服务之前，需要得到知情同意书。例如，亚利桑那州、加利福尼亚州、肯塔基州、路易斯安那州、密西西比州、内华达州、得克萨斯州和佛蒙特州都要求远程医疗活动提供书面或口头的同意或确认[31-38]。虽然不同的组织机构发布了不同知情同意模板，但远程医务人员必须意识到知情同意要求因州而异。此外，部分政府支付机构和商业保险机构（特别是医疗补助）同样要求远程医务人员在获得患者对远程医疗服务的知情同意方面遵守特定的程序和记录要求。因此，参与提供远程 ICU 诊疗的主体应根据远程医疗服务发起地州立法规和医保机构的要求制定专门的知情同意程序。

标准治疗

根据以往的标准治疗，医生的自由裁量权是核心，可根据所收集的数据是否能合理地为医生在相关事实和情况下提供必要信息，从而有助于医生做出适当的诊断和治疗来决定。各州立监管机构也认识到了医生的医疗决策可能在某种程度上受到医患接触的远程诊疗方式的影响。因此，一些特定州的法规明确规定了远程诊疗医生在通过远程医疗方式与患者接触时应遵守的诊疗行为标准。由于医生自行承担远程医疗的风险，许多州（如明尼苏达州）明确表示提供远程医疗服务的医生将遵守与现场诊疗相同的诊疗行为标准[39]。然而，这种类型的标准会给远程 ICU 医务人员带来另一种风险，他们必须承担面临不太可靠的临床信息和检查的风险。许多州还采用远程医疗服务的特定标准以减轻相关风险。这些标准包括本节前面所述开具处方的限制、技术要求和其他具体规定，提供远程医疗服务的医生必须遵守这些规定，否则将会受到医委会的处罚。因此，远程 ICU 医务人员和实体必须考虑发起地所在州发布的具体诊疗行为标准。因此，制定适用的政策和协议来控制从事远程医疗实践的风险是有帮助的。这些程序和政策是通过对必要活动的评估来制定的，从而满足临床医生团队（最好是来自独立的组织机构）在远程 ICU 中所使用的特定远程医疗工作流程的护理标准。

非医生医务人员作为远程 ICU 服务人员

研究表明，远程医疗模式能将更多权力下放给非医生医务人[40]。事实上，目前的远程 ICU 项目更多的是利用包括重症监护护士在内的非医生医务人员来远程提供相应服务[20]。许多州对远程医疗服务采用非医生医务人员提出了具体的限制，可能包括远程医疗服务中采用非医生医务人员的具体要求、具体监督要求，以及采用非医生医务人员必须执行的具体协议类型。这样的限制对采用非医生医务人员提供远程医疗服务的远程 ICU 供应商来说很有挑战性。

对参与远程医疗的非医生医务人员的限制

一般而言，一些州的远程医疗具体法规和条例属于州医疗委员会的管辖范围，并且只涉及医生提供远程医疗服务[41]。在法规和条例既不明文禁止也不允许非医生医务人员进行远程医疗的州，远程 ICU 供应商应谨慎行事，在让非医生医务人员提供远程 ICU 服务之前需考虑州监管机构的整体态势。许多州允许除医生之外的执业护士、医生助理和其他类型的非医生医务人员进行远程医疗实践[42,43]。很少有州明确禁止非医生医务人员参与远程医疗服务，但对非医生医务人员的监管和其他实际问题方面（将在下文讨论）会间接限制采用此类非医生医务人员。远程 ICU 项目在采用非医生医务人员通过远程医疗提供医疗服务之前，应确保这些特定非医生医务人员被允许在本州和其许可的范围内提供远程医疗服务。

具体监管要求

每个州都公布了专门针对非医生医务人员监管和授权的法规和条例，但是这些法规和条例的具体内容因州而异，尤其是在远程医疗服务能力尚未成熟的那几年，法律和监管规定通常包括对非医生医务人员监管的方方面面。例如，佐治亚州等一些州明确限制了可以在任何时候进行监管的特定类型的非医生医务人员的人数[44]。约 22 个州和哥伦比亚特区为执业护士授予独立的执业权限，而其余州要求医生对执业护士进行某种程度的监管[45]。一些州要求对某些类型的非医生医务人员进行现场或持续监管，而其余州则允许医生在可随时通过电话或电子通信设备取得联系的情况下进行远程监管。例如，科罗拉多州要求对医生助理进行现场监管[46]，而佛罗里达州表示只要医生通过远程通信技术持续在线就允许医生远程监督医生助理[47]。科罗拉多州作为对医生助理监督比较严格的州之一，甚至不允许医生监管具有科罗拉多州执照的医生助理，除非该医生"在科罗拉多州提供定期和可靠的现场服务"[46]。许多州还明文规定了医生在监管非医生医务人员时必须执行的质量保证活动、病历会签程序和处方权审查协议的类型。这些州的各项要求可能使远程 ICU 服务人员与非医生医务人员形成分散式远程 ICU 模式，或使非医生医务人员很难完全参与远程医疗。然而，一些州明确规定某些类型医疗机构（如医院、公共卫生机构或医疗服务普及率低的地区提供医疗服务的机构）不受某些监管要求的约束。因此，在聘用非医生医疗人员之前，必须仔细审查这些特殊的法定和监管结构，以确保符合远程医疗服务发起地在这方面的管辖要求。特别是在希望推进远程医疗活动的司法辖区（尽管其运营符合最新的立法和监管要求），与相关国家机构直接交流可能有助于获得正式或非正式批准并推进与监管机构讨论的监管计划。

授权协议和授权

　　如果远程 ICU 服务提供者决定采用非医生医疗人员来提供远程 ICU 服务，则应（作为一种最佳做法）根据各州的法律要求与非医生医务人员签订授权和监管协议。这种协议应包括临床方案、监管关系的界限、会诊的紧急程序，以及质量保证和病历审查协议及其他事项。一些州要求此类授权和监管协议必须在各自的州委员会备案，而其他州要求服务提供者根据相关要求向州委员会提供这些协议。因此，远程 ICU 服务提供者应在采用非医生医务人员之前审查与此类协议的范围、内容，以及审查程序相关的特定州的法规条例。

业务安排注意事项

　　医院如果想与现有的远程 ICU 供应商合作，或者成为远程重症监护服务供应商，就必须认识到各种商业安排中可能会违反的国家或州有关医保支付、组织架构和其他商业实践方面的法律和法规。

美国州企业行医法和费用分摊法

　　远程 ICU 服务供应商服务的组织机构各不相同。虽然许多远程 ICU 项目源于学术医疗中心的附属机构，但也有许多私营的、独立的远程 ICU 服务供应商。这一点至关重要，因为美国大部分州禁止将医疗实践商业化和（或）安排医护人员的利润分配[48,49]。

　　《美国企业行医法》（State Corporate Practice of Medicine Laws）禁止未经许可的人员或实体提供专业医疗服务。换句话说，这些州要求只有获得许可的专业医护人员才能提供专业的医疗服务，而且必须确保有执照的医生不受非医疗专业的个人或者实体单位的安排和管理。同样，各州费用分摊限制了专业医护人员与非专业医护人员或实体单位共享收入。这些法律旨在避免专业医护人员受非专业人员的干扰，因为他们可能会干扰治疗决策。虽然一些州的医疗实体（如医院和健康保健组织）不受这些法律的约束，但采用这些法律的现实情况是：许多远程 ICU 服务供应商必须在某些司法辖区采取特定流程，使用符合这些州限制的业务模式开展服务。

　　为遵守《美国企业行医法》，许多私营、独立远程医疗服务供应商（甚至一些司法辖区的医院）采用了一种典型的合同结构，其实也是一种管理或行政服务安排。根据此类安排，普通公司提供所有的行政和管理服务，以及设备、技术和设施，而持证医务人员通过隶属而非所有的专业公司执业并提供医疗服务。该模式通常被称为"友好型 PC"或 PC/MSO 结构。虽然此类安排可成功减少医疗实践商业化和利润分配的风险，但必须仔细制定安排细则，将关键临床决策委托给专业医生，如果在多个管辖区提供服务，则可能需要多个符合条件的专业公司。

此外，推进不同辖区内远程医疗服务的医院越来越希望运行友好型 PC 结构，因其减轻了多个辖区内医院机构许可的问题（除了减轻对现有州立机构许可的影响外），并通过远程医疗业务线的中央商业实体，使业务更加流线化。

联邦和州《反回扣法》及《医生自我转诊法》

联邦《反回扣法》[50]规定，任何人向专业医护人员提供现金或实物作为奖励或诱惑（或专业医护人员接受此类奖励或诱惑），以促使他们订购或开具通过联邦项目（如医疗保险、医疗补助或美军医疗保健系统 Tricare）购买的任何医疗保健服务或产品，均属犯罪行为。联邦《医生自我转诊法》（又称为《斯塔克法》）[51]禁止专业医护人员将患者转诊至与其机构有经济利益关系的实体单位，并为患者开具医疗产品。此外，几乎每个州都采用了与《反回扣法》和《医生自我转诊法》类似的法律。除了保护消费者和付款人不受医务人员欺骗的潜在影响，这些法律的作用类似于《美国企业行医法》和《费用分摊法》，作为一种机制，旨在保护专业医护人员的临床决策不受非专业人员的经济或商业行为的影响。这些法律的实际效果是，任何医疗实体或个人向医务人员支付的所有报酬，包括工资、奖金和所有实物报酬，如租赁的办公场所、设备等必须得到评价，以确保符合这些法律。

鉴于这些限制和要求，在进行远程 ICU 安排时，应谨慎考虑在发起站点捐赠或提供昂贵的远程医疗设备。例如，督察长办公室指出，远程医疗服务中，远程 ICU 服务供应商为发起地提供折扣或免费设备在某些情况下可能会违反联邦《反回扣法》[52]。因此，远程 ICU 服务供应商和发起地在组织安排时必须采取周到的方法并会诊法律顾问，确保遵守州和联邦的《反回扣法》和《医生自我转诊法》。

责任考量

远程 ICU 服务所适用的州和联邦法律法规十分广泛，这也导致不遵守规定的后果非常严重。不遵守规定的后果包括可能受到州医委会调查和处罚，以及与商业安排、组织结构、不合理的远程 ICU 服务收费有关的联邦机构调查。除了这些基于州和联邦法律法规的风险，医务人员还面临着包括远程临床诊疗在内的新兴医疗服务支出相关的职业责任风险。本节讨论了这些责任考量。

州医委会处罚

各州医委会有权调查在州内提供远程 ICU 服务的医务人员和实体单位，确保其遵守与业务实体结构相关的州法律法规、远程医疗技术要求、执业限制、非医生服务人员监管等。近年来，由于形形色色的医疗服务问题，许多州都在积极调查远程医疗服务机构并对其进行处罚，但大多数调查都是针对较新的"直面消费者"的远程医疗行为，而不是时间较长且临床上普遍接受的远程 ICU 实践。截至

2018 年 6 月，作者未发现任何州对远程 ICU 服务机构采取了措施。

欺诈和滥用问题

近年来，州立和联邦机构在评估远程医疗支出方面越来越积极，涉及诸如虚假宣传和医生激励措施等问题。虽然不是专门针对远程 ICU，但最近一些高调的州立和联邦行动为远程 ICU 组织提供了洞察。联邦层面上，美国司法部（DOJ）在指控 Riordan 旗下投资组合公司之一 Diabetic Care Rx 违反《虚假索赔法》（False Claims Act）时，将 Riordan, Lewis & Harden, Inc.（一家私募股权公司）一并纳入指控范围[53]。DOJ 指控的违规行为包括将患者信息转发给远程医护人员借此从转诊中获得短期收入，远程医务人员只进行会诊，与患者不存在身体接触，甚至可能连语言沟通都没有[53]。从州级来看，纽约州最近处理了 DirectLabs 和 LabCorps 关于直面消费者的实验室服务检测的争议[54]。这些服务违反了纽约州法律，该法律要求实验室检查应该在有资质的执业医师的要求下完成。特别需要注意的是，DirectLabs 向消费者提供服务的流程，DirectLabs 用有资质的脊椎按摩师的名字来自动生成申请表，收取 24 美元的"访问费"，但这些脊椎按摩师从未接触过患者[54]。最后，虽然截至 2018 年 6 月，作者尚未发现专门针对远程 ICU 的指控，但对有些项目审查远程医疗的具体欺诈和滥用行为具有指导意义，确保某些安排不会引起联邦或州立机构审查。

职业责任风险

远程服务机构对远程医疗管理成人危重疾病可能会增加医疗事故索赔率和费用感到担忧，这是可以理解的[23]。这种担忧是基于远程医疗的本质，提供所有临床相关信息并做出知情医疗决策的技术局限性，以及担忧通过远程医疗提供服务会使医疗服务提供者处于不利地位[23]。当然，如上文所述，此类担忧是设计远程 ICU 项目和为远程 ICU 服务机构给予特别优待的重要责任和患者安全考量因素。然而，截至 2018 年 6 月，法律文献中尚未公开与远程 ICU 服务相关的案件。但这并不能排除这样一种可能性，即有些案件在提交法庭之前便已得到解决。但迄今为止，至少有一项大型案例研究表明，远程 ICU 项目采取可持续监测、远程 ICU 医务人员对患者进行直接观察、直接开具医嘱，以及严格及时的文件审查和行动计划，减少了 ICU 相关医疗事故索赔的发生[23]。该病案研究了一个大型多州、非营利性医疗系统，该系统提供远程 ICU 服务，可覆盖 5 个州的 450 张 ICU 床位[23]。此系统实施远程 ICU 项目后，与远程 ICU 可持续诊疗项目实施之前相比，ICU 相关的索赔量减少了一半[23]。尽管此项病案研究和远程 ICU 服务相关的公开医疗事故案例不够充分，但要在现阶段得出所有远程 ICU 诊疗模式预期将增加或减少责任索赔率和费用的结论，还为时尚早。

职业责任保险覆盖范围

职业责任保险覆盖范围通常由签订的合同决定，而非由州立法令或法规规定。虽然一些职业责任保险公司为远程医疗覆盖范围提出了特殊的附加条款，但许多保险公司按惯例仅承保面对面服务的医疗索赔。在患者接受机构提供远程医疗服务的州，职业责任保险甚至可能都没有获得许可。也就是说，一些州已提议或通过立法，要求保险公司为远程医疗服务承保，与他们为面对面服务承保一样。例如，夏威夷州就要求"所有为医疗服务机构提供职业责任保险的保险公司应确保每份 2017 年 1 月 1 日及之后在本州签订、修订或延续的保单均应将远程医疗纳入医疗事故保险，且与那些面对面服务的保险范围相同"[55]。至少，远程 ICU 服务机构必须确保本机构的职业责任可以覆盖远程医疗服务，以及发起站点辖区内的患者诊疗服务。

美国远程医疗协会《远程 ICU 操作指南》

近年来，各行业组织发布了远程医疗实践的相关模式和指南，美国远程医疗协会（ATA）也在 2014 年发布了《远程 ICU 操作指南》，并在 2016 年更新为《ATA 远程 ICU 指南》[56,57]。除其他事项外，《ATA 远程 ICU 指南》涉及本章中讨论的许多法律要求和限制条款，是一份有效指导文件和综合检查表，供希望实施远程 ICU 项目的主体使用。但同样重要的是，由于诊疗标准考量通常以行业指南为基础，《ATA 远程 ICU 指南》可能会充当州立监管机构和州立法院的指导文件，为远程 ICU 项目和提供远程 ICU 服务的执业医师建立行为准则奠定标准。值得注意的是，ATA 是最大的以远程医疗为研究重点的行业组织，代表了大量行业领导者和专业医护人员的观点，因此，该指南文件自然而然成为州立监管机构和州立法院评判远程 ICU 项目的投诉或指控的参考文件。因此，希望实施远程 ICU 项目的实体在规划其项目时应参考《ATA 远程 ICU 指南》。表 4.5 列出了《ATA 远程 ICU 指南》中收录的某些远程 ICU 项目的特别项，供实施远程 ICU 项目的单位参考。

表 4.5　《ATA 远程 ICU 指南》所含特别项[57]

类别
管理指南：涉及关键的领导职位；信息交流；人力资源管理；专业医护人员执照；隐私考量；遵守法律法规；财务管理和质量保证计划
临床应用指南：涉及不同类型的服务模式，以及实施时间和实施方法；可监护的患者类型；人员配置模式；工作流程考量；工作人员角色和职责确定并整合现场和远程人员；对工作人员进行指导和保持专业能力；健康档案记录；对家属和患者进行远程 ICU 服务宣教并获得知情同意
技术指南：涉及技术平台的最低要求；专业医护人员对移动设备的使用；数据安全措施和感染控制程序

国际远程医疗和考虑因素

对于需要专业医护人员的发展中国家来说，远程医疗确实可以向他们提供各种医疗服务[58]。至少 2012 年在叙利亚实施的一项国际远程 ICU 项目就是个例子。在这片充满战乱的土地上，"即使是最具献身精神的人道主义组织也很危险"[59]。这些国际支出存在跨辖区的法律风险，也受制于州际支出之类的要求，包括执照要求、远程医疗特定限制、禁令或豁免、数据隐私法律要求等诸如此类的要求。许多国家在国际专业医护人员的执照问题和远程医疗的具体细节方面还没有相关法律规定，这也许不足为奇。但一些国家已通过了相关法律，为国际远程医疗人才输入各国提供便利。例如，塞班为外国执业专业人员会诊提供了明确的执照豁免，并允许通过各种远程技术提供医疗服务[60]。此外，随着技术的日新月异，各国都在寻求利用远程医疗技术为全球弱势和难以获得医疗服务的人群提供更多服务，与远程医疗有关的国际法正在迅速演变。探索实施国际远程 ICU 项目的实体在实施计划前，必须审查各国具体的与执照有关的法律、远程医疗技术平台限制、数据隐私和安全法及其他适用的法律法规（表 4.6）。

表 4.6 评价远程 ICU 服务合法性的实用核查表

评估该活动是否涉及医疗行为或其他受监管的职业

熟悉所涉及的供应商；确认预计服务的患者所在州的执照要求和任何可能的公司业务限制

制定合适的披露措施、服务条款、同意书、隐私声明，以支持提议活动的持续性开展

需考虑您计划提供远程医疗服务的地点（如患者所在地），了解各州对建立服务关系、远程医疗特定实践标准和远程处方开具的特定要求

根据预期的远程医疗治疗案例（参考 ATA 和其他行业指南），考虑成立一个临床团队来评估适用的诊疗标准，并制定可持续质量控制方案和更新计划

考虑技术辅助的依从性（如验证患者所在地、视频或生物识别技术要求、患者知情同意要求）

考虑对医务人员的政策管理，并对医务人员进行培训，使其能开展符合诊疗标准的适当行动，并拟开展维持符合法律和监管要求的行动

为紧急情况、随访和持续性照护（特别是提供任何"直接护理"服务）制定适当规定

开发一种持续跟踪多个州服务需求的方法（需求经常更新）

围绕合规主题（州特定要求、隐私和安全要求、最佳护理标准）开展持续教育和培训

评估特定的报销范围、合规性和计费要求

考虑支付方合同，纳入适当条款，并与管理式医疗签约和合规团队合作，实现合同的适当更新和范围的持续覆盖

参 考 文 献

1. Fish EM, Hickman SA, Chaudhry HJ. State licensure regulations evolve to meet the demands of modern medical practice. The SciTech Lawyer Am Bar Ass'n. 2014;10(3):18–22.
2. Ala. Code § 34024-502.
3. Ala. Admin. Code R. 540-X-15-.16.
4. La. Rev. Stat. § 37:1276.1.
5. Minn. Stat. § 147.032.
6. Ohio Rev. Code § 4731.296.
7. Or. Rev. Stat. § 677.139.
8. Or. Admin. R. 847-025-0000.
9. 22 Tex. Admin. Code § 172.12.
10. Ala. Code § 34-24-502.
11. Ala. Admin. Code R. 540-X-16.03, 540-X-15-.16.
12. State telehealth laws and reimbursement policies: a comprehensive scan of the 50 States and District of Colombia. Center for Connected Health Policy. Center for Connected Health Policy. 2018 http://www.cchpca.org/sites/default/files/resources/50%20STATE%20FULL%20 PDF%20SPRING%202018%20-%20PASSWORD.pdf. Accessed 5 July 2018.
13. Interstate medical licensure compact, a faster pathway to medical licensure. http://www.imlcc. org/faqs/. Accessed 15 June 2018.
14. Marietta C, McGuire AL. Direct-to-consumer genetic testing: is it the practice of medicine? J Law Med Ethics. 2009;37(2):369–74.
15. Mich. Comp. Laws § 333.16171.
16. Wyo. Stat. § 33-26-103.
17. Wyo. Admin. Code § AI BM Ch. 7.
18. Medicare and medicaid programs: changes affecting hospital and critical access hospital conditions of participation: telemedicine credentialing and privileging. 76 Fed. Reg. 25550. 2011. https://www.federalregister.gov/documents/2011/05/05/2011-10875/medicare-and-medicaid-programs-changes-affecting-hospital-and-critical-access-hospital-conditions-of. Accessed 10 July 2018.
19. Final Revisions to Telemedicine Standards, Joint Commission Perspectives. 2012. https://www.jointcommission.org/assets/1/6/Revisions_telemedicine_standards.pdf. Accessed 18 June 2018.
20. Wilkes MS, Marcin JP, Ritter LA, Pruitt S. Organizational and teamwork factors of tele-intensive care units. Am J Crit Care. 2016;25(5):431–9.
21. Security Breach Notification Laws, Nat'l Conference of State Legislatures. 2018. http://www. ncsl.org/research/telecommunications-and-information-technology/security-breach-notifica-tion-laws.aspx. Accessed 18 June 2018.
22. Cal. Health & Safety Code §§ 1280.15-1280.18.
23. Lilly CM, Zubrow MT, Kempner KM, et al. Critical care telemedicine: evoluation and state of the art. Crit Care Med. 2014;42(11):2429–36.
24. Cal. Bus. & Prof. Code § 2290.5(a)(6).
25. Ariz. Admin. Code Sec. R. 20-6-1902.
26. Fla. Admin. Code Ann. r. 64B8-9.0141.
27. Ohio Admin. Code 4731-11-09.
28. Minn. Stat. § 151.37.
29. Ryan Haight Act 21 U.S.C.A. § 831 (West).
30. Controlled Substances Act 21 USC § § 801-904
31. Ariz. Rev. Stat. § 36-3602;
32. Cal. Bus. & Prof. Code § 2290.5;
33. Board Opinion Regarding the Use of Telemedicine Technologies in the Practice of Medicine. Ky. Bd. of Md. Licensure. 19 June 2014.
34. La. Admin Code tit. 46, § 7511;

35. 50-013-2635 Miss. Code R. § 5.3;
36. Nev. Rev. Stat. § 633.165(3) (osteopathic medicine);
37. Tex. Occ. Code § 111.002;
38. Vt. Stat. tit. 18, § 9361.
39. Minn. Stat. § 147.033.
40. Weiner J, Yeh S, Blumenthal D. The impact of health information technology an e-health on the future demand for physician services. Health Aff (Milwood). 2013;32(11):1998–2004.
41. Fla. Admin. Code Ann. r. 64B8-9.0141(1).
42. Del. Code Ann. tit. 24, § 1933 (West).
43. Del. Code Ann. tit. 24, § 1773(f) (West).
44. Ga. Code Ann., § 43-34-25.
45. American Association of Nurse Practitioners. State Practice Environment. https://www.aanp.org/legislation-regulation/state-legislation/state-practice-environment Accessed 15 June 2018.
46. 3 Colorado Code of Regulations R. 713-7:400-2.
47. Florida Annotated Statutes § 458.347.
48. Eric EJ. Understanding Corporate Practice of Medicine Laws by State. 2017. https://www.physiciansfirst.com/blog/corporate-practice-of-medicine-laws-by-state. Accessed 19 June 2018.
49. Ustin, M, Brass C. An examination of fee-splitting statutes in the context of value-based health-care. Bloomberg BNA Medicare Report 2015. https://www.manatt.com/uploadedFiles/Content/4_News_and_Events/Article_By_Us/MCR.Ustin-Brass.0605.pdf?elqaid=2774&elqat=2&elqTrackId=ae263478a4e6417698edbbc88d5af037. Accessed 19 June 2018.
50. 42 U.S.C.A. § 1320a-7b (West).
51. 42 U.S.C.A. § 1395nn (West).
52. Advisory Opinion No. 99–14. Department of Health & Human Services Office of Inspector General. 2000. https://oig.hhs.gov/fraud/docs/advisoryopinions/1999/ao99_14.htm. Accessed 18 June 2018.
53. Jones Day Client Alert: DOJ Pursues PE Firm Based on Portfolio Company's Alleged Payment of Kickbacks. 2018. http://www.jonesday.com/doj-pursues-pe-firm-based-on-portfolio-companys-alleged-payment-of-kickbacks-02-27-2018/. 7 July 2018.
54. Press Release: A.G. Schneiderman Announces Settlements To Stop Prohibited 'Direct Access Testing'. 2015.https://ag.ny.gov/press-release/ag-schneiderman-announces-settlements-stop-prohibited-%E2%80%98direct-access-testing%E2%80%99. 7 July 2018.
55. Haw. Rev. Stat. Ann. § 671-7.
56. Davis TM, Barden C, Dean S, et al. American telemedicine association guidelines for TeleICU operations. Telemed J E Health. 2016;22(12):971–80.
57. Davis TM, Barden C, Dean S, et al. American Telemedicine Association Guidelines for TeleICU Operations. 2014. http://www.learnicu.org/SiteCollectionDocuments/Guidelines-ATA-TeleICU.pdf. Accessed 15 June 2018.
58. Wootton R, Bonnardot L. Telemedicine in low-resource settings. Front Public Health. 2015;3:3.
59. Moughrabieh S, Weinert C. Rapid deployment of international tele-intensive care unit services in War-Torn Syria. Ann Am Thorac Soc. 2016;13(2):165–72.
60. Saipan Public Health Law No. 15–105, Section 2203(f).

第 5 章　远程 ICU 医护人员的角色

Timothy N. Liesching，Yuxiu Lei

引言

在当前的技术革命中，人们可以很容易地通过视频与远在世界各地的亲朋好友进行沟通。因此，实现远程 ICU 似乎是一件轻而易举的事，但其实并非如此。因为开发协调良好的远程 ICU 远不止是技术问题，需要大量的战略和业务规划。首先要建立一个合适的多学科团队，除医院行政、技术和运营人员外，还要包括医护人员。有关战略愿景和运营规划的大部分内容将在本书其他章节论述，本章将讨论在规划远程 ICU 项目时应考虑的医护人员的角色细节。预先了解医护人员的角色对于远程 ICU 计划的成功实施至关重要。

在探讨远程 ICU 中医护人员的角色之前，重要的是了解不同的远程 ICU 模式。因为在不同模式中，临床角色不同，人员配置也不同。如同第 1 章描述的，远程 ICU 被分为两大类，即集中式与分散式[1]。

如图 5.1，集中式远程 ICU 通常是按照规定的时间（如每天 8 小时、12 小时或 24 小时）向患者所在地实体 ICU 提供持续的监护。这种模式也被称为"轮-辐"模式，其中"轮"是远程站点，"辐"是患者所在的发起站点。与之相反，分散式远程 ICU 通常包含会诊或按期查房等计划医疗护理，或由患者评估的特定警报或临床事件触发的响应护理[1]。

这两种模式的护理人员均包括医生和护士。集中式模式下的远程 ICU 团队通常包括一名远程重症医生和数名远程 ICU 护士，他们会根据预先设定的时间间隔主动执行持续监护。在分散式护理模式中，一名重症医生、专科医生或医护人员（执业护士或助理医师）可以在诊所、办公室或家中，通过双向音视频系统与远程 ICU 患者按照预定的时间表取得联系。

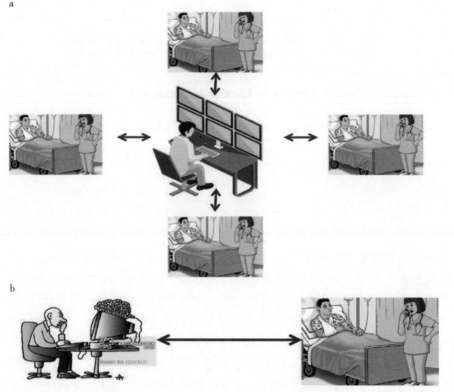

图 5.1　远程 ICU 模型。（a）集中式远程 ICU：医生在远程 ICU 中心；（b）分散式远程 ICU：医生在办公室或在家

项目战略规划和实施过程中的角色与职责

　　美国前总统德怀特·艾森豪威尔有一句名言："计划毫无用处，做计划却必不可少。"同样，战略和运营规划也是成功实施远程 ICU 项目的关键。规划小组的成员必须包括行政领导、信息技术人员、人力资源（包括医务人员办公室）和其他行政代表，解决远程 ICU 的财务、记录归档和质量问题（在本书的其他部分讨论）。重症监护室的医生和护士也应尽早参与远程 ICU 的设计和实施过程[2]。事实上，他们参与战略规划小组是项目成功的关键。选择战略规划小组成员时，应考虑他们在合作关系中的领导能力。此处合作关系的重心在于转变优质医疗服务的提供方式[3,4]。

　　战略规划需要时间，一个项目从概念阶段到全面实施通常需要 1～3 年的时间。此过程的第一步应包括了解当前的护理模式，并在确定的护理标准内制定具体的项目目标[1]。在探讨如何实现目标时，必须仔细考虑财务、质量、医护人员队伍、技术和机构资源及政治等方面的影响[5]。虽然战略规划小组中的医护人员可以对项目的财务方面提出有意义的建议，但他们最突出的贡献可能在于保证医疗护理的质量、评估项目实施所需的人力资源、确保技术是"临床医生友好型的"，以及应对医院政治问题。

战略规划小组中的医护人员有责任确保项目的目标不仅是临床实践，更是提供可靠的护理服务模式，确保在没有执行风险的情况下投入使用这一模式。在这一阶段，需要了解患者人群、当前护理服务模式和协议，以及临床实践护理标准。评估当前衡量标准的相关性，评估是否需要任何新的衡量标准，以及评估囊括远程 ICU 后将如何改善衡量标准[5]。

战略规划小组中的医护人员具有丰富的临床知识和经验，他们可以从远程 ICU 终端和本地重症监护病房两方面为团队人员构成提供指导。例如，远程 ICU 是否需要配备医学博士（MD/DO，Doctor of Medicine/Doctor of Osteopathic Medicine）或重症高级护理人员？现有重症护理人员是否有能力和意愿参与？如果没有，招聘新的护理人员会有什么影响[5]？当涉及如中心静脉置管或插管这样具体的程序性建议时，远程 ICU 团队的建议如何在本地执行也必须根据本地的资源情况因地制宜。在当地 ICU 终端，需要考虑目前的 MD/DO 和护理人员是否有能力参与远程 ICU 护理，他们如何保持床旁临床专业能力[5]。同时，需要考虑实施远程 ICU 项目是否会改变当地 ICU 受理的患者类型，从而导致疾病的严重程度超出当地工作人员的临床专业能力范围。

在规划阶段，对于领导来说，大多数技术问题似乎并不重要。然而，在团队选择平台时，医护人员的作用至关重要。评估每个平台的临床相关性和可靠性需要临床知识背景。只有临床领导者才能分析判断某平台是否能为远程 ICU 的医护人员提供必要的信息并传递回本地重症监护室，从而影响患者的医疗护理。平台还必须易于使用，以便远程 ICU 与本地医护人员的联系畅通无阻。为了确保项目的成功，战略规划小组的医护人员在与小组其他成员合作选择平台时，应坚持将临床相关性、可靠性和易用性作为优先考虑因素。

获得重症监护室一线人员的意见是十分重要的，不仅要听取他们的实际意见，还要开始支持远程重症监护室计划[2,6]。为了选择最适合医院的服务，应让一线医生和护士有机会了解不同模式的远程 ICU 项目，并发表自己的见解和意见。例如，调查护士目前在重症监护实操中面临的挑战并提供改进建议，这可以促使护士在远程 ICU 项目实施时踊跃参与。请医生就不同的远程 ICU 服务模式及期望的患者结局发表意见，这可以为战略规划小组提供建设性的指导意见，从而帮助确定哪种模式更有可能取得成功。综上，战略规划小组可收集一线护士和医生的意见，确定最适合某个特定重症监护病房和预期患者结局的远程 ICU 服务模式[7]。

远程 ICU 战略规划小组在确定远程 ICU 服务模式后，护士和医生可能会参与到工作流程中的更多细节方面。要提供有意义的重症监护室评估建议，就必须经过深思熟虑，建立一个协调的工作流程。就单独的重症监护会诊评估而言，工作流程首先是申请会诊并通知会诊医生，同时需保证会诊医生能够远程评估患者情况并获取适当的病史和医疗信息。然后，会诊医生需要记录诊疗建议，并将这一建议传达给床边医护人员。此外，还需要有一个用于预约检查和（或）其他手续的流程。协调这些步骤需要建立工作流程并在项目实施前对所有医护人员进行相关培训。建立工作流程过程中，不可能有任何一种解决方案是适用于所有重症监护病房的最佳解决方案，还需要考虑当地的法规和资源。远程 ICU 起始端和远程端的临床代表，以及远程 ICU 医疗总监和运营总监共同参与临床流程设计研讨会可能会对建立工作流程有所帮助[8]。

最后，战略规划团队中的临床领导者应确保一线医护人员能够可靠地执行各个工作流程，并且不会给他们带来超出当前临床职责的沉重负担。规划复杂的工作流程可能会导致同事参与度低，这无疑会阻碍计划的成功。总之，医护人员必须参与战略规划团队，因为他们的意见将确保远程 ICU 的运作方式能够持续提供更有价值的患者护理服务，同时不会给员工带来不必要的负担。

启动前规划如果要做得好，是很耗时且耗费人力的。根据多个项目的经验，指派一名全职负责人协调远程 ICU 项目多个方面的规划和实施非常有用。实施计划中需要包括教育和培训计划，尤其是针对当地重症监护人员的教育和培训，以便他们了解如何提供远程 ICU 服务。在培训阶段，监护中心的医护人员必须在实施过程中访问当地"摄像头侧"的床旁团队，这样他们就能熟悉彼此，并在通过摄像头共同为患者会诊之前建立信任[8,9]。远程 ICU 协调员对项目有极大的贡献，他们能够帮助项目进行早期规划、工作流程开发、教育和培训，并促进摄像机两端临床医生之间的了解和熟悉。表 5.1 概述了远程 ICU 项目规划期间的角色。

表 5.1　远程 ICU 项目规划期间的角色

主题	医护人员	示例
目标	了解目前的 ICU 服务，并确定需要由远程 ICU 项目达成的具体目标	确定目前的 ICU 在夜间没有足够的医疗服务提供者可以回答医疗管理问题。目标：开发远程 ICU 项目，在夜间为所有 ICU 患者提供一名关键医护人员，解决相关问题
远程 ICU 模型	了解各种远程 ICU 模式并分析其临床结果，是否有助于实现项目的目标	如果需要夜间重症监护管理服务，这些服务是偶发性的，分散式远程 ICU 就能够解决，还是 ICU 管理的严重程度要求采用更集中、更持续的监测

续表

主题	医护人员	示例
质量	确定	远程医护人员的专业和资质是否与当地 ICU 患者的病情严重程度相匹配
人力需求	评估及确定	远程护士夜间查房 2 次或本地护士根据情况呼叫远程重症医生
技术	以可靠性和易用性为前提评估技术解决方案	选择软件（如使用 ICU 包括白细胞计数、血细胞比容、血红蛋白、血小板计数的历史数据来开发定制的警报系统[10]）和（或）硬件（如移动床、移动机器人和移动推车）
本地运营者及当地政策	致力于了解和解决机构驱动因素和当地政策，提高接受度和采用率	邀请远程 ICU 供应商或公司领导发言，为改善患者疗效并降低成本探讨合作的可能
工作流程	设计简单可靠的工作流程	远程重症医生评估了一位感染性休克患者，并提出了一些建议。其中，医生确认患者将受益于通过中心静脉输入血管活性药物。在已确立的工作流程下，保证患者立刻可以在当地获得相应的治疗
教育/培训	鼓励开展充分的教育和培训。设定期望。鼓励医务人员和护理人员合作	组织研讨会、在线学习、问卷调查和团队会议

项目运营者的角色与职责

护士和医生在远程 ICU 的运行中发挥着至关重要的作用。我们将重点关注他们在远程站点和发起站点远程 ICU 服务中为患者提供护理的日常职责。

集中式模型中 RN 的角色

在集中式远程 ICU 服务中，远程护士一年 365 天、一天 24 小时负责患者护理[4]。远程 ICU 护士进行的"远程护理"定义为"利用电信技术进行远程护理"[4]。远程 ICU 护士除了具备重症监护护士的资格外，还必须具备高水平的沟通、协作、决策、系统思维和计算机技能。远程 ICU 护士的主要职责是通过摄像头进行虚拟查房及患者评估[11]。他们负责维持标准的监护参数，如心电图和血流动力学值，同时可查阅医疗记录、诊断图像和化验结果。他们使用分级护理颜色标识，根据生理标准和治疗措施对患者进行分类；根据化验结果和生命体征对警示和报警信号做出反应；通过音视频系统与患者和家属互动。远程 ICU 护士作为第二双眼睛和耳朵，协助床旁护士观察患者[12]。他们与床旁护士有相同的权限，可以通过纸质和电子资源即时获取与床旁护士相同的信息；可以起草详细的入院记录或在电子病历中做记录，以便远程站点或发起站点的所有护理人员都可以在电子病历中及时查阅。远程 ICU 的护士会对床旁工作人员提出的问题和要求迅速做出回应。例如，床旁护士可能会要求远程 ICU 护士在将患者送出病房进行检查时照看另一位患者。

在新的远程 ICU 临床护理环境中，远程护士并不能取代床旁护士，床旁护士仍然负责直接护理患者[1]。远程 ICU 护士作为"第二双眼睛和耳朵"协助床旁护士提供临床监护和支持[12]。在相互尊重的前提下，床旁护士可能希望充分利用远程 ICU 服务，包括获得远程 ICU 护士和远程重症医生的帮助。床旁护士可以在许多情况下按下按钮启动远程 ICU 服务。例如，床旁护士可能会在午夜从急诊室收治一名患者，而此时现场没有重症医生。在床旁护士为患者安置床位和测量生命体征时，远程护士可以起草入院记录。床旁护士可以要求远程重症医生查看患者情况，并提出紧急用药或治疗方案。床旁护士还需要向患者及其家属介绍远程 ICU 服务，并征得患者及其家属使用此项服务的同意。

本地的床旁护士可参与远程 ICU 查房。在远程 ICU 查房期间，夜班的远程 ICU 护士可向床旁护士（早上刚换班）提供患者的最新状况。床旁护士还可以从远程重症监护室带班医师那里了解到最近为患者采取的干预措施和患者正在进行的治疗或治疗计划。或者，床旁护士可以在例行现场查房前，在远程 ICU 交接班过程中，从远程医护人员处了解患者的最新状况。大多数（80%）提供远程 ICU 服务的重症监护室报道，交接班时进行互动（远程 ICU 医护人员与现场 ICU 医护人员之间）的远程 ICU 医护人员和服务机构的比例低于 50%[13]。远程 ICU 的重症医生可以在非工作时间简要介绍他（她）为大多数病情不稳定患者下达的干预措施。这种互动式预查房流程有助于床旁护士在现场跨学科查房时更好地介绍患者，并缩短现场查房时间。远程护士还可以参与现场查房，协助床旁护士介绍患者。例如，远程护士可以告知床旁护士不在场时发生的远程 ICU 警报及相关干预措施。

集中式模型中 MD 的角色

远程 ICU 的重症医生都是经委员会认证的医生，在参与的每家医院都拥有特权和资质，提供监督和干预。一般工作流程包括：①评估所有新患者；②定期监测患者；③响应智能报警（SmartAlerts）；④监督指南和流程管理；⑤调整治疗方案，实现床旁团队制定的护理计划目标；⑥应对新出现的问题或紧急问题；⑦随时为床旁医生、病房工作人员和护士提供服务[14]。远程重症医生确定待解决问题/事项的优先次序，并通过实时音视频系统对当地 ICU 进行例行查房[12]。远程重症医生通过患者的生命体征、病情进展记录和实验室化验结果评估患者的状况。远程重症医生获得的患者信息与当地医师一致。远程查房的频率取决于患者的病情严重程度。大多数患者每隔 1~4 小时进行一次重新评估，具体时间间隔根据患者的病情严重程度或突然出现的医护需求决定[12]。在确定患者的护理条件后，远程重症医生会直接与床旁团队讨论变更护理计划，同时可在现场跨学科查房前的交接班过程中参与预查房活动。在预查房活动中，远程重症医生可以简要介绍患者的病情、采用的干预措施和进一步建议，也可以与床旁护理团队（包括护士、住院医师和药剂师）一起主持现场跨学科查房。

远程 ICU 服务的目的不是取代当地服务，而是通过充分利用资源和标准化流程来加强医疗护理服务[1]。在实施远程 ICU 之前，ICU 的医生（重症医生、主治医师、住院医师、实习医师）负责直接提供重症监护服务，并进行日常工作。远程 ICU 服务是否达到最佳效果在很大程度上取决于远程 ICU 与当地 ICU 团队之间的合作与配合。为了实现共同目标，应建立并维持协作式诊疗服务模式[1]。在实施远程 ICU 服务之前，对于本地 ICU 的医生与远程 ICU 医护人员如何合作应提前做好计划并完善[3]。通常情况下，如果本地 ICU 有一名重症医生，则无须安排远程 ICU 服务。但当地重症医生可以与负责夜班的远程重症医生进行有效和有指导性的交接会议。这一交接流程标准化可能有助于提高沟通效率、提高患者的护理效率并减少医疗事故[15]。通宵值班的重症监护主治医师可能有机会就急诊病例或关键临床决策与远程重症医生进行交流。当地的主治医师可以就患者的具体病史与远程重症医生在其非工作时间进行联系。包括心脏病医生、呼吸科医生、神经科医生、肿瘤科医生、麻醉科医生和外科医生在内的专科医生可根据患者的具体并发症和严重程度与远程重症医生共同管理 ICU 患者。

约 83% 的住院医师在 ICU 承担临床职责[16]。由于乡村 ICU 缺乏重症医生，越来越多的住院医师开始参与重症监护服务[17]。然而，住院医师可能无法为高度复杂和急危重症患者提供足够的重症监护服务。他们可能不得不在超出其培训和经验范围的情况下开展医疗工作，且没有来自委员会认证的重症医生提供的充分支持。在没有重症医生的本地 ICU 中，住院医师可以与远程 ICU 的重症医生合作，进行跨学科查房。在 ICU 随访患者的医院内科医生可请求远程重症医生协助进行有效的症状管理，或指导紧急治疗。例如，在进行中心静脉置管、动脉置管、插管或超声诊断时，住院医师可以要求远程重症医生提供协助。在 ICU 工作的住院医师认为，远程 ICU 不仅改善了患者的护理水平，对他们的培训特别是呼吸机管理、不稳定患者的初步管理、监督医生是否按照 CPT 代码提供医护和呼吸衰竭识别等方面也大有裨益[14]。住院医师还可以与远程 ICU 的重症医生合作，进行跨学科查房。

分散式模型中 RN 的角色

在分散式远程 ICU 模式中，没有一个特定的中心来执行远程服务，这种实践模式更像是一个过程[1]。当地护士通过电话或机器人远程呈现技术（robotic tele-presence，RTP）参与预定的虚拟查房，远程 ICU 的医生能够直接面对面地做出快速反应。在计划的远程查房中运用 RTP 时，当地护士可以更好地与远程 ICU 医护人员沟通并参与决策，从而提高工作满意度[18,19]。当地护士可以介绍其负责的患者，并就患者的状况或治疗处方提出问题。在紧急情况下，现场护士还可以通过电话、传呼机或 RTP 技术启动远程 ICU 服务。在签约分散式远程 ICU 服务之前，应制定电话/传呼流程[20]。床旁护士需熟悉电话/传呼的标准，如患者的颅内压不稳定、格拉斯哥昏迷评分恶化、难治性低血压或低氧血症等状况。他们要向远程医护人员报告患者的状况、生命体征和化验结果，并协调完成远程医护人员建议的治疗方案。床旁护士可以提供实际协助，如果经过适当培训，还可以充当代理检查员。例如，床旁护士可以对无反应患者进行瞳孔反应检查或评估其运动反应。远程医护人员不一定有权限直接查看患者的电子病历（electronic medical record，EMR）。床旁护士可能需要为远程医护人员调出图像或化验结果。如果远程医护人员无法直接在患者的 EMR 中记录远程服务，则需要现场护士在患者的 EMR 中记录远程干预措施。

分散式模型中 MD 的角色

分散式模型（图 5.1b）中的远程医护人员可以是一名重症医生、专科医生或高级护理者。他们可以利用电话、计算机、双向音视频系统或移动机器人，在诊所、办公室或家中等不同地点提供临床服务。例如，医生可以使用移动机器人在家对重症监护室进行下班查房[18-20]。医生可以在夜间或周末在家时通过电脑上的软件启动机器人。机器人可以巡视每个病房，同时机器人的屏幕可以实时显示医生的画面（图 5.2），以便医生与患者及其家属、床旁护士和住院医师进行面对面的交流。医生可以查看心输出量等生理指标的变化趋势和心率等参数，并与床旁护士和住院医师协作。除了例行查房和接收 ICU 患者外，远程医生还可以在家中通过电脑启动移动机器人，对紧急呼叫或提示页面做出响应。移动机器人还可用于对 ICU 住院医师进行指导和教育，以及回应患者家属的咨询。

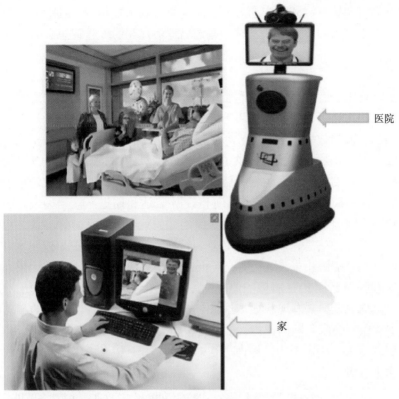

图 5.2　一名医生正在利用远程机器人检查患者

项目管理者的角色与职责

运营管理

  远程 ICU 医疗主任需要克服来自当地实体 ICU 的医生和护士的强烈抵制，以赋予远程 ICU 医生权力使他们能够积极参与患者管理决策[21]。为了改善患者的护理水平，招募的远程 ICU 执行领导应具有实施和维持远端及本地 ICU 间合作关系的能力[1]。远程 ICU 医疗主任可与当地实体 ICU 主任合作，通过多种策略实现这一目标[12]。例如：①远程/实体 ICU 员工共同会议；②远程医疗机构人员访问当地医疗机构，当地医疗机构人员访问远程医疗机构；③设立正式的对接职位；④成立合作委员会，让远程医疗机构和当地医疗机构的医疗人员会面，识别潜在的问题和解决方案[12]。通过这些机制，远程和当地的医生、护士可以相互学习对方的经验。

  团队还必须制定有关远程 ICU 项目的角色和职责、适当的人员配备模式、运营时间、沟通方法、常规和紧急医疗护理提供程序，以及升级流程的指挥链等方面的指导方针[1]。远程和当地的医护人员可以作为一个团队，共同制定远程 ICU

紧急情况的启动标准、高效沟通方法、用药指令、治疗指令、冲突应对等方面的协议。所有协议的制定都应以及时、适合当地治疗和管理重症患者为目标。

沟通交流

在护理危重患者的高危急性和复杂环境中，医护人员之间的沟通极为重要。熟练、高效的沟通可以更好地保障患者安全[22]。远程医护人员与当地医护人员之间临床信息交流的效率和准确性非常关键，这关乎护理成果是成功干预还是失败导致延迟。标准化的交流工具提供了一个组织信息的框架。贝勒大学医学中心通过采访经验丰富的护士和医生，了解他们在共同护理患者时的有效沟通方式，开发了 SAFE 沟通模型（情况/评估/发现和数据/表达和期望）[23]。如果床旁护士采用 SAFE 工具与远程重症医生沟通，他（她）们就会为对话做好准备，包括收集呼叫前需要获取的信息，以及完成必要的行动。然后，床旁护士按照 SAFE 模型的结构向远程重症医生报告：S.情况（situation），需要简短而集中地描述目前发生的情况和呼叫远程 ICU 服务的原因。A.评估（assessment），即护士对患者具体问题的临床判断。F.发现和数据（findings and figures），即明确的相关临床数据，或支持做出临床判断的证据。E.表达和期望（express and expect），指示护士为解决患者需求，决定干预措施而进行对话，如开具检查、用药和治疗的医嘱，或请医生来查看患者。

SBAR 是情况（situation）、背景（background）、评估（assessment）、建议（recommendation）的英文首字母缩写，是一种可用于促进及时和适当沟通的技术[24]。对于需要临床医生立即关注和采取行动的复杂情况，SBAR 可能是远程 ICU 实践中更好的沟通工具[25]。SBAR 是一种简单明了的工具：

（1）步骤 1-S：描述情况，患者目前的状况如何？例如，监护仪当前显示患者心率 130 次/分，呼吸 22 次/分，窦性心动过速。

（2）步骤 2-B：介绍重要的背景信息，导致患者入院/当下情况的原因或病史是什么？例如，患者因慢性阻塞性肺疾病加重而入院。

（3）步骤 3-A：添加个人评估，我认为问题出在哪里？例如，急性呼吸窘迫。

（4）步骤 4-R：提出个人建议，我们应该为患者提供哪些治疗、药物或手段？例如，气管插管。

一旦远程 ICU 和实体 ICU 之间采用了标准的通信工具，医护人员就会期待以这种方式获得信息，而信息提供人也能更有效地传达信息。医疗领域还开发了其他许多用于组织书面交流的交流工具，如 SOAP（主体、客体、评估、计划）和 APIE（评估、计划、干预、评价）。考虑到 ICU 临床事件的紧迫性及该工具的广泛应用，SBAR 可能是远程 ICU 项目中最合适的沟通工具。标准化的 SBAR 通信格式也可内置到远程 ICU 发起站点及远程医疗机构之间的通信软件中[26]。临床通信软件，如 Vocera[27]，可用于起始端及远端医护人员之间进行语音或符合 HIPAA 标准（Health Insurance Portability and Accountability Act 1996，健康保险流通与责任法案）的安全文本通信。

医疗翻译

对于居住在乡村、基础服务不足、非英语系居民较多地区的患者来说，远程 ICU 项目的多语种医生将加强沟通，从而加快诊断和治疗。远程重症医生与非英语系患者之间的沟通不畅不仅会导致效率低下，而且存在潜在危险。然而，不可能雇佣会说所有语言的远程临床医生。远程医疗翻译服务可以解决这一语言障碍。远程医疗口译是一种在远程医疗服务期间进行的医疗翻译服务[28]。口译员通过电子方式与远程医生和患者连接。每当临床医生或患者说话时，口译员都会及时进行翻译，以便大家在整个过程中能相互理解。电话口译的成本低、方便快捷，是连接口译员、临床医生和患者的最实用方式。对于耳聋或听力受损的患者，视频口译是必要的[28]。美国手语（ASL）服务可提供远程视频口译服务。为远程 ICU 服务的口译员应接受过医学术语方面的专门培训。在远程 ICU 中心或发起站点可包含信誉良好的语言服务提供商。为保护患者的隐私，医疗翻译服务提供商应符合 HIPAA 标准。

医疗服务记录与收费

远程ICU 服务的临床记录程序必须符合组织法律和风险管理监督[1]。远程ICU 的医生、护士或药剂师应能使用远程 ICU 与医院 EMR 系统、实验室、药房和床旁监护系统之间的直接接口撰写记录。做此类记录的目的应是明确远程 ICU 的临床干预措施，并根据远程 ICU 的可用数据提供完整的临床情况。远程 ICU 服务在 EMR 中的记录应优先确保患者信息系统之间信息的无缝流动，加强临床支持和促进医疗护理的连续性。

重症监护室发起站点的护理团队启动远程重症 ICU 服务后，远程护士审查患者信息，并在患者的 EMR 中记录远程 ICU 的收治记录。远程 ICU 的重症医生可使用带有结构化数据的文档模板来编写远程会诊报告。文档标题必须至少包含以下内容：患者信息；主治医生、私人值班护士和其他参与者的详细联系方式；文档创建日期；服务持续时间；作者标识[29]。远程 ICU 进展记录包括：患者的病情变化和严重程度、医嘱、与患者和当地护理团队的互动、解决方案和医疗护理计划。远程 ICU 药剂师负责记录医嘱、剂量、频率、静脉注射速度等信息。

目前，第三方支付机构不支付大多数远程 ICU 服务，尤其是那些采用集中式远程 ICU 的服务。医院需要为远程 ICU 的医生和护士的费用做出预算，这些医生和护士从远程站点为当地 ICU 的患者提供服务[21]。正如本书第 11 章所述，由于缩短了 ICU 的住院时间或减少了重症监护并发症，医院经济效益可能通过增加病例量或降低成本来实现增长[30]。表 5.2[31]所示的现行程序术语（CPT）中用于现场重症监护计费的代码还不适用于远程 ICU 服务。随着在 ICU 住院时间的延长，当地重症医生的报销比例也在下降[32]。医生在 ICU 病房外的工作时间，如在家里或办公室打电话，可能不会被记录为重症监护。为了回应医生对于新的适用于远程 ICU 服务的 CPT 代码的要求，美国胸科医师学会（American College of Chest Physicians，ACCP）、美国胸科学会（American Thoracic Society）和美国重症医学会（Society of Critical Care Medicine，SCCM）于 2008 年被要求收集数据，用来确定远程 ICU 代码的应用模式[33]。调查数据分别来自城市、郊区和乡村地区的学术型医院和社区医院的患者监护中心。调查显示，如果在当地 ICU 亲自提供服务，则每个地点每 12 小时轮班中约有 1.75 次远程 ICU 会诊可按重症监护 CPT 代码 99291 计费。在这种集中式远程 ICU 服务下，大多数远程 ICU 服务都是由远程的重症医生通过护士和床边的其他医疗服务人员指导患者护理，每次所需的时间远远少于 30 分钟。

表 5.2　重症护理计费 CPT 代码

CPT 代码	定义
99291	危重患者或重伤员的重症护理、评估和管理；最开始的 0～74 分钟
99292	危重患者或重伤员的重症护理、评估和管理；每增加 30 分钟（除主要服务代码外单独列出）

医院通常与远程 ICU 服务中心签订合同。远程 ICU 中心向远程的重症医生（2007 年为 160～200 美元/小时）[34]和护士支付提供治疗服务的费用。在集中式服务模式中，远程 ICU 的重症医生和护士负责记录服务内容。在分散式服务模式中，请求远程 ICU 服务的现场医护人员通常会在患者病历中记录。然后，远程医生可提交一份报告或工时卡以记录远程会诊情况，并从发起地报销费用。在这种模式下，远程 ICU 服务直接向发起医院收费，而不直接向患者收费。此费用是医院运营成本的一部分[34]。

虽然远程医疗服务中的医生报销越来越普遍[35,36]，但考虑到 ICU 床旁评估的重要性，以及对重症监护服务过度使用和贬值的担忧，目前很少有支付方对通过远程医疗提供的重症监护服务进行报销[34]。

常见误区

接受情况和常见问题

Young 等审查了员工对远程 ICU 覆盖的接受程度，发现员工普遍可以接受，在李克特量表（Likert scale）中满意度为 4.2～4.5（总分为 5，1 表示接受度差，5 表示接受度高）[37]。护理人员最初表现出较强的抵触情绪，但随着时间的推移，接受度可能会提高[2,38]。床旁护士可能不接受远程 ICU 护士的建议，也可能不愿主动要求远程 ICU 服务。当远程医护人员提供的建议与当地 ICU 主治医生开出的治疗处方冲突时，护士可能难以抉择[2]。所以，为了提高接受程度，采用远程 ICU 服务时需要重视护理教育[39,40]。在分散式模型中，大多数医生认为远程患者护理在改善患者护理和患者/家属满意度方面"非常有价值"或"有价值"[41]。

护士面临的常见问题如下[2,8,37]：

（1）床旁护士拒绝接受远程护士或远程临床医生的建议。

（2）远程 ICU 提供的建议与当地 ICU 主治医生开出的治疗处方存在冲突。

（3）床旁护士拒绝主动寻求远程 ICU 的帮助，或只是被动地等待远程 ICU 服务。

（4）认为远程 ICU 在"监视"他们。

（5）远程 ICU 服务中断了他们的工作，增加了工作量。

（6）更多经验丰富的护士认为，远程 ICU 只对新护士有帮助。

（7）视听设备质量低劣，技术系统不友好。

（8）床旁护士担心远程 ICU 护士会取代她们。

医生发现的常见问题如下[37]：

（1）无须远程 ICU 服务。

（2）本地的医生认为，远程 ICU 无法识别真正需要帮助的时机。

（3）信息技术接口/安全的挑战。

（4）本地医生不接受远程 ICU 的干预。

（5）视听设备质量低劣。

（6）远程 ICU 医生面临着生理压力和厌烦情绪的挑战。

（7）远程 ICU 医生因无法直接进行干预，以及遇到来自当地医护人员的阻力而感到挫败。

（8）本地医生认为工作量和责任增加。

（9）远程 ICU 服务的中断。

远程 ICU 与实体 ICU 之间的合作要取得成功，首先要在实施计划之前，获得团队层面的有远见的领导和指引[3]。更具体地说，合作的成功与否取决于团队对远程 ICU 的接受程度、充分的教育和培训、必要的床旁临床实践变化，以及明确参与 ICU 患者协作护理的每个角色的责任和权限。

远程和床旁医护人员的不同意见

有时，远程 ICU 医生提供的建议可能与当地 ICU 主治医生开出的治疗处方相冲突[37]。对诊断、治疗方案、药物或疗法或临终决策的意见可能会因为考虑到患者当前状况、既往病史、病理学或放射学检测结果解读或患者代码状态等不同方面而产生分歧。ICU 重症医生之间的冲突还可能与重症医生的职业倦怠和抑郁有关[42]。远程 ICU 和现场 ICU 重症医生之间的冲突可能带来更大的压力。根据美国远程医疗协会（American Telemedicine Association，ATA）的指导方针[1]，在实施 ICU 项目之前或期间，执行领导必须在团队中占据适当的位置。领导层必须参与关键决策论坛，并有权做出必要的决定。远程重症医生或床旁医生必须在关注患者安全和护理质量的同时解决冲突。他们可以向远程 ICU 项目的领导层汇报，汇报机制必须是非惩罚性的，并确保远程 ICU 和本地 ICU 员工之间的紧密合作关系不会受到损害。

主治医生、专科顾问、药剂师、病理学家、放射科医生、护士、患者及其家属之间的良好沟通是解决冲突的关键。远程和当地的医生首先需要了解冲突的根源。例如，如果对诊断结果有不同意见，医护可以向当地病理学家或放射科医生征求意见。所有涉及的人员一起参与讨论，就诊断达成共识。有关药物或治疗方案的冲突可通过参考具体指南或循证方案来解决。

如何启动

阅读指南

为了建立一套通用标准，确保远程 ICU 医疗护理服务的安全实施，所有相关人员都应查看远程 ICU 的相关指南。ATA 于 2016 年更新了远程 ICU 操作指南[1]。根据定义，远程 ICU 不是一个独立的医疗专科，而是一种提供重症监护的工具或系统。远程 ICU 不能取代本地医疗服务，而是通过充分利用资源和标准化流程来提升医疗护理水平。为了加强对患者的护理，该指南强调当地 ICU 与远程 ICU 之间的合作关系。团队必须为这种合作制定指导方针，包括两地员工的角色和职责、领导能力、工作时间、沟通途径、工作流程和患者的安全报告。远程 ICU 的工作人员在管理患者病历时还必须遵守保护患者隐私和机密的规定。远程 ICU 临床干预的记录必须整合到 EMR 系统中，并符合机构法律和风险管理规定。

ATA 指南建议将远程 ICU 操作纳入美国重症医学会（SCCM）、美国护理学院协会（AACN）、美国胸科医师学会（ACCP）和重症监护学会合作组织等其他组织的重症监护室实践指南中。AACN 提供了远程 ICU 护理实践指南[4]。远程 ICU 护士除了具备床旁重症护理所需的知识、技能和能力外，还必须具备高水平的沟通、协作、决策、系统思维和计算机技能。患者是远程 ICU 护士与本地工作人员之间所有互动的核心要素。远程 ICU 护理领导与护理人员合作制定政策，规范远程 ICU 程序。例如，虚拟查房、患者和家属沟通与教育、监控和响应警示与报警、床旁紧急情况管理、患者护理交接、记录、病例/事件汇报、停机程序和解决实时护理问题的升级程序等。

学习他人经验

利哈伊谷医院（Lehigh Valley Hospital）和健康网络（LVHHN）于 2004 年启动了远程 ICU 项目[43,44]。从晚上 7 点到早上 7 点，一名远程重症医生和两名重症监护护士在位于宾夕法尼亚州阿伦敦的远程 ICU 监控中心工作，中心配备了多台电脑显示器（图 5.3）[43]。床旁护士使用 MetaVision 制图系统自动输入患者生命体征、静脉注射剂量等临床数据。远程重症医生和远程护士有权限访问最新的患者数据。他们可以定制每个患者的视图，使用笔记工具将病程记录写入 EMR，通过数字放射成像接口读取图像，并通过计算机数据录入的接口开具药物处方或治疗方案（图 5.4）。在一个案例中，患者乔于晚上 7 点后被转移到 ICU，病床配备了高清视频、双向音频和床旁 EMR 系统。床旁护士萨拉前来测量乔的生命体征，并注意到他的呼吸急促症状加重，按照 ICU 的工作流程，萨拉按下了启动远程 ICU 服务的按钮。远程护士特雷莎收到警报后，向远程重症医生 M 报告了患者乔的呼吸频率很快。在与萨拉一起查看了乔的临床症状，并查看了乔的胸部 X 线片后，M 医生怀疑乔是失代偿性充血性心力衰竭。M 医生启动了音视频系统，在萨拉的协助下对乔进行了检查。乔可以在床旁的屏幕上与 M 医生互动（图 5.4）。在进行评估并确认临床结果后，M 医生告诉萨拉，他将为乔开具的处方是静脉注射呋塞米和静脉滴注硝酸甘油。同时，M 医生提醒萨拉如果 1 小时后乔的病情没有明显好转，他很可能需要进行气管插管。M 医生将医嘱输入了电子软件后，医院药房便立即收到了处方，而萨拉则按照医嘱开始给乔用药。

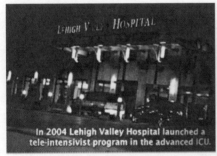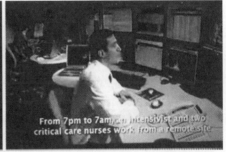

图 5.3　远程 ICU 团队正在利哈伊谷医院的远程 ICU 监控中心工作

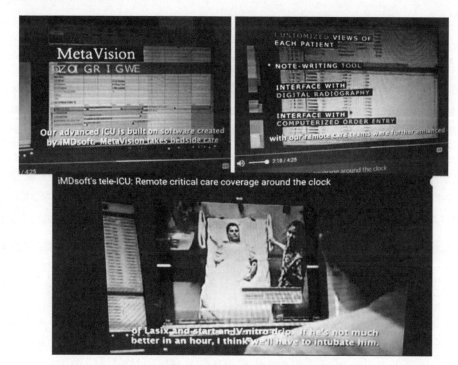

图 5.4　远程 ICU 重症医生与 ICU 患者的互动

参 考 文 献

1. Davis TM, Barden C, Dean S, et al. American telemedicine association guidelines for TeleICU operations. Telemed J E Health. 2016;22(12):971–80.
2. Kowitlawakul Y. The technology acceptance model: predicting nurses' intention to use tele-medicine technology (eICU). Comput Inform Nurs. 2011;29(7):411–8.
3. Zapatochny Rufo RJ. The virtual ICU: pathway to improved performance. Nurs Manag. 2009;40(1):39–42.
4. American Association of Critical-Care Nurses. AACN Tele-ICU nursing practice guidelines. Aliso Viejo: American Association of Critical-Care Nurses; 2013.
5. Reynolds HN, Bander JJ. Options for tele-intensive care unit design: centralized versus decentralized and other considerations: it is not just a "another black sedan". Crit Care Clin. 2015;31(2):335–50.
6. Westbrook JI, Coiera EW, Brear M, et al. Impact of an ultrabroadband emergency depart-ment telemedicine system on the care of acutely ill patients and clinicians' work. Med J Aust. 2008;188(12):704–8.
7. Bartolini E, King N. Emerging best practices in tele-ICU Care Nationally. A NEHI ISSUE Brief/November 2013, https://www.nehi.net/writable/publication_files/file/nehi_issue_brief_final_emerging_best_practices_for_teleicu_1_.pdf.
8. Mullen-Fortino M, DiMartino J, Entrikin L, Mulliner S, Hanson CW, Kahn JM. Bedside nurses' perceptions of intensive care unit telemedicine. Am J Crit Care. 2012;21(1):24–31; quiz 32.
9. Stafford TB, Myers MA, Young A, Foster JG, Huber JT. Working in an eICU unit: life in the box. Crit Care Nurs Clin North Am. 2008;20(4):441–50.
10. Janz BA, Saeed M, Frassica J, Clifford GD, Mark RG. Development and optimization of a critical care alert and display (CCAD) system using retrospective ICU databases. AMIA Annu Symp Proc. 2005:994.
11. Williams LM, Hubbard KE, Daye O, Barden C. Telenursing in the intensive care unit: trans-

forming nursing practice. Crit Care Nurse. 2012;32(6):62–9.

12. Goran SF. A second set of eyes: an introduction to tele-ICU. Crit Care Nurse. 2010;30(4):46–55; quiz 56.

13. Lilly CM, Fisher KA, Ries M, et al. A national ICU telemedicine survey: validation and results. Chest. 2012;142(1):40–7.

14. Ries M. Tele-ICU: a new paradigm in critical care. Int Anesthesiol Clin. 2009;47(1):153–70.

15. D'Empaire PP, Amaral ACK. What every intensivist should know about handovers in the intensive care unit. Rev Bras Ter Intensiva. 2017;29(2):121–3.

16. Lindenauer PK, Pantilat SZ, Katz PP, Wachter RM. Hospitalists and the practice of inpatient medicine: results of a survey of the National Association of Inpatient Physicians. Ann Intern Med. 1999;130(4 Pt 2):343–9.

17. Sweigart JR, Aymond D, Burger A, et al. Characterizing hospitalist practice and perceptions of critical care delivery. J Hosp Med. 2018;13(1):6–12.

18. Rincon F, Vibbert M, Childs V, et al. Implementation of a model of robotic tele-presence (RTP) in the neuro-ICU: effect on critical care nursing team satisfaction. Neurocrit Care. 2012;17(1):97–101.

19. Bettinelli M, Lei Y, Beane M, Mackey C, Liesching TN. Does robotic telerounding enhance nurse-physician collaboration satisfaction about Care decisions? Telemed J E Health. 2015;21(8):637–43.

20. Vespa PM, Miller C, Hu X, Nenov V, Buxey F, Martin NA. Intensive care unit robotic telepresence facilitates rapid physician response to unstable patients and decreased cost in neurointensive care. Surg Neurol. 2007;67(4):331–7.

21. Center NEHIMTCHT. Tele-ICUs: remote management in Intensive Care Units. https://www.nehi.net/writable/publication_files/file/tele_icu_final.pdf. 2007.

22. Goran SF, Mullen-Fortino M. Partnership for a healthy work environment: tele-ICU/ICU collaborative. AACN Adv Crit Care. 2012;23(3):289–301.

23. Dixon JF, Larison K, Zabari M. Skilled communication: making it real. AACN Adv Crit Care. 2006;17(4):376–82.

24. SBAR. https://en.wikipedia.org/wiki/SBAR. Accessed on March 2018.

25. Improving Clinical Communication Using SBAR. Available online. http://www.1000livesplus.wales.nhs.uk/sitesplus/documents/1011/T4I%20%283%29%20SBAR.pdf. Accessed March 2018.

26. Pimintel DM, Wei SH, Odor A. A software communication tool for the tele-ICU. AMIA Annu Symp Proc. 2013;2013:1139–48.

27. Clinical communication software. https://www.vocera.com/products/secure-texting-collaboration. Accessed on March 2018.

28. Lahiere B. Telehealth interpretation: help for rural non-english-speaking patients. Posted on Mar 24, 2017 at 10:41 pm. http://blog.spoken-here.com/telehealth-interpretation-providing-quality-healthcare-options-for-rural-areas. Accessed on 23 March 2018.

29. Finet P, Gibaud B, Dameron O, Le Bouquin Jeannes R. Relevance of health level 7 clinical document architecture and integrating the healthcare enterprise cross-enterprise document sharing profile for managing chronic wounds in a telemedicine context. Healthc Technol Lett. 2016;3(1):22–6.

30. Lilly CM, Motzkus C, Rincon T, et al. ICU telemedicine program financial outcomes. Chest. 2017;151(2):286–97.

31. Critical Care, Evaluation and Management Services (99291, 99292) Reimbursement Policy. https://www.modahealth.com/pdfs/reimburse/RPM041.pdf Accessed March 2018.

32. Ries M. Evaluating tele-ICU cost--an imperfect science. Crit Care Med. 2016;44(2):441–2.

33. McCambridge MM, Tracy JA, Sample GA. Point: should tele-ICU services be eligible for professional fee billing? Yes. Tele-ICUs and the triple aim. Chest. 2011;140(4):847–9.

34. Hoffmann S. Counterpoint: should tele-ICU services be eligible for professional fee billing? No. Chest. 2011;140(4):849–51.

35. Brown NA. State medicaid and private payer reimbursement for telemedicine: an overview. J Telemed Telecare. 2006;12(Suppl 2):S32–9.

36. Whitten P, Buis L. Private payer reimbursement for telemedicine services in the United States. Telemed J E Health. 2007;13(1):15–23.

37. Young LB, Chan PS, Cram P. Staff acceptance of tele-ICU coverage: a systematic review. Chest. 2011;139(2):279–88.

38. Grundy BL, Crawford P, Jones PK, et al. Telemedicine in critical care: an experiment in health care delivery. JACEP. 1977;6(10):439–44.
39. Pfrimmer DM, Roslien JJ. The tele-ICU: a new dimension in critical care nursing education and practice. J Contin Educ Nurs. 2011;42(8):342–3.
40. Barden C, Davis TM. The tele-ICU: a new frontier in critical care nursing practice. AACN Adv Crit Care. 2012;23(3):287–8.
41. Reynolds EM, Grujovski A, Wright T, Foster M, Reynolds HN. Utilization of robotic "remote presence" technology within North American intensive care units. Telemed J E Health. 2012;18(7):507–15.
42. Embriaco N, Hraiech S, Azoulay E, et al. Symptoms of depression in ICU physicians. Ann Intensive Care. 2012;2(1):34.
43. YouTube: iMDsoft's tele-ICU: remote critical care coverage around the clock. https://www.bing.com/videos/search?q=youtube+tele-icu+intensivist&view=detail&mid=CB6931B6C10 77281B229CB6931B6C1077281B229&FORM=VIRE.
44. Lehigh Valley Hospital to Begin Using New State-of-the-Art Technology for Intensive Care Patient. Published for medical staff of Lehigh Valley Hospital. Medical Staff Progress Notes. https://scholarlyworks.lvhn.org/cgi/viewcontent.cgi?referer=https://www.bing.com/&httpsred ir=1&article=1121&context=progress_notes. April, 2004;16(4).

第 6 章　远程 ICU 的结构与设计

Spyridon Fortis，Matthew R. Goede

如何从零开始建立一个集中式远程 ICU 项目

远程 ICU 医疗项目的构建流程不是统一的，可因远程 ICU 所服务的 ICU 的不同需求而各有特点。大型远程医疗供应商可为多个 ICU 提供服务，这些 ICU 隶属于毫不相关的医疗系统，需要根据每个 ICU 的个性化需求来调整运营模式，提供不同级别的支持[1,2]。另一方面，为满足一小部分医院（如大学医学中心附属医院或同一医疗系统下的医院）的需求而建立的远程医疗项目可以为所有 ICU 提供类似服务，也可为统一各地的临床实践提供参考[3]。

本节将讨论一些有关如何构建集中式远程 ICU 项目的"实用"信息，包括：①人员配置要求；②技术要求；③远程 ICU "轮"设计；④即将接受远程 ICU 服务的 ICU 的注意事项。

远程 ICU 人员配置要求和职能描述

一些远程 ICU 的建立是为了向没有重症医生的 ICU 提供专业重症监护[2,4]，而另一些则是为了提高大型三级医院高层次 ICU 的诊疗质量[5]，或者二者兼有之。因此，人员配置要求取决于为各个医疗点提供的服务。如果远程医疗项目侧重于为现场没有重症医生的医疗点提供专业重症监护，那么需要较高的远程医生与远程护士的比例。一些 ICU 配有重症医生（至少在一天中某个时间段），可能会从主要配备重症监护护士的远程 ICU 项目中受益，这些护士负责确保遵循临床实践。在一些研究中，与农村小型医院相比，拥有院内重症医生的大型城市医疗中心从远程 ICU 中获益更大[5,6]。因此，遵循最佳临床实践正是影响患者结局的远程 ICU 的价值所在。另外一种创新性远程医疗项目模式是为麻醉后苏醒室[7]或急诊室等医疗场所[8]提供重症监护服务，识别哪些患者可收入 ICU，并对等待转入 ICU 的患者进行监护[9]。还有一些项目已经覆盖长期急症护理机构的患者，帮助他们进行机械通气管理[10]。很难为所有远程 ICU 建立一个标准的人员配置模式。远程 ICU 护士和医生的作用因诊疗模式和床旁 ICU 与远程医疗团队双方协议不同而异。ATA[11]将远程 ICU 医疗诊疗模式分为：

（1）可持续诊疗模式。24 小时全天候或在特定时间段内（如下班时间）不间断地对患者进行持续监护。

（2）预置诊疗模式。可在预定时间段内提供远程医疗会诊，例如在晨间查房时。

（3）可响应诊疗模式。远程医疗人员可能无法随时提供服务，但可以通过传呼机、电话等方式收到提醒。

这些诊疗模式可以通过多种方式结合。例如，远程 ICU 可以在白天有床旁重症医生时提供可响应式诊疗支持；而在夜间没有重症医生时，提供可持续式诊疗支持。床旁 ICU 和远程 ICU 医疗项目的领导层应在实施前讨论应采用何种远程 ICU 模式。双方应就远程 ICU 工作人员的职责达成一致意见并签好书面协议，应明确界定远程 ICU 人员的干预权限并达成一致。与单纯监护和通知提醒床旁 ICU 人员相比，直接干预能带来更好的 ICU 结局，因此这种模式更可取[12]。双方定期讨论至关重要，理想情况下，项目实施前远程医疗负责人与床旁 ICU 负责人要进行互访沟通交流，这有助于明确双方人员职责和能力并确定最佳诊疗模式[13]。确定最合适的诊疗模式至关重要，因为合适的诊疗模式可以提高床旁和远程工作人员的满意度。由于大型远程 ICU 项目可能无法为多个不相关的 ICU 提供相同的服务，因此在经常更新的网站上发布易于获取的操作手册可促进远程 ICU 服务的顺利运行。操作手册应包括各 ICU 远程医疗人员的职责、床旁 ICU 的联系方式和人员配置信息，以及远程医院的临床能力信息等，如夜间是否有住院医生值班。

远程护理人员的作用

与线下 ICU 一样，远程 ICU 护士是 ICU 的"守门人"。一般来说，一个远程 ICU 护士负责管理 20～70 张 ICU 床位[14,15]，并负责初步评估、持续评估和维护患者的安全和健康等工作。虽然对于护士与患者的比例没有明确的指导原则，但可根据实地 ICU 和诊疗模式的需求设置护士工作量，保证诊疗安全、有效。

在可持续诊疗模式中，远程护理人员通常使用远程 ICU 软件内置的自动预测工具来监测患者的生理数据。在计算机算法的帮助下，护士能够监测到患者病情恶化的早期迹象，并向床旁工作人员或远程重症医生发出警报（早期预警模式）[15,16]。

在一些远程医疗项目中，远程护理人员确保遵守最佳临床实践，这可能是一些远程 ICU 医疗项目实施后医疗结局得到改善的原因[3,5,17,18]。远程 ICU 护理人员可以辅助线下 ICU 人员，以确保遵守以下循证实践：呼吸机集束化管理、医疗保健相关感染、压疮预防、深静脉血栓预防、每日唤醒镇静策略、血糖控制和心血管意外事件的预防。表 6.1 列出了经典远程 ICU 医疗项目中循证实践的内容。当监测到依从性不够时，远程 ICU 护士可通知床旁工作人员或远程重症医生。

表 6.1　远程 ICU 医疗项目支持的循证实践

急性呼吸窘迫综合征采取肺保护性通气治疗

导管相关尿路感染的集束化护理

心血管事件的意外预防

中心静脉导管相关血流感染的集束化护理

每日唤醒镇静策略

预防深静脉血栓形成

血糖控制

压疮预防的集束化护理

脓毒症集束化护理

呼吸机集束化护理［床位抬高、应激性溃疡预防（SUP）等］

远程 ICU 护士还可查看新入院的患者，帮助其进行系统性急性生理评分、器官功能障碍评分、脓毒症筛查和饮食评估，这些通常都是在远程 ICU 软件中进行的。他们可以向远程重症医生或床旁工作人员提供患者病史、入院情况、实验室检查结果等有用信息。

因为许多远程 ICU 招聘的护士都具有丰富的临床经验，尤其是 ICU 经验，所以远程 ICU 护士可以充当床旁 ICU 护理人员的资源护士。远程 ICU 可以延长许多 ICU 护士的职业寿命，当他们无法继续从事床旁护理工作时，仍能继续担任 ICU 的临床工作。

远程重症医生的职能

对于监护床位少于 120 张的远程 ICU 项目，通常只需要一名重症医生。对于监护床位超过 120 张的远程 ICU，可额外增加一名重症医生[14,15]。根据《美国远程医疗协会指南》（American Telemedicine Association，ATA），一名重症医生可监护 100～250 例患者，这具体取决于项目的操作模式[11]。

在可持续诊疗模式中，远程 ICU 护士或远程医疗软件会提醒远程重症医生注意患者生理指标出现的异常。医生可与床旁工作人员沟通、讨论病情并给出建议，也可根据双方协议直接采取行动。远程重症医生的职能可能因监护患者类型不同而异。可直接处置的人员配置模式可能适用于内科患者，但监护和共同管理人员配置模式可能适用于相关人员需具备专业知识和技能的患者，如外科或接受移植手术的患者。如果选择直接处置，应该向远程 ICU 提供书面协议，特别是针对有特殊监护计划（心胸科、肥胖治疗或神经外科）的患者。

在可持续诊疗模式中，远程重症医生也可以根据双方协议检查新入 ICU 患者的情况。在没有配备重症医生的 ICU 中，住院医生可以联系远程重症医生，讨论患者的病情，并制订合适的计划。在有日间重症医生的 ICU 中，远程重症医生可以在白天查看患者病历，参与临床查房，以确保最佳临床实践得以实施，参与营养和抗生素管理工作，确保在查房时制订的护理计划能够达到预期效果，并在白班结束时签字离开。在夜间，远程重症医生可以同住院实习医生或住院医生一起检查新入院患者的情况。

在预置诊疗模式中，远程重症医生充当顾问角色，通常在查房期间与床旁团队一起分析患者的病情，并提供建议。

如果远程医疗项目具备能够访问电子病历（electronic medical record，EMR）和床旁高清视频电话会议（VTC）系统的权限，那么远程医疗还可以提供相当多的临床监护服务。远程医疗提供重症监护服务的主要障碍是无法实际接触患者和实施操作。

高级实践提供者的职能

随着 ICU 中执业护士和助理医师的人数不断增加[19]，特别是在远程站点内部有重症医生的情况下，一些远程 ICU 控制中心配备了高级实践提供者。聘用高级实践提供者而非医生可以大大降低远程 ICU 的运营成本。他们关注的重点通常是最佳护理实践的依从性。高级实践提供者比掌握有效护理方案的重症监护护士更能确保最佳护理实践的实施，例如机械通气和血流动力学管理的改善。该运行模式的一个潜在的缺点是远程站点的人员可能通常更愿意请医生而不是高级实践提供者进行远程会诊。另一个潜在的缺点是高级实践提供者缺乏获得重症监护专业知识和技能标准培训的途径。

远程行政人员的职能

首先，远程行政人员需要对远程 ICU 组织和相关工作人员执照的合法性进行认证和维护。另外，由于各远程 ICU 项目可能覆盖分布于多个行政单位的远程 ICU 网络，因而会面临不同地域的法律法规和章程等的差异，这需要了解远程 ICU 工作模式的行政法务人员负责相关工作，以确保远程医疗顺利进行，并可持续地配备相关工作人员。远程行政人员还需建立可用于远程会诊和紧急住院患者远程医疗、符合保险合同和（或）责任医疗组织（accountable care organization，ACO）成员资格交付的计费方案，并且需要与各站点的信息技术（information technology，IT）人员建立良好的协作关系，以维护允许远程访问的电子病历（EMR）、影像存档和通信系统（picture archiving and communications system，PACS），以及临床信息系统（clinical information system，CIS）等相关账户的正常运转。

另外，由于在远程 ICU 运行过程中需要对相关技术、软件和设备等进行升级、添置和（或）更换，因此行政人员需要与软件和硬件供应商保持良好的合作关系，以保证远程设施的顺利更新迭代和远程医疗的顺利运行。上述工作都需要远程行政人员进行提前规划。

技术要求

远程 ICU 医疗的顺利运行需要实时的视频电话会议，以及可随时访问的人性化系统界面，如 EMR、生理监测、心电图及存储的放射图像等。远程 ICU 医疗对患者端（床旁）的访问应该是不间断、实时的[20]，因此要求相应的技术支持和服务热线全天候可用。

VTC 和宽带要求

远程 ICU 工作站和重症患者床旁的双向沟通需要视频电话会议外围设备（VTC peripheral devices），如床旁和远程 ICU 的摄像头、麦克风和扬声器。理想情况下，应使用高分辨率摄像头，以便远程工作站能够读取患者的识别带和静脉泵、对患者进行准确的视觉检查，以及读取监护仪和呼吸机屏幕上显示的相关信息[21]。为满足这些需求，所用摄像头必须具备远程平移、倾斜及缩放等功能。VTC 设备需具有内置的回声和噪声消除功能。一些 VTC 软件可能没有内置回声消除功能，可通过使用降噪耳机或额外的回声消除硬件进行弥补。远程视频的输入需要通过数字视频卡或 USB 端口。除了专有硬件设备以外，远程 ICU 医疗的视听交流还可能需要额外设备以满足不同情况下的个体化需要。

高质量的视频数据量可能会很大，当远程医疗所用的带宽不足以满足需求时，可以通过编解码器或软件压缩数据使视频得以顺利传输，其中编解码器效率更高[22]。H.323 是设备制造商最常用的 VTC 编解码器标准。但是，低效的编解码器软件或设备可能会被具有高输入和输出端口的高品质摄像机或监视器所抵消。因此，带宽应能够实现高质量的视听通信需求。目前，尚无远程 ICU 视听通信所需的最小带宽标准，实际带宽需求应与床旁医务人员、IT 技术人员和远程 ICU 工作人员协商后确定。另外，带宽需求还取决于外围设备和编解码器的情况。

由于每个远程 ICU 工作站点的防火墙都可能会拦截其他站点的网络，因此还需要考虑网络安全问题[22]。VTC 硬件设备通常具有内置的网络安全功能，当其不可用时，可以通过运行虚拟专用网络软件（virtual private network，VPN）来获取网络安全。如果远程 ICU 工作站的位置不在受限访问的区域内，则访问超时时间应控制在 15 分钟以内。

EMR 访问和集成

大多数远程 ICU 项目都配备了专门的远程医疗软件和 CIS 系统，从而能够实时集成来自各个监护仪和 EMR 的生理数据。远程 ICU 项目的成功与否，通常取决于是否对 EMR 和 CIS 系统进行了完全集成[23,24]。目前最常见的远程医疗软件是 eCARE（Philips）。远程 ICU 软件应具有早期识别生理紊乱和脓毒症的功能，并且具有人性化的可操作界面和可用于标记的工具，从而提高远程监测和远程 ICU 操作的效率。

如果远程 ICU 项目没有配备上述软件，而是在其监控系统内使用现有的 EMR，那么远程 ICU 工作人员就需要与床旁医护人员一样，具有访问和监测全部患者 CIS 和 EMR 的权限。理想情况下，可以从任何通道获得患者入院以来的任何数据，从而达到远程诊疗的目的。

访问外围设备

远程 ICU 的外围设备可以永久固定在 ICU 病房内，也可以是便携式的。便携式外围设备被称为"手推车"，可以用作主要的信息接收端，也可以在固定外围设备出现故障时作为备用设备。当"手推车"在无线医疗环境中运行时，依靠人工推动和（或）导航在 ICU 中移动工作。也有被称为"机器人"的半自动便携式设备，这种半自动便携式设备具有远程控制优势[25,26]。固定的外围设备主要通过电缆或无线网络连接到医院网络。所有远程外围设备都必须有独立的可连接到的 IP 地址。目前，市面所售相关设备通常配有用于网络连接的软件。便携式的外围设备应该是无线的，它可以通过局域网（local area network，LAN）的接入点连接到网络，该接入点应位于便携式设备的导航区域中心内。

停机工作流程

在远程医疗实施之前应建立计划内和计划外停机的工作流程[11]。需要计划内停机的情况包括：ICU 搬迁或临时施工、软件或硬件的升级等。在这种情况下，便携式通信设备可以作为备用设备继续支持远程工作。计划外停机的情况包括：互联网连接异常、远程 ICU 软件故障、设施灾难或自然灾害等。计划内和计划外停机的工作流程有所不同，具体需根据护理模式、停机时间及停机性质而定。远程 ICU 系统双方（床旁和远程医疗）都应该建立、发布和了解停机相关政策和程序。在计划外停机期间，远程 ICU 系统双方应充分沟通应对停机的方案，这是至关重要的。当计划内停机时，远程 ICU 可以在部分功能降低的情况下继续运行。

图像访问

图像访问对于远程 ICU 的运行至关重要[27]。目前，可以通过 PACS 系统实现远程图像共享。各个远程 ICU 终端通过使用共同的医学数字成像和通信（digital imaging and communications in medicine，DICOM）与同一个通用平台进行通信，实现 PACS 与 EMR 的高效集成。但是，实现这一目标的前提是远程 ICU 能够完全访问发起站点的 EMR，以便于当 ICU 患者出现危急情况时，能够对相关图像文档进行实时访问。

远程生理参数监控

目前，几乎每家医院都有不同形式的远程生理参数监控系统，也称为"遥测"，它可以远程监测心律。远程 ICU 所需的生理参数监控系统与传统的"遥测"之间存在一定差异。它们之间的区别在于：远程生理参数监控系统需要接收来自多个 ICU 的不同设施的数据输入，并且需要持续跟踪多个生理参数（如心电图、脉搏、血氧饱和度、血压和二氧化碳分压等），这些都给数据传输的可行性和安全性带来了挑战。由于远程生理参数监控系统传输的数据量与 VTC 相比更小，因此更容易实现实时、高质量的生理数据传输和监控。还需要考虑的另一个问题：远程医疗软件是否能与各个类型的生理参数监护仪的接口匹配。这个问题很关键，因为这决定了远程 ICU 工作站是否能够对来自重症患者端各个监护仪的生理数据进行实时监控，以及是否能够提示远程 ICU 医务人员患者出现的生理功能紊乱。另外，远程 ICU 工作站需配备大屏幕或多个屏幕，以便于远程 ICU 工作人员可以同时查看多位患者的实时生理数据。

远程 ICU 的工作环境设计

远程 ICU 枢纽（指挥中心）的架构

从远程医疗指挥中心到配备有个人电脑、笔记本电脑或智能设备（带有耳机和适当软件）的医生办公室，其架构可能会有很大的不同。我们将介绍一个经典的远程 ICU 工作站的架构，其中包括一个配备专用硬件和软件的临床操作室。

集中式和分散式远程 ICU 项目的架构是类似的。远程 ICU 指挥中心可能覆盖多个远程 ICU 工作站，具体取决于远程 ICU 项目的规模和覆盖的床位数。每个指挥中心应该至少拥有两个工作站，但这些工作站有可能不同时运行，因此在其中一个工作站出现硬件或软件故障时能够使用另外一个工作站的冗余设备进行替代。每个远程工作站都需要足够的空间来为工作人员提供最舒适的工作体验和有效工作空间。工作站不应背对或面向窗户或与其他工作站相对，因为这会对 VTC 的保真度产生负面影响。两个工作站之间的最小距离取决于麦克风和耳机的质量，以及硬件和员工所占的空间，这对于保持远程 ICU 指挥中心与工作站之间的顺利通信，以及保护患者隐私非常重要。

理想情况下，覆盖多个工作站的集中式远程 ICU 指挥中心的主机应在一个大房间而不是分布于多个小房间中，从而使远程 ICU 医务人员（包括远程重症医生和护士）之间能够轻松通信。这对于提高远程 ICU 工作人员的满意度也很重要。

一项关于远程 ICU 护士的调查表明，远程医务人员之间的密切沟通与高工作满意度相关，并且还可以营造一种良好的教育环境[28]。在分散式远程 ICU 项目中，远程指挥中心和所有工作站都应该配置视听通信塔，以实现各个站点之间的持续通信。图 6.1 展示的是远程 ICU 指挥中心的布局建议。

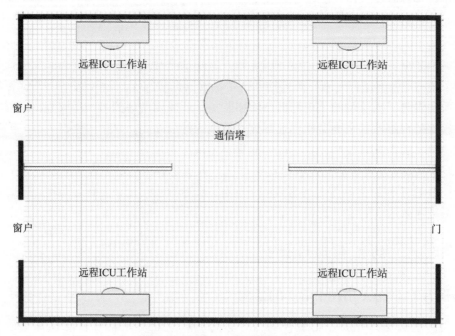

图 6.1　远程 ICU 指挥中心的布局

远程工作站的人体工程学评估和员工满意度考量

远程 ICU 工作人员需要在工作站内进行长时间的轮值工作，但工作站的空间相对局促，长期在这种环境下工作可能会产生不良情绪[28]。因此，有自然光的大窗户对提高员工的满意度至关重要。另外，缺乏运动也是满意度不高的主要原因之一。因此，符合人体工程学的远程 ICU 工作站可以让工作人员在轮值期间进行站立和坐姿之间的相互转换，同时监测或与床边 ICU 通信。符合人体工程学的椅子也可以帮助他们缓解长期工作导致的背部或颈部不适。如果工作站需调整的方面较多，可以对其进行整体的人体工程学评估，同时也对工作人员进行个体化评估，了解工作人员的需求，提供专门的坐垫和（或）工作设备，防止他们长期在不舒适的环境中工作造成身体损伤。在工作站中增添小型健身设备（如可与工作站匹配的跑步机）可能也会有所帮助。

患者的隐私问题

为保护接受远程 ICU 救治的患者的隐私，各个工作站不应建在彼此靠近或相对的位置。最好使用带有降噪耳机的 VTC 设备，最大限度地减少工作室内的外来噪声。远程 ICU 指挥中心的访问应该是安全的，最好仅限于远程医务人员访问。如果无法仅限于医疗人员，计算机及相应软件的超时时间不应超过 15 分钟。

在进行远程医疗行为前，应告知患者及其家属远程 ICU 的相关事宜。当患者或家属拒绝远程 ICU 诊疗时，远程 ICU 软件可以终止远程指挥中心与患者所在 ICU 病房之间的视听通信。另外，对于转为临终关怀或患有精神、神经系统疾病的患者，不应对其进行远程医疗干预，因为这种独特的互动方式可能会加剧上述疾病状态。

营造协同的工作环境

远程医疗需要在远程高级实践提供者、远程 ICU 工作人员、重症医生和护士之间建立协作环境，这种环境以物理或虚拟方式共同出现在同一房间[28]。理想情况是将医生和护士安排在一个地点。然而，远程 ICU 的优势是将宝贵的重症医护资源应用于更广泛的地域范围，各站点通过 VTC 与远程 ICU 指挥中心之间进行实时沟通，从而使指挥中心能够与各站点进行持续、实时的虚拟协作，就好像他们在同一个房间内工作一样。在人员组织庞大的大型远程医疗中心，工作人员可通过访问个人简介等相关信息，促进建立不经常一起共事的医护人员之间的人际关系。诸如"机组资源管理"这样的正式交流课程也会对改善协同工作关系有所帮助，因为工作人员之间会通过 VTC 以一种全新且独特的方式进行沟通和交流。

远程提供者的技术要求

在分散式远程医疗项目中，使用的设备各不相同，可能从平板电脑、笔记本电脑到工作站[26]。在典型的集中式远程 ICU 中，工作站设施包括 1～2 个实时生理监护仪的屏幕，1～2 个远程 ICU 软件控制屏幕，1 个用于访问 EMR 的屏幕，以及 1 个用于成像、显示心电图和其他检测结果的屏幕。图 6.2 显示了退伍军人健康管理局 VISN 23 地区远程 ICU 项目中爱荷华市远程 ICU 分中心的一个工作站。工作站应配备耳机和摄像头，并能够连接到电源插座，并配备备用电源以备不时之需。

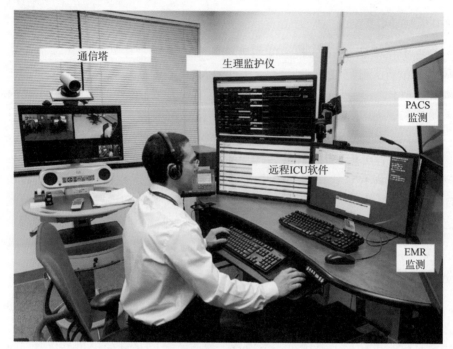

图 6.2 爱荷华市远程 ICU 分中心工作站

新开展远程 ICU 业务的医院在设计 ICU 时的初始考虑因素

前面已经描述了 ICU 的最佳布局[29]。在本部分，我们将重点介绍接受实时远程医疗服务的 ICU 最佳结构。ICU 的人员组成必须包括医院管理团队的成员、医生、护士、药剂师、治疗师、辅助人员、建筑师、机械和电气工程师及技术团队的成员。

ICU 由 4 个主要区域组成：①患者护理区；②临床区；③病房区；④家属区。即使并未计划实施远程医疗，患者护理区和临床区的最佳设计也必须能够容纳远程重症监护设备。

患者护理区

包括保障患者安全和提供更好的睡眠质量在内的各种原因，无论远程 ICU 项目是否存在，单人病房都是首选。此外，单人病房还可以避免在远程医疗期间出现患者混淆或视听问题。特别是，如果它是视听通信的主要手段时，房间应足够容纳便携式远程医疗塔/单元。理想情况下，房间也应该足够宽敞，能够容纳有家属在场的多学科 ICU 团队。但由于空间限制，这往往并不可行。在这种情况下，多学科查房可以在临床区进行。房间入口的设计也应限制视觉交流中断（例如，敞开的门，不允许摄像头与患者之间有直接视觉接触）。远程 ICU 干预的重要组成部分包括持续的生理监测（如生命体征监测）及视听通信。所有现代 ICU 都配备了远程遥测设备，ICU 工作人员无须亲临病房，就可以在远程遥测设备上观察生理参数。该信号可以很容易地传输到位于 ICU 之外另一个站点。

病房和远程 ICU 工作站内应配备固定或移动的视频监视器和 VTC 摄像头。患者应采取仰卧姿势，与监视器进行直接视觉接触。显示器应足够大，方便进行有效通信。摄像头的放置应能随时看到患者、生理监护仪、呼吸机和药泵。房间的设计应将视觉干扰限制在最低限度。

麦克风和扬声器放置在房间内，应使患者和床旁工作人员能够轻松听到远程 ICU 工作人员的声音，不会产生明显的回声。用于提醒远程 ICU 中心的远程 ICU 按钮应该处在显眼位置，并易于操作。图 6.3 显示了带远程医疗的 ICU 病房的建议布局。

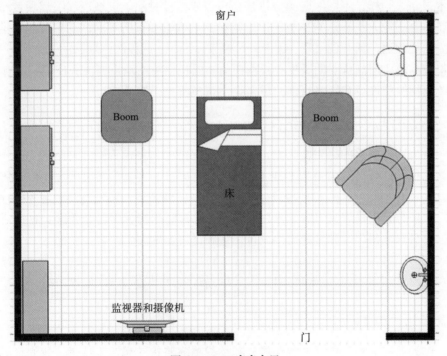

图 6.3　ICU 病房布局

临床区

临床区应足够宽敞，以便使用便携式远程医疗设备进行多学科查房（如果这是与远程 ICU 中心的理想通信机制）。最好有一个专门的工作间，以便在远程 ICU

人员在场的情况下进行 ICU 多学科查房。临床区还应设有一个家属室,用于与远程 ICU 人员进行沟通(如进行临终讨论)。如果没有专门的家属室或工作间,则需要配备便携式电信设备。便携式远程医疗设备有指定的存储区域(如果有的话),应方便使用。

在开始远程 ICU 运作前,医生应考虑的首要问题

远程重症医生的执照和证书?

如果一个医生要在某一州执业,就需要获得这个州的医疗执照[30]。在多个州提供服务的远程医疗项目中工作的远程重症医生需要在多个州申请医疗执照。虽然通过《州际医疗执照契约》(the Interstate Medical Licensure Compact)向多个医疗州委员会申请执照的过程已经取得了进展,但这仍然是一个漫长的过程,且成本很高。同样,不同医院的资格认证也需要大量时间。大型远程医疗项目和医院通常会有专人负责这些事务,但规则和政策可能会有所不同,远程重症医生可能需要处理这一繁杂的过程。退伍军人事务部(VA)远程医疗项目的一个优势是,获得 VA 医疗保健执照的医生有权在任何州的任何 VA 地点提供医疗服务。有关 ICU 远程医疗许可和资格认证的更多详情请参阅本书第 4 章。

将远程医疗与床旁实践相结合?

从事远程医疗的医生面临的一个共同问题是如何将远程医疗与床旁实践相结合。远程医疗任务通常持续 8 或 12 小时,而 ICU 的人员配置可能以 1 或 2 周为单位。当重症医生不在 ICU 现场轮转时,他们可能需要连续安排几个远程医疗轮班。未来的远程重症医生需要计划如何到达远程医疗指挥中心。远程 ICU 中心可能位于另一个州,因此可能需要安排住宿和远程 ICU 轮班。

在实施远程 ICU 实践前,管理者应考虑的首要问题

我需要远程 ICU 吗?

作为远程重症医生(本章作者)和远程重症监护的忠实支持者,我们只能说"是的"。不过,要回答这个问题,我们需要简要回顾一下 ICU 远程医疗的好处。本书第 9 章详细讨论了远程 ICU 的相关成果,但在本节中,我们想从另一个角度讨论远程 ICU 的益处。

远程 ICU 可降低死亡率[1,5,31,32],缩短住院时间[12,32],减少医院间转院[33],还可能降低成本[34]。ICU 死亡率的降低幅度很大,我们敢说大多数远程 ICU 项目的绝对死亡率降低幅度在 1%~3%[5,32]。同样,住院时间大约可缩短 1 天[32]。

　　一些研究报道，远程 ICU 项目没有任何益处[2,35]。一个非常有趣的反直觉观察结果是，大型城市学术型医院的受益最大[6]。人们会认为，没有专职床旁重症医生的小型乡村医院将受益最大[36]。虽然这一发现的原因尚不清楚，它可能只是反映了远程医疗干预的异质性和研究这些干预的固有困难，但我们可以做出一些假设。拥有大型 ICU 的大型学术医疗中心可以与其他几家医院合作，建立一个在财务上可持续的项目，而小型医院则需要建立更大的医院间联盟。如果远程医疗项目由几家互不相关的医院的 ICU 组成，其运作的复杂性就会很高。在这种情况下，远程 ICU 的疗效可能会很低。为什么大型学术中心在拥有内部重症医生的情况下还能从远程 ICU 中获益？部分原因可能是深静脉血栓预防、呼吸机集束化管理等最佳护理实践的依从性有所提高[5]。另一个原因是，准备实施远程医疗的 ICU 可能会通过采用 ICU 协议和政策（如葡萄糖控制命令集和呼吸机命令集）来改进做法[3,5]。除了这些益处外，早期识别和干预生理失调可能是大型医院从远程 ICU 获益的另一个原因。马萨诸塞大学（University of Massachusetts）的一项研究表明，允许远程 ICU 人员直接干预，而不是监测和通知床旁团队，与缩短住院时间有关。

　　此外，ICU 远程医疗项目还能带来直接远程 ICU 护理以外的好处。使用专有软件，管理者可以获得 ICU 或整个医疗系统的 ICU 成果和质量测量数据[3]。这些信息有助于制定战略规划，以改善其设施的护理和运营。

　　综上所述，我们可以认为远程 ICU 可以通过以下途径改善疗效：

　　（1）通过采用协议和政策，改善床旁 ICU 提供的护理服务。

　　（2）确保遵守最佳护理实践。

　　（3）ICU 结果监测和质量测量。

　　（4）更快地对生理紊乱的患者实施干预。

　　（5）在床旁重症医生无法提供服务时，提供重症监护专业知识。

　　考虑到这些远程 ICU 可能改善预后的潜在机制，管理者应该决定是否需要远程 ICU。因此，如果你是一家 ICU 结局相对较好的大型医院的管理者，你想进一步改善 ICU 患者的预后，你可能需要考虑其他的替代方案，比如指定一名重症监护护士来确保最佳护理实践。如果你是一个拥有多家医院的大型卫生系统的管理者，采用以远程医疗技术为载体的远程 ICU 项目，可以帮助改善资源匮乏的医院的患者预后。远程 ICU 在大型医疗系统中可能特别有帮助，因为它不仅可以通过改善医院的治疗结果来降低成本，还可以通过减少医院间向系统外机构的转诊来降低成本。

我们是否应该建立自己的远程 ICU

　　显然，这个问题针对的是大型医疗卫生系统的管理者[3]。单一的医院管理者别无选择，只能从外部供应商处购买远程医疗服务。大型医疗保健系统管理者可以选择购买或建立自己的远程医疗项目。管理者应根据其自身医疗系统的特点进行决策。依托一家可以为其服务的大型学术型医院建立自己的远程医疗项目可能更容易。建立自己的远程 ICU 系统可能会更省钱，但需要精力、时间和技术[3]。

我们需要什么样的护理模式和人员配备

如上所述，马萨诸塞大学的一项研究表明，即使在大型医学中心，远程医疗提供者拥有直接干预权限的可持续诊疗模式也能改善结果[12]。鉴于该研究的结果，可以说每个 ICU 都应该接受远程医疗项目的监督。然而，这是不可能的，即使是人员最多的 ICU 也需要远程 ICU 支持这有悖常理。在许多情况下，现场人员可以提供远程 ICU 提供的服务，例如，现场护士能确保遵守最佳护理实践，或内部 ICU 护士或执业护士能监测生理数据并在患者出现生理紊乱时进行干预。

考虑到这些备选方案，管理者应根据 ICU 的具体需求和特点选择远程 ICU 的模式和人员配置。配备全天候内部重症医生的 ICU 可能会受益于配备远程 ICU 护士、执业护士或助理医师的远程可持续诊疗模式，该项目鼓励遵守最佳护理实践。仅在工作时间配备重症医生的 ICU 可能会受益于有夜间远程重症医生值班的远程可持续诊疗模式。对于仅收治较轻患者、仅配备住院医师的资源匮乏的 ICU，可响应诊疗模式可能是足够的。当收治具有挑战性和高复杂性患者时，床旁团队可以请求远程 ICU 的支持。

远程 ICU 是否有长期稳定的经济效益

远程 ICU 项目的经济可持续性取决于是否能够返还项目实施和运营的成本。远程 ICU 是否会缩减 ICU 患者的住院时间和费用？是否能避免或减少从资源有限的医院转院到其他医疗系统？管理人员应该考虑这些问题并提前制订计划，以确保远程医疗项目能够长期维持。本书第 11 章详细描述了维持远程 ICU 项目的经济问题。

如何招聘远程 ICU 工作人员？他们具备什么样的特点

床旁团队与场外团队之间的良好协作和相互尊重至关重要。因此，对于所有远程 ICU 工作人员来说，通过远程医疗在他们所服务的 ICU 中工作将是理想的。通常，由于远程 ICU 中心与床旁 ICU 之间的距离等因素，这是不可能实现的[3]。如果不可能，可以从床旁 ICU 招聘专职且有经验的 ICU 护士担任远程 ICU 岗位。

由于招募远程 ICU 工作人员可能具有挑战性，一些远程医疗项目通过分散远程 ICU 的运作来解决这一问题。这意味着需要创建一个以上的远程 ICU 中心，以便可以招募到更多的工作人员。

护士应该拥有丰富的 ICU 工作经验，因为他们需要具备识别患者状况的敏锐性，并能适当提醒远程监护医师或床旁团队[11]。当然，对客户的服务技能是必要的，因为他们经常需要与他们从未见过的医疗服务提供者进行互动。远程重症医生也应具备类似的技能[11]。因为所获得的患者的信息有限，而且无法事先接触患者，在这种情况下进行干预可能具有挑战性，所以首选有经验的监护室医生。

设计和实现一种新的 Tele-ICU 程序的常见缺陷

整合 EMR 和远程医疗软件

远程医疗软件无法集成某些类型的 EMR 数据。显然，没有 EMR 的 ICU 集成是不可能实现的。远程医疗项目（尤其是具有多个不相关 ICU 的大型项目）顺利运行的一个非常常见的障碍是需要访问多个 EMR[36]。如上所述，这可能会增加远程医疗项目的复杂性并降低效率。远程医疗项目的管理人员需要在实施或扩展远程 ICU 项目之前考虑这一挑战。

现场与非现场工作人员协同性差

现场与非现场工作人员之间的良好协作对于提高远程医疗项目的效率至关重要[37]。美国护理学院协会（AACN）确定了 ATA 指南采用的如下六项标准，这些标准对于远程 ICU 项目的最佳运行至关重要：熟练沟通、真正协作、有效决策、真诚领导、适当的人员配置和重要认可[11]。ATA 指南还强调，每个远程 ICU 项目都应具备熟练的沟通、真正的协作和有效的决策。由于远程 ICU 与床旁人员不相关，这种协作可能会受到影响。为了避免这一问题，可以通过在远程医疗项目[3]中招募保持 ICU 床旁实践的工作人员。通过与床旁 ICU 的讨论，明确实施前的角色和职责，将有助于确定服务期望[13,37]。本书第 5 章对这些概念进行了更深入的讨论。

在有护士或助理医师的远程医疗项目中，床旁工作人员可能会要求仅从远程重症医生那里获得支持。这是在实施前需要考虑的问题。床旁 ICU 工作人员的不满，可能需要通过增加医生与高级实践提供者的比例和运营成本来解决，但这会导致远程 ICU 人员配置模式的组成发生变化。运营成本的非计划性增长可能会导致远程医疗项目在财务上难以为继。

招聘远程医疗人员

由于资源匮乏的偏远地区 ICU 监护室医师相对不足，对远程医疗的需求更高，因此，远程 ICU 指挥中心可能建立在重症医生已经短缺的地区。正因如此，远程医疗项目可能存在人员招聘困难的问题。为了克服这一挑战，一些远程 ICU 项目通过在位于大型城市中心的地区建立枢纽来分散其项目，这些地区可以更容易地招聘和（或）利用时区差异的远程 ICU 人员。

设计新型远程 ICU 项目的最佳实践案例研究

多项研究表明，远程 ICU 项目可以改善临床结局，包括死亡率和住院时间[5,6,12,33,34]。然而，正如我们已经提到的，很难对远程医疗干预措施进行定义并衡量其效果。在本节中，我们不能提供关于最有效的 ICU 远程医疗方案的信息，但我们提出了具有独特特点的远程 ICU 方案：①一项没有专有远程医疗软件和成本极低的远程医疗方案；②为不同地区提供服务的自建远程医疗方案；③马萨诸塞大学的 ICU 远程医疗项目。

一项没有专有远程医疗软件和成本极低的远程医疗方案

明尼苏达州费尔维尤卫生系统创建了自己的 ICU 远程医疗方案，在明尼苏达大学医学中心设立了一个指挥中心，为 5 家医院的 54 张 ICU 床位提供远程医疗支持[3]。在其他医院没有重症医生的时期，创建者使用明尼苏达大学医学中心的全天候重症医生，为非现场 ICU 提供支持。没有使用远程 ICU 专有软件或外部供应商，但所有医院共享相同的 EMR，采用"现成"技术。这些因素使该项目的实施和第一年的运营成本从每张 ICU 病床[3]平均 7 万～8 万美元降至 4.5 万美元[38]。指挥中心始终有一名远程 ICU 护士在场，在非高峰期执行质量改进项目。每张 ICU 病床的年度运营成本仅为 2.3 万美元。尽管该项目对 ICU 结果的影响尚未公布，但与远程医疗实施前的死亡率相比，远程医疗实施后一年的未调整死亡率较低。远程医疗项目还有助于统一卫生系统内所有 ICU 的实践。

自建远程医疗方案

叙利亚美国医学会创建了真正的先驱式远程医疗项目，旨在在叙利亚持续冲突期间为叙利亚医院提供支持[39]。该项目于 2012 年启动，几乎没有运营成本。最初，创建者是在美国和加拿大执业的医生，他们使用笔记本电脑、免费社交媒体和通讯应用程序（如 Skype 和 Viber）等日常技术软件为一家叙利亚医院提供远程医疗服务支持。远程重症医生主要是无偿参与该项目的呼吸科和重症医生。后来，他们以 200 美元的价格购买了基于网络的商业 EMR，并将该项目扩展到更多医院。2015 年，叙利亚美国医学会获得了 85 万美元的赠款，用于扩大叙利亚的 ICU 容量，其中包括扩展远程 ICU 项目。

马萨诸塞大学的 ICU 远程医疗项目

当然，在设计远程 ICU 项目[5,12]的案例研究中，马萨诸塞大学的 ICU 远程医疗项目是不可或缺的一个例子。这个项目可能是美国研究和引用最多的项目，其项目模式已被证明可以改善包括死亡率和 ICU 住院时间在内的临床结局。该项目的有效性不仅基于最佳护理实践的依从性，还基于针对生理紊乱进行及时的远程ICU 干预[12]。

参 考 文 献

1. Lilly CM, McLaughlin JM, Zhao H, Baker SP, Cody S, Irwin RS. A multicenter study of ICU telemedicine reengineering of adult critical care. Chest. 2014;145:500–7.
2. Nassar BS, Vaughan-Sarrazin MS, Jiang L, Reisinger HS, Bonello R, Cram P. Impact of an intensive care unit telemedicine program on patient outcomes in an integrated health care system. JAMA Intern Med. 2014;174:1160–7.
3. Fortis S, Weinert C, Bushinski R, Koehler AG, Beilman G. A health system-based critical care program with a novel tele-ICU: implementation, cost, and structure details. J Am Coll Surg. 2014;219:676–83.
4. Sadaka F, Palagiri A, Trottier S, Deibert W, Gudmestad D, Sommer SE, Veremakis C. Telemedicine intervention improves ICU outcomes. Crit Care Res Pract. 2013;2013:456389.
5. Lilly CM, Cody S, Zhao H, Landry K, Baker SP, McIlwaine J, Chandler MW, Irwin RS, University of Massachusetts Memorial Critical Care Operations Group. Hospital mortality, length of stay, and preventable complications among critically ill patients before and after tele-ICU reengineering of critical care processes. JAMA. 2011;305:2175–83.
6. Kahn JM, Le TQ, Barnato AE, Hravnak M, Kuza CC, Pike F, Angus DC. ICU telemedicine and critical care mortality: a national effectiveness study. Med Care. 2016;54:319–25.
7. Barry ME, Hochman BR, Lane-Fall MB, Zappile D, Holena DN, Smith BP, Kaplan LJ, Huffenberger A, Reilly PM, Pascual JL. Leveraging telemedicine infrastructure to monitor quality of operating room to intensive care unit handoffs. Acad Med. 2017;92:1035–42.
8. Collins TA, Robertson MP, Sicoutris CP, Pisa MA, Holena DN, Reilly PM, Kohl BA. Telemedicine coverage for post-operative ICU patients. J Telemed Telecare. 2017;23:360–4.
9. Michael RM. Benefits of tele-ICU management of ICU boarders in the emergency department. HIMSS17 Annual Conference Education Sessions. 2017. https://www.himssconference.org/sites/himssconference/files/pdf/309_0.pdf
10. Mullen-Fortino M, Sites FD, Soisson M, Galen J. Innovative use of tele-ICU in long-term acute care hospitals. AACN Adv Crit Care. 2012;23:330–6.
11. American Telemedicine Association. Guidelines for tele-ICU operations. 2014. http://www.learnicu.org/SiteCollectionDocuments/Guidelines-ATATeleICU.pdf
12. Hawkins HA, Lilly CM, Kaster DA, Groves RH Jr, Khurana H. ICU telemedicine comanagement methods and length of stay. Chest. 2016;150:314–9.
13. Moeckli J, Cram P, Cunningham C, Reisinger HS. Staff acceptance of a telemedicine intensive care unit program: a qualitative study. J Crit Care. 2013;28:890–901.
14. Breslow MJ. Remote ICU care programs: current status. J Crit Care. 2007;22:66–76.
15. Huffenberger AM, Martin ND, Wiliiam Hanson C III. Telemedicine for the intensive care unit. In: Kaplan LJ, Martin ND, editors. Principles of adult surgical critical care. Cham: Springer; 2016.
16. Rincon TA, Manos EL, Pierce JD. Telehealth intensive care unit nurse surveillance of sepsis. Comput Inform Nurs. 2017;35:459–64.
17. Ruesch C, Mossakowski J, Forrest J, Hayes M, Jahrsdoerfer M, Comeau E, Singleton M. Using nursing expertise and telemedicine to increase nursing collaboration and improve patient outcomes. Telemed J E Health. 2012;18:591–5.
18. Olff C, Clark-Wadkins C. Tele-ICU partners enhance evidence-based practice: ventilator weaning initiative. AACN Adv Crit Care. 2012;23:312–22.
19. Garland A, Gershengorn HB. Staffing in ICUs: physicians and alternative staffing models. Chest. 2013;143:214–21.
20. Larinkari S, Liisanantti JH, Ala-Laakkola T, Merilainen M, Kyngas H, Ala-Kokko T. Identification of tele-ICU system requirements using a content validity assessment. Int J Med Inform. 2016;86:30–6.
21. Cruz M, Cruz RF, Krupinski EA, Lopez AM, McNeeley RM, Weinstein RS. Effect of camera

resolution and bandwidth on facial affect recognition. Telemed J E Health. 2004;10:392–402.

22. Liu WL, Zhang K, Locatis C, Ackerman M. Internet-based videoconferencing coder/decoders and tools for telemedicine. Telemed J E Health. 2011;17:358–62.

23. Lilly CM, Fisher KA, Ries M, Pastores SM, Vender J, Pitts JA, Hanson CW 3rd. A national ICU telemedicine survey: validation and results. Chest. 2012;142:40–7.

24. Friedman LN, Halpern NA, Fackler JC. Implementing an electronic medical record. Crit Care Clin. 2007;23:347–81.

25. Adcock AK, Kosiorek H, Parich P, Chauncey A, Wu Q, Demaerschalk BM. Reliability of robotic telemedicine for assessing critically ill patients with the full outline of UnResponsiveness score and Glasgow coma scale. Telemed J E Health. 2017;23:555–60.

26. Reynolds HN, Rogove H, Bander J, McCambridge M, Cowboy E, Niemeier M. A working lexicon for the tele-intensive care unit: we need to define tele-intensive care unit to grow and understand it. Telemed J E Health. 2011;17:773–83.

27. Yoo SK, Kim DK, Kim JC, Park YJ, Chang BC. Implementation of a large-scale hospital information infrastructure for multi-unit health-care services. J Telemed Telecare. 2008;14:164–6.

28. Hoonakker PL, Carayon P, McGuire K, Khunlertkit A, Wiegmann DA, Alyousef B, Xie A, Wood KE. Motivation and job satisfaction of tele-ICU nurses. J Crit Care. 2013;28:315. e313–21.

29. Thompson DR, Hamilton DK, Cadenhead CD, Swoboda SM, Schwindel SM, Anderson DC, Schmitz EV, St Andre AC, Axon DC, Harrell JW, et al. Guidelines for intensive care unit design. Crit Care Med. 2012;40:1586–600.

30. Rogove H, Stetina K. Practice challenges of intensive care unit telemedicine. Crit Care Clin. 2015;31:319–34.

31. Lilly CM, Cody S, Zhao H, Landry K, Baker SP, McIlwaine J, Chandler MW, Irwin RS. Hospital mortality, length of stay, and preventable complications among critically ill patients before and after tele-ICU reengineering of critical care processes. JAMA. 2011;305:2175–83.

32. Wilcox ME, Adhikari NK. The effect of telemedicine in critically ill patients: systematic review and meta-analysis. Crit Care. 2012;16:R127.

33. Fortis S, Sarrazin MV, Beck BF, Panos RJ, Reisinger HS. ICU telemedicine reduces interhospital ICU transfers in the Veterans Health Administration. Chest. 2018;154:69.

34. Lilly CM, Motzkus C, Rincon T, Cody SE, Landry K, Irwin RS. ICU telemedicine program financial outcomes. Chest. 2017;151:286–97.

35. Thomas EJ, Lucke JF, Wueste L, Weavind L, Patel B. Association of telemedicine for remote monitoring of intensive care patients with mortality, complications, and length of stay. JAMA. 2009;302:2671–8.

36. Fortis S, Nassar BS, Resinger HS. Does size matter in ICU telemedicine? Chest. 2017;151:946.

37. Wilkes MS, Marcin JP, Ritter LA, Pruitt S. Organizational and teamwork factors of tele-intensive care units. Am J Crit Care. 2016;25:431–9.

38. Kumar G, Falk DM, Bonello RS, Kahn JM, Perencevich E, Cram P. The costs of critical care telemedicine programs: a systematic review and analysis. Chest. 2013;143:19–29.

39. Moughrabieh A, Weinert C. Rapid deployment of international tele-intensive care unit services in war-torn Syria. Ann Am Thorac Soc. 2016;13:165–72.

第 7 章　ICU 中远程医疗技术的应用

Christian D. Becker，Mario Fusaro，Corey S. Scurlock

引言

在决定实施远程 ICU 服务后，必须开始规划将远程医疗技术整合到 ICU 中。这个过程涉及诸多因素，需要做大量准备工作，并且需要多学科联合。一个常见的错误是将这一工作仅仅交由信息技术（IT）和行政人员负责。远程 ICU 和床旁 ICU 的临床项目负责人都必须参与远程 ICU 各种形式的操作、整合和设计，以取得项目的全面成功。此外，行政部门的支持也至关重要，必须在服务开始前就项目目标和"价值"达成一致。远程 ICU 投入使用后，临床项目负责人必须仔细审查，并在必要时根据输出指标修订协议（工作流程），不断寻找改进空间和新的机会，为远程 ICU 增加效益。本章末介绍了一个案例，在该案例中，远程 ICU 的设计与成熟的商业原则相结合，取得了临床和运营上的成功。

远程 ICU 模式

远程 ICU 提供服务的两种常用模式为持续监测模式（continuous monitoring model，CMM）和虚拟会诊模式（virtual consultant model，VCM）[1]。CMM 是一种主动监护方式，通过不断向由护士、医生和文职人员协作组成的团队提供完全整合好的患者生命体征、实验室检测结果、警报和药物信息，他们可与床旁团队进行视听交流，从而加强对患者的诊疗。这种方式对于主动监测、结果数据收集、过程改进和智能决策非常重要。偶发 VCM 是一种可响应模式，利用视听设备实现远程会诊，而不会主动监测患者的数据。在这种模式中，一般由临床医生借用技术独立完成，无须辅助人员。不像 CMM 的高强度监测，VCM 在按需提供认知支持方面非常有用。此外，这种模式也有助于促进出院计划的实施[2,3]。这两种模式之间的最大区别是 CMM 的持续实施成本要高得多。VCM 通常用于规模较小的医疗中心，如乡村医院，而 CMM 用于整合医疗服务网络（IDNs）。

主要的 CMM 远程 ICU 供应商为飞利浦、塞纳公司和 iMDSoft®。著名的 VCM 供应商包括 InTouchHealth®、Avizia®、Yorktel® 和飞利浦等。通过手机或平板电脑提供远程医疗服务的模式也变得更加普遍，有几家公司按需提供移动虚拟办公室访问平台。一些机构已经使用多个供应商的组合平台来实施远程 ICU 服务[4]。不同平台的选择取决于机构的临床需求、项目目标、财务状况和机构规模。

远程 ICU 的结构设计

远程 ICU 的布局设计应该涉及多学科合作，不仅包括架构和技术团队的成员，也包括临床工作人员。远程 ICU 的设计应便于远程 ICU 多学科团队成员之间的交流，这是至关重要的，并且从一开始就应该收集临床医生的意见，最大限度地减少前期沟通和信息交流障碍，这样项目在启动后将取得显著成效。此外，还可建立可视化仪表板，显示团队目标、临床数据等，以便远程 ICU 人员清楚地查看每日情况。最后，在远程 ICU 实施过程中，关注工作人员人体工程学和预防重复性使用损伤及眼疲劳等细节也很重要。

技术整合

远程 ICU 具备多项功能，如视听通信、生命体征/注意事项/实验室/警报、医嘱输入和临床预测工具等，这些都是最大限度发挥其作用的必要条件。实现远程 ICU 技术整合的最有效方法取决于现有医院系统。现有医院的 EMR 可以在不同程度上与远程 ICU 系统完全整合，但是在某些情况下，完全整合可能是不必要的。在都使用卫生信息交换标准（HL7）的情况下，技术系统之间能相互通信。在决定使用平台之前，需要在规划过程中确定远程 ICU 的哪些功能对于机构最有利[5]。

界面

建议对现有 EMR 进行近乎完全的整合，以实现远程 ICU 的最大效用。如上所述，HL7 接口的构建包括以下几种：

（1）检测结果界面。

（2）生命体征界面。

（3）用药界面。

（4）注意事项输出界面。

（5）医嘱输入界面。

这些界面通常用于连接远程医疗软件和 EMR。它们的准确性和可靠性是帮助远程医疗团队提高价值和效率的关键因素。生命体征警报、药物剂量指南和检测指标警报完全取决于是否能够访问这些输入信息。医院 EMR 和远程 ICU 平台间的生命体征交互对于 CMM 而言至关重要，因为持续的生命体征数据流可用于构建风险调整模式，生成病理生理警报，并为质量改进数据库提供信息。完全整合

是一种理想情况，现实不一定可行，但可以同时使用备选平台。由于大多数远程
ICU 平台都有文档管理器和医嘱输入，因此机构必须权衡使用此平台与继续使用
现有平台的利弊。尽管应该尽量减少重复记录，但患者的某些注意事项可能会受
益于跨系统的冗余，从而促进转出 ICU 流程。

成像

成像客户端的集成通常包括将临床决策快捷键链接到本地放射学软件上。由
于需要医护人员解读放射图像，远程 ICU 软件很少在其算法中使用实际图像，因
此无须完全集成。

附属设备

所有设备包括个人设备、外围设备等都应遵守机构的 IT 政策并符合 HIPAA
标准。提供服务的临床医生必须确保，如果使用个人设备，则这些设备安装了机
构认为必要的最新安全补丁[6]；如果使用移动设备，则必须启用密码或其他数字
安全设置，并且超时时间小于 15 分钟。移动设备还应具备国家认可的点对点加密
功能，有持续的维护计划，并符合当前的感染控制标准。通常，在诊疗中使用外
围设备可进行有关远程 ICU 的一些数据输入补充。如果需要使用这些设备，则必
须通过强大的 IT 支持实现集成。这些设备通常很难与远程 ICU 的软件集成，也
不存在通过潜在认知协同实现的价值。

停机程序

与几乎所有技术一样，应为远程 ICU 制定计划内停机程序和计划外停机程序。
建立这些程序的目的应是确保在发生技术故障、计划内的系统维护或自然灾害时
能继续提供服务。常用的停机程序涉及以下内容：
　　（1）建立具有地理差异的备用中心，避免天气带来的影响。
　　（2）系统故障时恢复通话。
　　（3）技术故障时启用床旁人员。
这些工作流程应与机构的应急计划部门合作建立，因为它们有着相似的目标。

其他 IT 考虑因素

为了达到最佳的视听清晰度和维护患者安全，医院或诊疗机构必须使用最佳
带宽支持远程医疗软件。这不仅需要临床团队的投入，还需要生物医学和 IT 团队
的投入。确定了支持最佳视听性能的最小带宽后，应分析每个终端，以确保其符
合这些规范。随着数字化诊疗和混合诊疗的发展，医疗 IT 主管在设计远程医疗项
目时，不仅要考虑目前的带宽需求，还应该考虑 3 年后的带宽需求，这对于项目
的可扩展性和长期发展至关重要。

在系统投入使用后，可利用该技术进行定制以最大限度地提高远程 ICU 的效益。以前曾开展过远程多学科查房以改善呼吸机的使用情况，包括缩短呼吸机使用时间、提高呼吸机治疗的依从性和降低 ICU 死亡率[7]。远程 ICU 会诊在国际上也得到了应用，通过会诊对连体婴儿进行了多学科初步评估，最终成功进行了分离手术[8]。在饱受战争蹂躏的叙利亚也实施了远程 ICU 查房，聘用了美国和欧洲医生协助 ICU 诊疗[9]。

临床整合

在考虑了远程 ICU 的技术整合问题之后，所有重心都必须转向临床整合。因为涉及交涉策略和前瞻性思维，临床整合通常比技术整合更难。鉴于远程 ICU 需要大量的前期投资，必须注意确保建立关键设计要素，以便最大限度地发挥其价值潜力。

实施隐患

在实施远程 ICU 时，有几个因素与实施成功与否有关[10]。其中包括：

（1）床旁 ICU 团队参与设计和实施。

（2）在推广前获得医护人员的支持。

（3）远程临床医生定期访问 ICU。

（4）就临床实践达成一致。

（5）床旁和远程 ICU 医护人员定期开展会议。

（6）对性能数据进行多学科审查。

（7）床旁多学科查房。

其他研究已经证明，远程 ICU 的成功可能需要配备高密度的专业人员，他们具备干预患者诊疗的能力[11,12]。此外，研究还发现，远程 ICU 项目的失败与缺乏强有力的医疗领导有关[13]。在考虑远程 ICU 的临床集成时，工作流程的设计既需要考虑最大限度地减少临床服务的中断，又需要专注于通过诊疗标准化、实施临床实践、会诊服务和休班人员的支持来实现远程 ICU 的最大化增效。建议在初步成功的基础上采用循序渐进的方式完成整合。

工作流程再设计

远程 ICU 开始运行后，就必须不断检查工作流程以确定是否实现最大价值。由于实施远程 ICU 会生成大量的操作数据，非常适合流程改进项目（精益六西格玛等方法）和标准化方法。在一项大型多中心研究中，Lilly 表示，在患者转入 ICU后 1 小时内，远程重症医生对患者病历进行检查能缩短住院时长和降低风险调整后死亡率[13]。因为缩短住院时长和降低死亡率是我们服务的两个核心目标，在该研究发表后，我们的远程 ICU 专门重新设计了工作流程以满足这个 1 小时指标。对结合了电子 ICU 和床旁 ICU 人员反馈的定期协作工作流程进行再评估，可实现对现有工作流程的持续改进。

远程 ICU 的接受度

起初，远程 ICU 床旁护理人员会有些犹豫，但随着信任关系的建立，护理人员的满意度会提升[14]。一项研究远程 ICU 覆盖率的荟萃分析发现，护理人员的总体接受度很高，大多数远程 ICU 标准化 Likert 量表[10]的评分为 4.2～4.5。此外，住院医生在接受调查时表示，他们希望在培训后体验某种形式的远程 ICU[2]。有关患者家庭成员接受度的数据表明，绝大多数人认为远程 ICU 有益于患者的整体诊疗[2,10]。他们提出的关于远程 ICU 的最常见问题涉及如何保护患者隐私、如何加强诊疗，以及技术如何进行运作[15]。大多数与患者家属的接触发生在患者入院过程中。一项远程机器人研究报道，患者家属对在"非工作"时间能更多地联系到医生及患者能够及时出院表示满意[2,3]。

远程 ICU 实施指南

ATA 根据已公开的临床实践资源[6]为远程 ICU 的实施提供指导。指南在任务制定、临床实践和效能改进方面提出了相关建议，建议远程 ICU 初始规划阶段建立一个共同愿景。密切相关的各方包括护理人员、远程 ICU 和床旁重症医生、医院管理人员、供应商和远程 ICU 支持人员。远程 ICU 是一个协作过程，可以根据机构的需求定制[5]。必须为远程 ICU 的架构和功能制订多学科计划，然后将该愿景传达给所有相关方。此外，建议让远程 ICU 领导者参与关键决策讨论，并在必要时具有改变决策的权力。

ATA 还对财务责任、结构化工作流程和质量/结局评估方面的持续运营提出了建议。这些建议包括制定运营预算，包括与人员、硬件/软件许可、物资和房地产相关的前期和重复性成本。预算还应反映成本的预期变化。此外，还应根据付款人报销、补助和上级医疗保健系统的缴款来建立收入预测。其他收入来源可通过在医院系统外扩展远程 ICU 服务来实现。

工作流程协议的建立应以提供循证、高质量和一致的诊疗为目标。工作流程应能提供逐步指导，解决工作中出现的常见和意外问题，可能包括进行主动监测以发现患者生理状况、药物治疗或紧急危险中被忽视的问题。其他的工作流程可能会列明当系统警报检测到患者的异常或存在常规技术问题时应采取的解决步骤。

虽然工作流程有助于确保诊疗标准化，但结局报告和反馈对于评估各种质量改进策略的效果至关重要，这有助于确保在控制成本的同时提供以患者为中心的高质量诊疗。ATA 建议在循证实践的基础上建立与机构利益相关的重要指标。然后应遵循这些指标并向相关方报告，以便实施反馈机制，从而加强实践和章程，改善结局。这些建议应符合实际和理论需要。

行政支持

正如远程 ICU ATA 指南所述,执行团队和临床领导层应该对远程 ICU 及其在加强重症诊疗服务的作用方面建立共同的愿景[6]。行政人员的主要职责包括:

(1)在整个医疗系统中传达这一愿景。

(2)将远程 ICU 的临床负责人安排在影响决策的重要板块。

考虑到建立和维护远程 ICU 的资金成本,管理团队决策的关键要素是投资回报率(ROI)和项目的可持续性[16]。目前,Medicare 对远程 ICU 医疗服务的报销仅限于农村区域[17],商业保险报销根据各州法律和保险政策而有所不同。因此,必须在建立项目时定义其他财务价值指标,包括但不限于以下内容:

(1)改进基于价值采购部分的质量指标。

(2)减少 ICU 的护理缺失。

(3)降低重症医生和护士的流动率。

(4)降低全系统 ICU 患者的转运成本。

(5)节省与诊疗标准化相关的成本。

(6)节省与缩短 LOS 相关的成本。

(7)节省与减少诉讼相关的成本[13]。

(8)市场的战略定位。

最近一项对某学术医疗中心 834 张床位、51 203 例患者进行的为期 10 年的纵向研究表明,远程 ICU 与床位管理中心相结合,令该学术医疗中心的 7 个成人 ICU 收益增加了 5270 万美元[18]。大部分收益来自新增的 1829 个病例。由于床位管理中心能够减少 LOS,这些增量患者能够在医院现有的 ICU 中流动。如果不是因为该项目,该医疗中心将不得不另外增设 25 张 ICU 床位,预计支出为 3000 万~6000 万美元。

虽然远程 ICU 项目的收益甚多,但在项目开发过程中定义 3~4 个主要收益,并在开始实施项目之前与行政团队从这些收益出发塑造共同愿景也非常重要。以这些收益作为项目的目标是关键所在。衡量和报告这些指标是远程 ICU 领导团队的重要职责,也是整个项目成功的关键。

远程 ICU 成功案例研究

为清晰阐明上述所讨论的有关远程 ICU 成功整合的各种概念和构建模块,接下来将重点介绍一些成功的远程 ICU 临床标准诊疗实践,以及实际针对远程 ICU 人员自身效用的流程改进举措。至少在初期,远程 ICU 对现有组织结构来说是一种潜在的颠覆性技术。因此，对于任何支撑远程 ICU 的质量和流程改进举措，我们都密切遵循科特（Kotter）的"领导变革"原则[19]（图 7.1）。

1. 树立紧迫意识
2. 组建强有力的领导团队
3. 设计愿景战略
4 沟通变革愿景
5. 授权赋能
6. 积累短期胜利
7. 促进变革深入
8. 将成果融入文化

图 7.1　科特的"领导变革"八步骤

重症监护存在一个基本共识，即需要提供一致的临床实践，其中包括五个具有公认临床证据的核心实践：

（1）肺保护性机械通气。

（2）输血操作。

（3）静脉血栓形成的预防。

（4）应激性溃疡的预防。

（5）血糖控制。

在实施远程 ICU 服务之前，美国纽约州瓦尔哈拉威彻斯特医疗中心调查了各种亚专科 ICU（创伤科、外科、内科、心脏科、心胸外科、神经科、烧伤科和混合医学/外科）现有的临床实践方法，发现不同亚专科 ICU 之间存在较大的实践差异。因此，我们树立了紧迫意识，从而标准化临床实践（步骤 1）。接下来，召集了所有 ICU 的多学科临床领导（步骤 2），就临床实践的标准和目标达成共识（步骤 3），并向所有团队成员传达该共识（步骤 4 和步骤 5）。在远程 ICU 投入使用后，收集绩效数据，并且每个季度对每个单独的 ICU 及整个系统进行了效能评估。效能评估包括多学科诊疗团队的主要利益相关者及行政管理领导人员（步骤 4～7）。因此，他们建立了协作工作流程，告知床旁诊疗团队缺少哪些临床实践内容。此外，远程重症医生负责通过与各个床旁团队积极协作来确保遵守临床实践。如未能提供既定的最佳临床实践疗法，则进行根本原因分析，确定工作流程在哪方面出现了问题。

季度绩效评估使各个 ICU 利益相关者能够将各自 ICU 的绩效与系统中所有其他匿名 ICU 的绩效进行比较，从而产生紧迫感和竞争感，进而促进变革和流程改进。表彰表现优异者，并让他们与表现欠佳的人员分享其远程 ICU 和床旁 ICU 合作成功的经验，表现欠佳的人员能从中受益（步骤 4～7）。根据相关的 ICU 诊疗特点，对远程 ICU 和不同亚专科床旁 ICU 之间的协作进行个性化设计，最大限度地发挥远程 ICU 与床旁 ICU 协作的价值（步骤 5 和步骤 6）。为了能够有效地评估大量的相关绩效数据，并有效显示数据随时间变化的趋势，研究者创建了直观的视觉动态图表，该图表能够在 ICU 之间以不同的指标组合随时进行比较（步骤 8）。例如，我们创建了一个动态图表，描绘了静脉血栓栓塞症（VTE）预防的依从性（x 轴）与应激性溃疡预防（SUP）的依从性（y 轴）（图 7.2）。利用这一新型绩效评估系统，能够逐步将 VTE 和 SUP 的依从率提高到 100%（步骤 7 和步骤 8）。

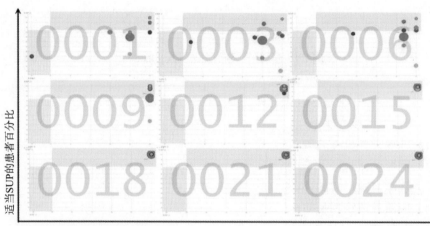

图 7.2　临床实践动态图的 9 幅截图，显示了 VTE 预防的依从性（x 轴）与 SUP 的依从性（y 轴）[远程 ICU 支持的第 1、3、6 个月（上面一行），远程 ICU 支持的第 9、12、15 个月（中间一行），远程 ICU 支持的第 18、21、24 个月（下面一行）]。月份由图表背景中显示的大数字表示。每个 ICU 用一个单独的彩色圆点表示。点的大小与该季度入院的患者数量相对应。x 轴表示适当 VTE 预防的患者百分比。y 轴表示适当 SUP 的患者百分比。临床实践有 95% 以上依从率的 ICU 位于绿色象限中。两种临床实践中任意一个要求未达标的 ICU 位于图中的白色区域，SUP 和 VTE 预防方面均未达标的 ICU 位于红色象限中。动态图使得用户能够直观地看到每个单独的 ICU 和医疗保健系统 ICU 作为一个整体（最大点）的性能随时间的变化。该图表还使用户能够以匿名方式比较不同 ICU 的绩效。第 1 个月和第 3 个月的图表（左上和中上）显示了在实施任何远程 ICU 工作流程干预之前系统 ICU 的基线分布。第 6 个月到第 24 个月显示了 eICU 和 ICU 协作干预的效果。在每个季度初（第一年的第 4、7 和 10 个月，第二年的第 13、16、19 和 22 个月），对每个 ICU 的利益相关者进行绩效考核。从第 6 个月开始，系统 ICU 开始向绿色象限收敛。值得注意的是，在第 18 个月和第 24 个月之间，由于所有 ICU 都达到了 100%/100% 标记，因此没有改善空间。需要继续进行 eICU 和 ICU 协作的绩效考核和额外警示措施，以确保效果能够持续（请注意：图表的动态变化无法打印下来实现完全可视化，截图格式用于替代动态运动）

如上所述，在远程 ICU 操作方面，有令人信服的证据表明，远程 ICU 在新患者入住 ICU 的第一个小时内对患者进行包括全面视听在内的评估检查，能够降低死亡率和 LOS[13]。与临床实践方法类似，我们创建了可视化工具来评估远程 ICU

护理人员和医务人员对新 ICU 患者检查的及时性。处理后的远程 ICU 系统的操作数据能显示从入院到第一次视频的平均时长（x 轴），以及第一次视频沟通的平均时长（y 轴）（图 7.3）。对远程 ICU 团队整体及团队成员个人的迭代绩效考核再次用来逐步提高绩效。基于初始视频评估时间（A 板块远程 ICU 护士，D 板块远程重症医生），我们调整了最初的患者入院流程，使远程 ICU 能够更快地评估新入住的 ICU 患者。迭代绩效考核和流程的进一步优化，能大幅缩短远程 ICU 护士和医生的视频评估时间，使其在实践规定的时间范围内完成（C 板块和 F 板块）。

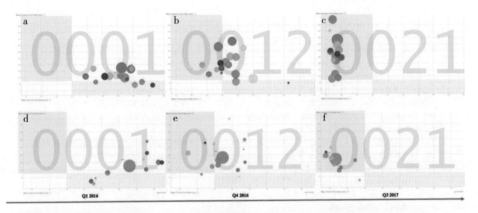

图 7.3　2016 年第一季度（a、d，研究期的第 1 个月，在图表背景里用 0001 表示）、2016 年第四季度（b、e，研究期的第 12 个月，在图表背景里用 0012 表示）和 2017 年第三季度（c、f，研究期的第 21 个月，在图表背景里用 0021 表示）中 eICU 护士（a～c）和 eICU 医师（d～f）首次视讯平均时长（FVD）（y 轴）与等待首次视讯平均时长（TTV）（x 轴）的关系。绩效目标由绿色象限表示，代表进入 ICU 后及时（< 60 分钟）和全面（> 90 秒）的视频检查。每个 eICU 的医护人员用一个点表示［（护士在上行（a～c），医生在下行（d～f）］。点的大小与每季度的视频沟通次数相对应。a～c 为 2016 年第一季度 eICU 护士分布情况，a 显示 TTV 的变化大于 FVD。经过反复的绩效考核，所有护士的 TTV 均有所改善（b）。根据进一步的团队和个人绩效考核，2017 年第三季度所有护士都开始对新入院患者在进入 ICU 后 20 分钟内进行检查（c，绿色象限）。2016 年第一季度 eICU 医师分布（d）显示 TTV 和 FVD 均存在差异，并分为两组：第一组主要为及时但短时间的视频交流（图中左下区域），另一组主要是延迟但全面的视频交流（图中右上区域）。在反复绩效考核后，面板（e）显示平均 TTV 减少，平均 FVD 增加，在进一步的 QPRs 之后，2017 年第三季度进程进一步加快，医护人员之间的差异缩小，医生能够始终及时、全面地进行视频检查（f，绿色象限）（请注意：运动图表的动态变化无法打印下来实现充分可视化，截图格式用于替代动态运动）

　　总体而言，需要强调的是，正如 Lilly[13]所发现的那样，科特"领导变革"的大多数步骤的基本要求是及时使用绩效数据。绩效数据必须经过仔细审核，确保数据完整性并优化数据呈现方式，以达到最佳效果。

　　数据的完整性将使绩效考核和质量改进讨论的重点放在如何改进绩效和提高临床诊疗质量上，而不是讨论本身所依据的数据上。

参 考 文 献

1. Ramnath VR, Ho L, Maggio LA, Khazeni N. Centralized monitoring and virtual consultant models of tele-ICU care: a systematic review. Telemed J E Health. 2014;20:936–61.
2. Petelin JB, Nelson ME, Goodman J. Deployment and early experience with remote-presence patient care in a community hospital. Surg Endosc. 2007;21:53–6.
3. Vespa PM, Miller C, Hu X, Nenov V, Buxey F, Martin NA. Intensive care unit robotic telepresence facilitates rapid physician response to unstable patients and decreased cost in neurointensive care. Surg Neurol. 2007;67:331–7.
4. Fortis S, Weinert C, Bushinski R, Koehler AG, Beilman G. A health system-based critical care program with a novel tele-ICU: implementation, cost, and structure details. J Am Coll Surg. 2014;219:676–83.
5. Ries M. Evaluating tele-ICU cost – an imperfect science. Crit Care Med. 2016;44:441–2.
6. Davis TM, Barden C, Dean S, et al. American Telemedicine Association guidelines for teleICU operations. Telemed J E Health. 2016;22:971–80.
7. Kalb T, Raikhelkar J, Meyer S, et al. A multicenter population-based effectiveness study of teleintensive care unit-directed ventilator rounds demonstrating improved adherence to a protective lung strategy, decreased ventilator duration, and decreased intensive care unit mortality. J Crit Care. 2014;29:691.e7–14.
8. Fusaro MV, Becker C, Pandya S, et al. International teleconsultation on conjoined twins leading to a successful separation: a case report. J Telemed Telecare. 2018;24:482–4.
9. Moughrabieh A, Weinert C. Rapid deployment of international tele-Intensive Care Unit services in war-torn Syria. Ann Am Thorac Soc. 2016;13:165–72.
10. Young LB, Chan PS, Cram P. Staff acceptance of tele-ICU coverage: a systematic review. Chest. 2011;139:279–88.
11. Hawkins HA, Lilly CM, Kaster DA, Groves RH Jr, Khurana H. ICU telemedicine comanagement methods and length of stay. Chest. 2016;150:314–9.
12. Thomas EJ, Lucke JF, Wueste L, Weavind L, Patel B. Association of telemedicine for remote monitoring of intensive care patients with mortality, complications, and length of stay. JAMA. 2009;302:2671–8.
13. Lilly CM, McLaughlin JM, Zhao H, et al. A multicenter study of ICU telemedicine reengineering of adult critical care. Chest. 2014;145:500–7.
14. Goran SF. A second set of eyes: an introduction to tele-ICU. Crit Care Nurse. 2010;30:46–55; quiz 56.
15. Jahrsdoerfer M, Goran S. Voices of family members and significant others in the tele-intensive care unit. Crit Care Nurse. 2013;33:57–67.
16. Coustasse A, Deslich S, Bailey D, Hairston A, Paul D. A business case for tele-intensive care units. Perm J. 2014;18:76–84.
17. MedPac. Chapter 8: Telehealth services and the medicare program. *Report to the congress: medicare and the health care delivery system.* 2016:229. Available from: http://www.medpac.gov/docs/default-source/reports/chapter-8-telehealth-services-and-the-medicare-program-june-2016-report-.pdf?sfvrsn=0. Accessed 18 Aug 2018.
18. Lilly CM, Motzkus C, Rincon T, et al. ICU telemedicine program financial outcomes. Chest. 2017;151:286–97.
19. Kotter JP. Leading change. Harvard Business School Press. 1996. Available from: https://www.hbs.edu/faculty/Pages/item.aspx?num=137.

第二部分
远程ICU的质量和成果

第8章　远程ICU的安全性和质量指标：衡量成功的标准

Ramesh Venkataraman，Nagarajan Ramakrishnan

引言

通过远程通信技术，世界远程医疗实现了对患者的远程诊疗。远程医疗应用于ICU已有几十年历史，文献中能找到多个名词术语［如远程ICU、虚拟ICU、移动ICU和电子ICU（eICU）］，它能够优化ICU床位的医生覆盖率。所有这些都意味着由重症医生、护理人员、ICU护士组成的远程团队可以通过视听交流和计算机系统与床旁团队和患者进行实时的双向互动来提供医疗服务。在这一章论述中，我们将使用"远程ICU"这个术语来描述"使用远程医疗提供ICU诊疗"这一概念。

远程ICU的实用性一直在稳步提升，但将此类监护模式添加到现有医疗系统时，需要注意成本和收益问题。本章总结了远程ICU对安全性和质量指标的影响。

远程ICU模式

远程ICU服务的质量和安全性依赖于ICU管理的组织和架构基准，以及提供远程ICU的方式。提供远程ICU的方式存在很大的差异，这种异质性影响了对患者结局和安全性的分析。这些背景变量包括接受远程ICU服务的医院类型（学术型与非学术型）、地理位置（城市与乡村）、病房类型（封闭式或开放式）。还有多种提供远程ICU服务的模式，在研究评估远程ICU质量和安全性时，需要考虑提供服务的模式。因此，在我们讨论远程ICU质量和安全性指标之前，有必要了解提供远程ICU服务的各种模式及其结构。

广义上讲，远程ICU服务可以分为以下几种模式[1]：

（1）可持续性诊疗模式：持续无间断地进行患者监测和护理。

（2）预置诊疗模式：远程专家在预定时间进行定期会诊（如早晨呼吸机撤机巡诊）。

（3）可响应诊疗模式：由警报触发的虚拟远程诊疗。有些模式结合了上述各种模式。上述模式可以通过两种主要结构，即集中式和分散式远程ICU来实现。

在集中式远程 ICU 中，医生、护士和文职人员由"指挥中心"或"监控中心"这个远程实体结构连接到一个或多个设施。在分散式远程 ICU 中，医生和护士可以位于任何有互联网连接的位置，以数字方式监测 ICU 患者，并在需要时提供视听支持[2]。当以分散式方式提供预置型或可响应远程 ICU 服务时，很可能更难改进其质量和安全性。

很明显，一种情景下的数据不能应用到所有远程 ICU。除了所有 ICU 通用的质量和安全性指标外，还需要监测和报告特定环境所需的特定指标，了解所提供的远程 ICU 服务的真正影响（表 8.1）。

表 8.1 远程 ICU 对患者结局的影响

远程 ICU 提高了对临床实践和集束化护理的依从性
对 ICU 和住院时间及死亡率的影响不一致
远程会诊可以改善急性卒中的护理过程
远程会诊提高了对早期脓毒症集束化护理的依从性

远程 ICU 和患者结局

远程 ICU 的实施应能直观地提高患者诊疗的质量和安全性。第一，远程 ICU 可以让没有重症医生的小型乡村 ICU 接受到重症医生的服务。第二，即使在有重症医生的 ICU 中，远程 ICU 也可以提供更长的诊疗服务时间。第三，当采用可持续性诊疗模式时，远程 ICU 可以通过智能警报系统提供主动护理，并及时进行干预。第四，远程 ICU 提供了一个额外的监测作用，有可能捕获到错误，增强对临床实践集束化护理的依从性，提高安全性和质量。第五，远程 ICU 通过增加全天护士和医生人员配置来优化现有诊疗流程[3]。

ATA 指南建议远程 ICU "建立一个符合所有组织、监管或认证要求的系统性质量改进和效用管理流程"[1]。指南建议衡量的质量指标包括有效提供远程 ICU 诊疗所需的行政管理、技术和临床条件。这些指标反过来应用于实施技术、操作和临床变化，反映技术进步、实践准则和新兴临床证据的进步。

远程 ICU 的安全性和质量指标

重症监护协会合作组织（The Critical Care Societies Collaborative）将结局分为三种：以医护人员为中心、以患者为中心和以系统为中心[3,4]的结局，其中患者安全性和医疗质量属于以患者为中心的范畴。尽管在以患者为中心的结局中，死亡占大多数，死亡率也是确定 ICU 干预措施价值的黄金标准，但其他结局也同样重要，也需要进行监测和评估。

问题识别和干预的及时性

提高 ICU 患者医疗质量和安全性的首个合理步骤是及时识别患者的生理异常情况并迅速进行干预，使其恢复正常。尽管主动护理是可持续性远程 ICU 诊疗模式的中心主题，但尚无主要研究探讨在有或没有远程 ICU 的 ICU 中，对患者进行主动和被动诊疗干预的相对比例，以及干预生理异常的反应时间。在一项调查中，只有 6% 的干预措施被用于预防生理不稳定性[5]。然而，在另一项调查中，调查人员发现，远程 ICU 可持续性监测可以识别逐渐恶化的趋势并提供主动护理[6]。在一项大型多中心观察研究中，对新入 ICU 患者在入住后 1 小时内进行复查，并缩短警报反应时间能够改善患者结局，这两点也成为了远程 ICU 的质量衡量指标[7]。

基于循证的集束化护理依从性

集束化护理旨在通过加强持续实施一组有效干预措施来确保患者的治疗效果，改善患者结局。只有在高度遵守所有规定[8]时，集束化护理才会起作用。通常在临床实践中，对实施干预措施的依从性未达到最优。实施干预措施的常见障碍包括人员短缺、工作量增加、床旁护理的时间紧张及对意外情况的抵触。远程 ICU 诊疗可能有助于克服上述诸多障碍。远程 ICU 从本质上提高了患者的医生和护理人员配置比例，并提供了"一双额外的眼睛"以验证集束化护理的所有内容是否按照一致性原则整理和执行。远程 ICU 模式允许医护人员同时执行两个同等重要的并行操作，从而分担工作量并提高时间利用率。当集束化护理的某个特定项目被遗漏时，远程 ICU 团队能够迅速识别并通知床旁团队和（或）得到授权启动干预，从而可以极大地提高护理的依从性。多数远程 ICU 还能无缝捕获数据、审核集束化护理实践的依从性，然后实时向床旁团队报告。这种反馈使相应人员能不断重新评估质量基准，并帮助微调护理流程，持续改进对集束化护理和标准护理的依从性。

许多可靠研究证明，远程 ICU 的实施提高了 ICU 内各种最佳实践的依从性[9-12]。在一项研究中，远程 ICU 项目提高了呼吸机治疗 3 个集束化策略（即床头抬高、深静脉血栓预防和应激性溃疡预防）的依从性[9]。同样，在另一项临床试验中，夜班远程 ICU 药剂师的加入提高了接受每日镇静中断试验患者的百分比[10]。一项研究发现，当远程 ICU 团队得到授权可以进行所有转诊[11]时，及时转诊至器官获取机构的比例从 45% 增至 92%。在一项回顾性研究中，Kalb 评估了基线依从性不同的几家医院中，接受远程 ICU 指导的呼吸机护理查房对肺保护性通气依从性、通气持续时间比（VDR）和 ICU 死亡率的影响。该研究报道，在实施[12]远程 ICU 后的第三季度，依从率稳步上升。更重要的是，随后的两个季度依从率仍持续提高，由远程 ICU 驱动的呼吸机护理查房降低了 VDR 和 ICU 死亡率。远程 ICU 还可以每天对机械通气患者进行两次检查，以符合呼吸机相关性肺炎（ventilator-associated pneumonia，VAP）的集束化护理要求。当集束化护理中的某个部分缺失时，远程重症医生会下达必要指令，或通知床旁专业人员解决这个问题。一项研究指出，当远程 ICU 团队检查所有使用呼吸机的患者是否依从 VAP 集束化护理时，集束化护理依从率增至 99%，VAP 发生率显著降低[13]。

几项研究还评估了远程 ICU 对脓毒症识别和脓毒症集束化护理依从性的效果[13]。Rincon 对 10 家医院 161 张 ICU 病床（36 353 例入院患者）进行了电子筛查，评估了远程 ICU 在确定严重脓毒症真实发病率方面的使用情况[14]，并证实了远程 ICU 能识别更多严重脓毒症患者。研究期间，患者对脓毒症生存指南的依从性显著提高，及时使用抗生素的比例从 55% 增至 74%（$P=0.001$），血清乳酸测量率从 50% 增至 66%（$P=0.001$），≥20ml/kg 的初始液体输注率从 23% 增至 70%（$P=0.001$），中心静脉置管率从 33% 增至 50%（$P=0.001$）。同样，其他研究也证实了对脓毒症集束化护理的总体依从性的提高[15,16]。

死亡率和住院时间

许多研究评估了远程 ICU 服务对关键患者结局（如 ICU 住院时间和死亡率）的影响，研究结果各不相同。结果的差异主要归因于各方面差异，如客户 ICU 的类型、ICU 的基线护理流程、患者的急性生理评分、提供远程 ICU 护理的模式、提供给远程 ICU 团队的权限，以及远程 ICU 接受度和实施水平的差异。

最初的研究是基于小规模的单中心研究，具有明显的局限性。在一项评估远程 ICU 对结局影响的早期研究中，Grundy 证明了远程医疗是一种可行方案，优于电话会诊，提高了教育价值，并改善了护理过程和质量[17]。需要了解的是，在这项研究中，重症医生每天通过小型私立医院和大型大学医疗中心之间的双向视听连接设备进行会诊，提供远程 ICU 诊疗。同样，另一项研究显示，重症医生通过视频会议和计算机数据传输进行管理，16 周之内，ICU 并发症、ICU 住院时间、严重度调整后的 ICU 和住院死亡率，以及 ICU 住院费用均有所降低[18]。所有这些研究都在单一中心开展，没有或只配置了很少的基础重症监护人员，而且使用的是远程 ICU 的预置性诊疗模式。

几项大型研究和荟萃分析似乎表明远程 ICU 覆盖具有重要的临床效益。一项调查了 6000 多例患者（来自 2 家医院 7 个 ICU）的大型单中心研究发现，远程 ICU 干预（与干预前相比）可改善应激性溃疡预防 [96% vs. 83%，优势比（OR）：4.57，95% 置信区间（CI）：3.91～5.77]，预防深静脉血栓形成（99% vs. 85%，OR：15.4，95%CI：11.3～21.1）；降低 VAP 发生率（1.6% vs. 13.0%，OR：0.15，95%CI：0.09～0.23），降低导管相关血流感染率（0.6% vs. 1.0%，OR：0.50，95% CI：0.27～0.93）；降低住院死亡率（OR：0.42，95%CI：0.31～0.52）；减少住院时间（9.8 天 *vs.* 13.3 天，出院风险比 1.44，95%CI：1.33～1.56）[19]。研究持续提供远程 ICU，远程 ICU 重症医生审核新入院患者的所有相关医疗信息，使用实时视频评估患者状况，并在需要时改进入院计划。远程重症医生对患者进行持续监测，迅速对警报做出反应，及时调整诊疗计划，并与床旁团队定期沟通。这项研究报告显示，远程重症医生对夜间入院患者警报的更快响应以及对诊疗计划的调整能够改善结局[19]。

另一项多中心研究表明，接受远程 ICU 诊疗的患者的 ICU 住院率、医院住院时间（LOS）和死亡率显著降低，该研究纳入了美国各地使用预评估和后评估方法的各种类型的 ICU（来自 19 个美国医疗保健系统 32 家医院的 56 个 ICU）[7]。在患者入住 ICU 后 1 小时内，远程重症医生对患者护理的审查、ICU 临床实践的依从性、性能数据的及时使用，以及对警报的更快反应等等都是与护理相关的关键要素，都能够改善结局。最近的一项荟萃分析[20]结合了各种比较远程医疗强化 ICU 护理与传统 ICU 护理的研究，发现远程 ICU 组中，ICU 死亡率较低，相对风险（RR）为 0.83（*P*=0.01）；住院死亡率较低（RR：0.74，*P*=0.02）；平均 ICU LOS 较短，为 0.63 天（*P*<0.0001）。然而，该荟萃分析发现医院 LOS 没有显著降低。Kahn 使用 2001～2010 年的医疗保险索赔数据进行了一项多中心回顾性病例对照研究，以确定远程 ICU 的有效性[21]。在这项研究中，针对调整后死亡率，将 132 家采用远程 ICU 的医院与 389 家未采用远程 ICU 的对照医院进行了比较，其中 1 个病例匹配 3 个对照病例。结果显示采用远程 ICU 的医院死亡率有降低的趋势，且城市医院的效益最大[21]。

尽管多数研究似乎证明了远程 ICU 实施给患者带来了积极结局，但有些研究的结果却大相径庭。一项研究涉及超过 4.1 万例患者（对于 27 家医院 35 个 ICU 进行的 13 项研究），这项大型系统回顾和荟萃分析表明，ICU 死亡率和 ICU LOS 较低，但住院死亡率或医院 LOS 并没有降低[22]。但是，这项研究有几个严重的局限性。首先，所涵盖的 ICU 的类型和基线人员配置模式存在巨大异质性。其次，各中心的远程 ICU 应用不均匀，近一半的中心仅在夜间和周末使用远程 ICU；再次，提供院内死亡率数据的研究数量较少，这使得研究结果不够有说服力。最后，在纳入的研究中，没有对患者病情严重程度进行一致的测量、报告和调整。

另一项多中心前后对照研究发现，即使通过远程 ICU 进行干预，病情严重程度调整后的 ICU 和医院死亡率、ICU 和医院 LOS 并没有显著改变[23]。然而，在病情较重的患者亚组中，远程 ICU 诊疗提高了生存率。但这项研究中的远程 ICU 只覆盖部分时段（仅在早上 7 点至中午 12 点），并且远程 ICU 医护人员得到完整授权进行患者管理的患者覆盖率只有 31%，因此限制了远程 ICU 的有效性。在另一项研究中，远程 ICU 的应用并未改善 ICU、非 ICU 的总死亡率；未降低医院或 ICU LOS；未降低研究中两家社区医院 4000 例患者的住院费用[24]。更重要的是，持续和频繁应用远程 ICU 均没有降低死亡率。患者的基线死亡率较低和远程

ICU 覆盖强度的可变性很可能是该项研究中没有发现潜在积极结局的原因。最后，Nassar 评估了在美国退伍军人事务部（VA）医疗系统内远程 ICU 对医院 LOS、ICU、医院和 30 天死亡率的影响。结果发现远程 ICU 监测和护理对患者结局没有益处[25]。参与的 ICU 在准备采用和实施远程 ICU 方面存在显著差异，这可能会混淆结果。

远程 ICU 和特定患者人群

一致性数据表明，ICU 中的远程医疗干预为特定患者群体提供了重要的临床益处。在一项单中心回顾性研究中，当患者由远程 ICU 重症医生和床旁重症医生共同管理时，与外科重症监护组间歇管理的患者相比，他们出 ICU 的时间更早[26]。在最近一项对军队医院的研究中，外科 ICU 开始启用远程 ICU 服务，导致疾病更严重的患者手术入院率增加[27]。作者推测远程 ICU 使外科医生能把手术服务范围扩大至需要围手术期 ICU 护理的患者，这些患者之前可能已转诊到另一家医院。

远程会诊改善护理流程的另一个领域是急性卒中护理。几项研究确定了远程神经病学会诊有利于提供紧急会诊、确认临床发现、审核神经放射学研究、指导关于溶栓剂对急性缺血性卒中作用的治疗决策等[28-30]。在脓毒症治疗研究中，护理的及时性也有所提高。在一项研究中，当急诊室通过 eICU 手推车连接远程 ICU 时，脓毒症患者首次接受抗生素治疗的时间、乳酸水平检查的依从性及急诊室停留时间均有所改善[31]。直观来看，当特定目标是少数患者人群时，远程 ICU 可能会加强护理流程，因为它允许即时获取专业知识、早期识别预警信号、更短的反应时间和额外的护理服务，审核和纠正护理过程中的任何疏忽。

人员接受度和效用

任何干预措施若想有效，都必须被广泛接受并融入日常实践。采用远程 ICU 将影响改善患者结局的能力，如果未有效采用，反而可能会扰乱护理流程及所提供的诊疗。远程 ICU 培训、床旁人员的理解和期望、感知需求和组织因素（如本地协调资源的可用性）均是影响远程 ICU 实施前接受度的因素[32]。评估员工对远程 ICU 接受度的研究结果各不相同。然而，大部分数据来自提供远程 ICU 护理的研究。一项系统研究评估了 ICU 人员对远程 ICU 应用的接受度，发现尽管在实施前护士都存在犹豫心理，但应用远程 ICU 时的总体接受率很高，平均满意度得分为 4.22～4.53（Likert 量表，评分 1～5 分）[33]。

结论

患者对 ICU 床位的需求不断增加，而与此同时重症医生配置不足[34]。常规 ICU 护理再加上远程 ICU 能利用现有的人力资源最大限度地覆盖 ICU 服务，并提高诊疗的质量和安全性。尽管在任何 ICU 中添加远程 ICU 服务都可以直观地改善护理流程，但一直以来，这种改进均存在挑战。评估远程 ICU 对质量和安全性指标影响的研究似乎主要表明对患者的结局有积极影响。多数研究表明，远程 ICU 对警报的响应速度更快，对临床实践集束化护理的依从性更高，并且在 ICU 住院的时间更短。然而，各研究之间的死亡率收益不一致。高度参与和有权制定并修改诊疗计划的可持续性远程 ICU 诊疗模式似乎最有利于改善患者的结局（表 8.2）。在入住 ICU 1 小时内，重症医生对新入住患者进行检查、对警告和警报的更快速响应、与床旁团队一起对临床表现数据的反复审核、对 ICU 临床实践集束化护理的更高依从性，以及频繁的多学科查房似乎可以改善患者结局。重要的是需要了解，几乎所有评估远程 ICU 对结局影响的研究都有严重的局限性，因为它们要么是单中心研究，要么使用前后对照研究设计，并且 ICU 中的基础人员配置或远程 ICU 诊疗服务模式都是可变的。远程 ICU 的安全性和质量结局因提供的诊疗模式而异，在解释这些研究的结果时必须考虑到这一点。

表 8.2　改善远程 ICU 患者结局的因素

ICU 人员对远程 ICU 模式的接受度；ICU 日间重症医务人员配置
远程 ICU 参与患者诊疗的程度
床旁团队对远程 ICU 建议的实施力度
患者情况的紧急度和复杂度

参 考 文 献

1. Davis TM, Barden C, Dean S, Gavish A, Goliash I, Goran S, et al. American Telemedicine Association guidelines for teleICU operations. Telemed e-Health. 2016;22(12):971–80.
2. Reynolds HN, Bander J, McCarthy M. Different systems and formats for tele-ICU coverage: designing a tele-ICU system to optimize functionality and investment. Crit Care Nurs Q. 2012;35(4):364–77.
3. Kahn JM, Hill NS, Lilly CM, Angus DC, Jacobi J, Rubenfeld GD, et al. The research agenda in ICU telemedicine: a statement from the Critical Care Societies Collaborative. Chest. 2011;140(1):230–8.
4. Venkataraman R, Ramakrishnan N. Outcomes related to telemedicine in the intensive care unit. Crit Care Clin. 2015;31(2):225–37.
5. Lilly CM, Thomas EJ. Tele-ICU: experience to date. J Intensive Care Med. 2010;25(1):16–22.
6. Khunlertkit A, Carayon P. Contributions of tele–intensive care unit (Tele-ICU) technology to quality of care and patient safety. J Crit Care. 2013;28(3):315.e1–315.e12.
7. Lilly CM, McLaughlin JM, Zhao H, Baker SP, Cody S, Irwin RS, et al. A multicenter study of ICU telemedicine reengineering of adult critical care. Chest. 2014;145(3):500–7.
8. Horner DL, Bellamy MC. Care bundles in intensive care. Contin Educ Anaesth Crit Care Pain. 2012;12(4):199–202.
9. Youn BA. ICU process improvement: using telemedicine to enhance compliance and documentation for the ventilator bundle. Chest. 2006;130:226s–C.
10. Forni A, Skehan N, Hartman CA, Yogaratnam D, Njoroge M, Schifferdecker C, et al.

Evaluation of the impact of a tele-ICU pharmacist on the management of sedation in critically III mechanically ventilated patients. Ann Pharmacother. 2010;44(3):432–8.

11. Cowboy EN, Nygaard SD, Robin Simmons JS. Compliance with CMS timely referral and organ procurement impact via tele ICU. Chest. 2009;136(4):15S–b.

12. Kalb T, Raikhelkar J, Meyer S, Ntimba F, Thuli J, Gorman MJ, et al. A multicenter population-based effectiveness study of teleintensive care unit–directed ventilator rounds demonstrating improved adherence to a protective lung strategy, decreased ventilator duration, and decreased intensive care unit mortality. J Crit Care. 2014;29(4):691.e7–691.e14.

13. Ries M. Tele-ICU: a new paradigm in critical care. Int Anesthesiol Clin. 2009;47(1):153–70.

14. Rincon TA, Bourke G, Seiver A. Standardizing sepsis screening and management via a tele-ICU program improves patient care. Telemed e-Health. 2011;17(7):560–4.

15. Patel B, Kao L, Thomas E, Young E. Improving compliance with surviving sepsis campaign guidelines via remote electronic ICU monitoring. Crit Care Med. 2007;35:A275.

16. Ikeda D, Hayatdavoudi S, Winchell J, Rojas A, Rincon T, Yee A. Implementation of a standard protocol for the surviving sepsis 6 and 24 hr bundles in patients with an APACHE III admission diagnosis of sepsis decreases mortality in an open adult ICU: 8. Crit Care Med. 2006;34(12):A2.

17. Grundy BL, Crawford P, Jones PK, Kiley ML, Reisman A, Pao YH, et al. Telemedicine in critical care: an experiment in health care delivery. JACEP. 1977;6(10):439–44.

18. Rosenfeld BA, Dorman T, Breslow MJ, Pronovost P, Jenckes M, Zhang N, et al. Intensive care unit telemedicine: alternate paradigm for providing continuous intensivist care. Crit Care Med. 2000;28(12):3925–31.

19. Lilly CM, Cody S, Zhao H, Landry K, Baker SP, McIlwaine J, et al. Hospital mortality, length of stay, and preventable complications among critically ill patients before and after tele-ICU reengineering of critical care processes. JAMA. 2011;305(21):2175–83.

20. Chen J, Sun D, Yang W, Liu M, Zhang S, Peng J, et al. Clinical and economic outcomes of telemedicine programs in the intensive care unit: a systematic review and meta-analysis. J Intensive Care Med. 2018;33(7):383–93.

21. Kahn JM, Le TQ, Barnato AE, Hravnak M, Kuza CC, Pike F, et al. ICU telemedicine and critical care mortality. Med Care. 2016;54(3):319–25.

22. Young LB, Chan PS, Lu X, Nallamothu BK, Sasson C, Cram PM. Impact of telemedicine intensive care unit coverage on patient outcomes: a systematic review and meta-analysis. Arch Intern Med. 2011;171(6):498–506.

23. Thomas EJ, Lucke JF, Wueste L, Weavind L, Patel B. Association of telemedicine for remote monitoring of intensive care patients with mortality, complications, and length of stay. JAMA. 2009;302(24):2671–8.

24. Morrison JL, Cai Q, Davis N, Yan Y, Berbaum ML, Ries M, et al. Clinical and economic outcomes of the electronic intensive care unit: results from two community hospitals. Crit Care Med. 2010;38(1):2–8.

25. Nassar BS, Vaughan-Sarrazin MS, Jiang L, Reisinger HS, Bonello R, Cram P. Impact of an intensive care unit telemedicine program on patient outcomes in an integrated health care system. JAMA Intern Med. 2014;174(7):1160–7.

26. Collins TA, Robertson MP, Sicoutris CP, Pisa MA, Holena DN, Reilly PM, et al. Telemedicine coverage for post-operative ICU patients. J Telemed Telecare. 2017;23(2):360–4.

27. Van Gent J-M, Davis KL, Henry N, Zander AL, Kuettel MA, Edson T, et al. The initial impact of tele-critical care on the surgical services of a Community Military Hospital. Mil Med. 2018;183:e494–9.

28. Schwamm LH, Rosenthal ES, Hirshberg A, Schaefer PW, Little EA, Kvedar JC, et al. Virtual teleStroke support for the emergency department evaluation of acute stroke. Acad Emerg Med. 2004;11(11):1193–7.

29. Pervez MA, Silva G, Masrur S, Betensky RA, Furie KL, Hidalgo R, et al. Remote supervision of IV-tPA for acute ischemic stroke by telemedicine or telephone before transfer to a regional stroke center is feasible and safe. Stroke. 2010;41(1):e18–24.

30. Silva GS, Farrell S, Shandra E, Viswanathan A, Schwamm LH. The status of telestroke in the United States: a survey of currently active stroke telemedicine programs. Stroke. 2012;43(8):2078–85.

31. Machado SM, Wilson EH, Elliott JO, Jordan K. Impact of a telemedicine eICU cart on

sepsis management in a community hospital emergency department. J Telemed Telecare. 2018;24(3):202–8.

32. Moeckli J, Cram P, Cunningham C, Reisinger HS. Staff acceptance of a telemedicine intensive care unit program: a qualitative study. J Crit Care. 2013;28(6):890–901.

33. Young LB, Chan PS, Cram P. Staff acceptance of tele-ICU coverage: a systematic review. Chest. 2011;139(2):279–88.

34. Angus DC, Kelley MA, Schmitz RJ, White A, Popovich J. Committee on Manpower for Pulmonary and Critical Care Societies (COMPACCS). Caring for the critically ill patient. Current and projected workforce requirements for care of the critically ill and patients with pulmonary disease: can we meet the requirements of an aging population? JAMA 2000;284(21):2762–70.

第9章 ICU 远程医疗能否改善疗效？证据现状

Ricardo Teijeiro，M. Elizabeth Wilcox

引言

迄今为止，指导 ICU 护理质量改进最有说服力的证据与医生专业培训和医疗人员配备有关。ICU 中更低的发病率和死亡率与重症医生现场配备有关[1-4]。然而，美国仅有 10%～20% 的 ICU 配备了专职重症医生[5]。每年有 400 万例患者入住 ICU，占急症护理医院费用的 30%[6]。随着时间的推移，对重症监护服务的需求稳步增长，而重症医生的缺口却在不断扩大[5,7]。我们需要高效的护理方法。据估计，在社区医院全面实施远程医疗可避免每年 5400～13 400 例患者死亡，节约 54 亿美元[8,9]。

了解与远程医疗有关的医学文献

在医学文献中，远程医疗有多种定义。远程医疗是指在医护人员与患者之间存在距离的情况下，通过电子通信交换医疗信息[10]。更具体地说，远程 ICU 能让医护人员（即重症医生）为危重患者提供远程护理。重要的是，在评估文献中远程 ICU 的性能时，必须考虑这些不同的定义。

ICU 人员配置模式类型

（1）封闭式 ICU 模式（高密度医生配置）：强制将每例重症患者的护理责任移交给由重症医生领导的团队，或强制由重症医生进行会诊[1,4]。

（2）开放式 ICU 模式（低密度人员配置）：任何医生都可以收治和护理患者，无须重症医生的参与[1,4]。

（3）分散式远程 ICU：可从远程站点访问一个或多个医疗机构[10]。

（4）集中式远程 ICU：一个中心 ICU 通过远程医疗和远距离监护，为多个远程 ICU 提供医疗护理服务[10]。

远程 ICU 干预类型

（1）主动式：连续患者数据监测，配备计算机生成警报[11]。

（2）高度被动式：连续患者数据监测，无计算机生成的警报[11]。

（3）低度被动式：无连续数据监测[11]。

（4）最小授权：远程 ICU 只能对危及生命的情况进行干预[12]。

（5）完全授权：可干预常规医嘱、治疗计划变更、危及生命的情况[12]。

（6）e-ICU 级别[13]

1）仅在危及生命的情况下启动紧急干预措施。

2）包含第 1 类，并可以启动少量的非紧急治疗（如补充电解质）。

3）包含第 1 类和第 2 类，可以维持现有患者护理计划中的疗法（滴注血管升压药、断开呼吸机）。

4）包含第 1、2 和 3 类，并可以根据需要启动新疗法。

远程 ICU 对患者结局的影响

大多数远程 ICU 研究都采用了前后对照观察设计[12-30]。迄今为止，有一项研究采用了前瞻性阶梯式设计（表 9.1）[22]。截至目前，所有的研究都围绕着一个假设展开，即远程 ICU 的实施将降低 ICU 和医院的死亡率，因为它能及时提供重症医生的评估结果。在评估远程 ICU 影响的研究中，ICU 死亡率通常是主要患者结局（outcome）。次要患者结局包括院内死亡率、在 ICU 内和院内的住院时间（LOS）[14,15,17,18,31]、机械通气率[21]、护理人员满意度、ICU 临床实践的遵守情况[17,20,32]及成本[13,15,32-34]。

主要患者结局

迄今为止，已有 3 项荟萃分析[11,35,36]汇总了 19 组前后对照观察研究的数据，结果喜忧参半。最近，Chen 及其同事报道，远程 ICU 同时降低了 ICU 死亡率（RR 0.83，95%CI：0.72～0.96，$P=0.01$）和院内死亡率（RR 0.74，95%CI：0.58～0.96，$P=0.02$）[35]，而 Young 报道称，远程 ICU 降低了 ICU 死亡率，但并未降低院内死亡率[36]。由于不同研究的效应量不同，可能是技术配置、基础 ICU 特征（即开放式 ICU 或封闭式 ICU）、实施地点的病例组合及干预程度（即授权或全面实施）不同造成了差异。在最初一项远程 ICU 研究中，Vespa 及其同事报道了在神经重症监护室中使用机器人远程呈现技术来缩短医生评估不稳定患者的反应时间[18]。与传统护理［（218±186）分钟］相比，使用机器人远程呈现技术缩短了重症医生对紧急传呼进行面对面响应的时间［（9.2±9.3）分钟］。紧急情况的具体响应时间包括脑缺血[（7.8±2.8 ）分钟 *vs.*（152±85）分钟]和颅内压（intracranial pressure,

ICP）升高 [（11±14）分钟 *vs.*（108±55）分钟] [18]。这一干预措施使值班的重症医生能够更快地对传呼做出反应，从而缩短了 ICU 的 LOS 并降低了成本[18]。

另一种实施方法是在重症医生无法立即到岗的情况下，通过远程 ICU 提供住院会诊。Marcin 及其同事评估了一个地区性儿科远程 ICU 项目，该项目是在一个没有儿科重症医生的乡村成人重症监护室提供实时互动会诊[31]。病情较重的患者会寻求远程 ICU 会诊，家属和医护人员对干预措施的总体满意度很高[31]。鉴于约 40% 的美国医院位于乡村地区（美国心脏协会，American Heart Association，AHA；美国医院概况参考 http://www.aha.org/aha/ resource-center/statistics-and-studies/fast-facts.html.访问日期：2018 年 8 月 25 日），远程 ICU 的全面实施可能会产生广泛影响。在一项对由 15 家医院组成、位于乡村地区且跨多个州的远程 ICU 实施项目的影响进行评估的研究中，规模较小的医院护理质量有所改善，因此转院的患者数量也有所减少[20]。随着病情严重程度评分升高，由于可以更妥善地为病情较重患者提供护理，实际死亡风险保持不变甚至有所降低[20]。值得注意的是，在参与研究的三级医院中，ICU 死亡率、院内死亡率及住院时间都有所下降[20]。

最近，远程 ICU 干预措施的范围有所扩大，除视听监控外，还包括一个数据监控系统。该系统可根据异常生命体征或生命体征趋势发出警报[12-15,23,26]。在这些研究中，每天对患者进行 12～24 小时的连续监测，远程 ICU 的医生、护士和其他人员每隔 1～4 小时对所有监护患者进行巡视，并查看生命体征和化验结果。不过，在这些研究中，现场主治医生（开放式病房）或重症医生（封闭式病房）能够决定远程重症医生的参与程度，从而导致干预饱和度不一。在 Breslow 及其同事的一项研究中，在最初的磨合期，大多数住院医生都选择了 eICU 1 类或 2 类；但在磨合期结束时，大多数都选择了 eICU 3 类或 4 类[15]。为了进一步明确远程 ICU 团队参与决策的程度，Thomas 及其同事对 4 种混合、开放式和封闭式 ICU 模式进行了为期 60 天的研究，结果发现有 1446 份更改护理方案的指令[12]。将封闭式 ICU 和开放式 ICU 进行比较，两种模式每天分别有 5.3 个和 18.5 个指令被启动[12]。在开放式病房中，远程 ICU 团队下达的医嘱中有 26% 被确定为高程度干预措施（如患者病情严重、血流动力学参数不稳定）[12]。Morrison 的一项研究也显示，最初只有 20% 的医生选择了 3 类或 4 类远程 ICU，但在连续实施一段时间后，采用率增至 50%[13]。有趣的是，在同一项研究中，不同实施医院的使用情况也不尽相同。其中一家医院连续选择高程度参与的医生较少，而在另一家研究医院，选择高程度参与的医生从 25% 增至 57%[13]。在这项被认为是后期采用干预措施的研究中，没有发现死亡率降低的情况[13]。

表 9.1 远程 ICU 研究和远程医疗干预措施的特点

信息来源	患者数量（总数/干预例数，n）	药房数量（n）	平均年龄（SD）（岁）标准护理组	干预组	性别（%男性）护理组	干预组	干预措施	死亡率，RR（95%CI）	使用的设备
Rosenfeld 等[14]	628/201	1	62 (62.3)* 60 (55.6)*	61 (56.3)*	55 63	57	1 名重症医生（共 4 名）提供全天候医疗护理服务；重症医生通过电脑视频会议设备和数据传输设备与医护人员和患者进行互动，并对临床数据和存储的生理数据进行定期检查，时间间隔通常为 2 小时	0.2 (0.07, 3.71)	华盛顿州，西雅图 Spacelabs Medical
Breslow 等[15]	2140/744	2	61.3 (17.7)	60.1 (16.9)	56	49.7	机构外专设的 eICU 设施；eICU 工作人员（经委员会认证的重症医生）从中午到早上 7 点（每天 19 小时）对内外科重症监护病房（MICU）和外科重症监护病房（SICU）的所有患者进行监护；主治医生（住院医生）决定 eICU 团队的干预级别，决策权从所有决策权到全部非工作时间决策权给重症医生；无论干预类别如何，eICU 都会定期（每 4 小时一次）审查所有患者数据；远程重症医生协助执行所有 CPT 代码	0.73 (0.53, 1.02)	马里兰州，巴尔的摩 VISICU Inc（eICU CARE）
Marcin 等[16]	429/47	1	65.8 (61.4) 个月	63.9 (62.1) 个月	NR	NR	收到传呼后 15 分钟内进行远程医疗会诊（便携式远程医疗设备连接到加州大学戴维斯分校儿童医院 ICU 和 5 个顾问的家）；全天候提供医疗护理服务；与医生、护士、呼吸治疗师和家属进行实时互动会诊；核查患者病史、生命体征、实验室结果、放射学结果、监测设备和远程医疗检查结果；由儿科重症医生进行远程医疗会诊	1.05 (0.13, 8.87)	Tandberg 800 视频会议设备
Howell 等[28]	5347/4647	NR	NR	NR	NR	NR	未提供详细资料	0.9 (0.79, 1.10)	未提供详细资料

信息来源	患者数量（总数/干预例数, n）	病房数量（n）	平均年龄（SD）（岁）		性别（% 男性）		干预措施	死亡率, RR（95%CI）	使用的设备
			标准护理组	干预组	护理组	干预组			
Kohl 等[17]	2811/2622	1	NR	NR	NR	NR	eICU，由经委员会认证的重症医生组成的学术性 SICU	0.42 (0.28, 0.61)	未提供详细资料
Vespa 等[18]	1218/640	1	NR	NR	NR	NR	2 名医生参与机器人远程呈现会诊（RTP）；与当地医生进行实时互动会诊；RTP 查房于工作日晚 8 点至午夜和周末晚 6 点进行；对颅内压、血糖控制等生理变量的趋势进行审查，包括由 RTP 进行的夜间查房的生理变量数据；对每例患者进行至少 5 分钟的检查；制定系统的传呼协议，其中规定了启动 RTP 的一般标准，并要求在 15 分钟内回应传呼	1.09 (0.78, 1.52)	加利福尼亚州，圣塔芭芭拉，远程呈现机器人 InTouch Health；加利福尼亚州，Aliso Viejo，集成信息学：Global Care Quest 医疗中心
Norman 等[19]	1275/919	1	NR	NR	NR	NR	eICU 小组每天对每位患者和电子出院工具进行检查；MICU/SICU	NR	马里兰州，巴尔的摩 VISICU Inc.（eICU CARE）
Rincon 等[29]	181/499	4	NR	NR	NR	NR	未提供详细资料	NR	马里兰州，巴尔的摩 VISIC UInc（eICU CARE）
Thomas 等[12]	4142/2108	6	60.2 (18.3)	59.3 (18.7)	51.0	52.9	远程 ICU 系统包括医疗系统行政办公室内的远程办公室；配备 eICU 技术，2 名医生（周一至周五中午至上午 7 点，周末全天 24 小时）、4 名注册护士和 2 名行政技术人员；根据对病情严重程度的主观评估进行查房（病情严重，每小时评估一次；病情中度，每 2 小时评估一次；病情相对稳定，每 4 小时评估一次）	0.85 (0.69, 1.03)	马里兰州，巴尔的摩 VISICU Inc（eICU CARE）

信息来源	患者数量（总数/干预例数, *n*）	病房数量（*n*）	平均年龄（SD）（岁）		性别（%男性）		干预措施	死亡率, RR（95%CI）	使用的设备
			标准护理组	干预组	护理组	干预组			
Zawada 等[20]	7075/6379	5	NR	NR	NR	NR	远程护理中心每周7天，每天24小时都配备1名重症监护护士和1名文职人员值班；重症医生从上午7点到次日上午7点（每天20小时）在中心进行远程查房，评估患者生命体征、异常化验结果、安排临床操作与临床实践提出的差距（智能警报提示），并对床旁护理和医师所提出的要求做出响应	0.96（0.57, 1.63）	马里兰州，巴尔的摩 VISICU Inc.（eICU CARE）
McCambirdge 等[21]	1913/959	1	65.0	64.4	50.1	50.2	从晚上7点到次日早上7点，远程团队接收新患者，回复重症监护室护士反映的电话并对计算机生成的事件（紧急医疗记录算法事件系统）做出反应；对影像学异常做出反应；每2小时对所有监控下的患者进行查房	0.72（0.58, 0.91）	宾夕法尼亚州，阿伦敦，Vistacom Inc.
新英格兰医疗保健研究所（New England Healthcare Institute）[30]	927/1368	2	67（17）	66（18）	48	48	未提供详细资料	2.07（1.44, 2.97）	未提供详细资料

信息来源	患者数量（总数/干预例数，n）	病房数量（n）	平均年龄（SD）（岁）		性别（%男性）		干预措施	死亡率，RR（95%CI）	使用的设备
			标准护理组	干预组	护理组	干预组			
Morrison 等[13]	4088/2717	2	64.4 (17.8)	65.1 (18.6) 64.3 (19.0)	56	50.93	收治医生负责制订护理计划；选择 eICU 护理团队参与的护理程度（事先定义了 4 种护理程度）；无论患者护理级别如何，eICU 重症医生至少每 4 小时查看一次所有患者的数据，对病情最严重的患者进行虚拟查房，最多每小时一次；eICU 根据数据和影像学检查结果；护士通过床旁查房提供额外的急诊预检分诊。鼓励 eICU 重症医生与当地医护人员互动，提供监督和"实时"教学	1.15 (0.91, 1.46)	马里兰州，巴尔的摩 VISICU Inc.（eICU CARE）
Lilly 等[22]	6290/4761	7	62 (17)	64 (16.8)	57	57	以阶梯式楔形设计，在 7 个不同的病房远程实施远程 ICU 干预措施；病房"封闭"（由重症医生领导）；远程 ICU 的重症医生是现职人员；异地团队使用远程 ICU 工作站监测 5 分钟计时内的生命体征中位值，并将结果输入电子流程表中；对护理进行连续审查，对最佳临床实践的遵守情况进行实时监督，审查夜间入院病情况，监测系统生成的电子警报，监督床旁医生对警报的反应，并在床旁生反应延迟时进行干预；远程 ICU 团队全天（每天 24 小时）参与关键重症监护服务流程	0.80 (0.68, 0.91)	马里兰州，巴尔的摩的 VISICU Inc.（eICU CARE）以及密苏里州，堪萨斯城，APACHE（Cerner Healthcare Solution）

信息来源	患者数量（总数/干预例数，n）	病房数量（n）	平均年龄（SD）（岁）		性别（%男性）		干预措施	死亡率，RR（95%CI）	使用的设备
			标准护理组	干预组	护理组	干预组			
Willmitch 等[24]	24 656/18 152	10	NR	NR	NR	NR	远程 ICU 全天候运行，配备 1 名重症医生，3 名重症监护士护理和 1 名病房秘书	1.09 (0.78, 1.52)	马里兰州，巴尔的摩 VISICU Inc.（eICU CARE）以及密苏里州，堪萨斯城，APACHE(Cerner Healthcare Solution)
Sadaka 等[25]	2823/2193	1	66.1 (14.5)	67.1 (15.3)	53	53	在实施过程中，住院医生需要说明他们要求远程 ICU 进行干预的级别（I 级、远程重症医生可以对任何紧急/突发情况，循证疗法和医院批准的方案启动干预；II 级，拥有完整的医嘱书写权限，并对患者进行全面管理）		马里兰州，巴尔的摩 VISICU Inc.（eICU CARE）以及密苏里州，堪萨斯城，APACHE(Cerner Healthcare Solution)

信息来源	患者数量（总数/干预例数, n）	病房数量（n）	平均年龄（SD）（岁）标准护理组	干预组	性别（%男性）护理组	干预组	干预措施	死亡率, RR（95%CI）	使用的设备
Lilly[23]	118 990/107 432	56	62.7（17.6）	62.7（17.4）	54.2	54.2	执行情况不一；未提供详细资料		音频和视频连接，以ICU为重点的医疗记录软件，主要用于检测不断变化的生理不稳定性（Koninklijke，飞利浦 N.V.）；未提供其他详细信息
Nassar 等[26]	6939/335	8	67.1	66.5	96.9	97.6	在 6 个重症监护病房，远程医疗人员有权对患者进行监测，并在他们认为适当的情况下进行干预；在 2 个重症监护病房，监测中心的工作人员只有在接到请求时才能进行干预		未提供详细资料
Fortis 等[27]	97 256/35 113	306	64.5（0.1）	65.9（0.1）	96.1	96.7	未提供详细资料		未提供详细资料

*括号内为计算标准差（SD）。

注：表内数据报告的是中位数而不是平均数。括号内为计算标准差所用的范围。

NR 代表未记录。

在一项调查首批使用远程 ICU 医院的严格研究中，21 个已知正在实施远程 ICU 计划的医疗保健系统受邀收集患者的数据，以及有关每个 ICU 结构和组织特征等的详细数据[23]。研究收集了 56 个 ICU 的 11.899 万名患者的样本，虽然 ICU 收治患者程序的实施情况各不相同，但实施过程都包含提供技术支持、远程 ICU 团队参与查房、与护理人员的沟通及其他环节。调整后的远程 ICU 组死亡率较低（HR 0.74，95% CI：0.68～0.79，$P<0.001$）[23]。由于之前研究提供的干预程度详细程度不一，因此很难得出结论，但据报道，与仅进行远程 ICU 会诊（被动干预）（RR 0.64，95%CI：0.20～2.07，$P=0.45$）相比，进行持续患者数据监测（主动或高度被动干预）项目的 ICU 死亡率显著降低（RR 0.78，95%CI：0.64～0.95，$P=0.01$）[11]。当仅考虑主动干预时，未发现对 ICU 患者死亡率有影响（RR 0.86，95%CI：0.72～1.03，$P=0.10$），也未发现与被动干预组的效果有差异（相互作用试验，$P=0.62$）[11]。这些过时的亚组分析可能不足以得出真正的干预程度-反应效应[11]，而 Lilly 及其同事的研究则能够确定远程 ICU 的某些关键步骤，特别是：①入院 1 小时内的重症病例审查；②及时使用性能数据；③坚持 ICU 最佳临床实践；④更短的警报响应时间，这些是促成死亡率下降的原因[23]。

次要成果

最近，对 19 项研究进行的荟萃分析表明，ICU LOS 显著降低［平均差（MD）-0.63 天，95% CI：-0.72～-0.17 天，$P=0.007$］，但医院 LOS 并未降低[35]。在许多研究中[22,23,25,34]，引入远程 ICU 后重症监护室和医院 LOS 均有所缩短。在 Lilly 的一项大型研究（$n=6290$）中，ICU LOS 从远程 ICU 干预前的平均 6.4 天（SD 11 天）缩短至干预后的 4.5 天（SD 6.7 天）[22]。医院 LOS 从 13.3 天（SD 17.1 天）缩短至 9.8 天（SD 10 天）[22]。晚上 8 点后入院的病例中，远程 ICU 的实施与缩短重症监护室和医院 LOS 的相关性更大[22]。Sadaka 及其同事[25]在白天入院或晚上入院的病例中也发现了类似的结果。LOS 的缩短加上死亡率的降低表明，床旁团队在干预措施的支持下可以更快地稳定患者病情,促进患者康复并提前出院[22]。然而，与此相对应的是，有几项研究报道，实施远程 ICU 后，重症监护室或医院的 LOS 并无差异[12,13,15,26]。事实上，Thomas 观察到，在干预前，3789 名存活至转院的患者（91.5%）的平均住院时间为 4.3 天（95%CI：4～4.5 天），而干预后的平均住院时间为 4.6 天（95%CI：4.3～4.9 天，增加了 0.3 天，$P=0.13$）[12]。ICU LOS 也有类似的结果，但病情严重者与病情不严重者的结果并不相同[12]。在另一项研究中，Breslow 及其同事的研究表明，医院和 ICU 的总 LOS 没有变化。外科 ICU 患者的 ICU 和医院 LOS 缩短，而内科 ICU 患者的医院 LOS 不变,ICU 的 LOS 缩短[15]。Nassar 在退伍军人事务医疗保健系统内一个地理位置分散的大型医院网络（$n=6939$）中发现，没有证据表明远程 ICU 的实施缩短了 LOS。该研究中按病情严重程度进行的分层也未显示出显著差异[26]。

在 McCambirdge 的一项研究中，与远程 ICU 捆绑的医疗信息技术的应用减少了呼吸机的使用[21]。一般来说，与心脏病患者相比，诊断为呼吸系统和神经系统疾病的患者更有可能使用呼吸机[21]。在控制病情严重程度和系统诊断的情况下，干预组中患有神经系统或呼吸系统疾病的患者较少插管[21]。同时，在控制系统诊断类别和病情严重程度的情况下，不同患者使用血管升压素的情况没有明显差异[21]。这可能表明，随着监护患者能力的增强，医生更愿意让患者接受无创机械通气，这可能有助于缩短 ICU 和医院的 LOS，并减少 ICU 相关并发症（如呼吸机相关性肺炎、呼吸机诱发的肺损伤）。

在过去十年中，远程 ICU 采用了越来越多的协作护理模式，其中包括护士、医生、信息技术人员和行政支持人员。大多数衡量远程 ICU 干预措施接受度的研究都表明，人们对扩大 ICU 覆盖面的接受度很高。Thomas 对医生干预前后的态度进行了调查比较，发现实施干预后，医生的安全态度明显提高[12]。远程 ICU 使床旁护理团队更有信心充分为患者提供医疗护理服务。Kowitlawakul 开展的另一项研究调查了护士的态度。这项研究显示，远程 ICU 对没有足够医生的科室有益[37]。此外，在美国护理学院协会（AACN）对 1200 多名护士进行的调查中，近 80% 的受访护士表示远程 ICU 帮助他们提高了护理水平，近 2/3 的护士表示远程 ICU 改善了他们的工作表现[38]。Chu-Weininger 的研究表明，远程 ICU 的实施改善了某些科室的团队合作和安全的工作氛围（安全氛围是一种心理现象，通常是指在特定时期对环境或组织的安全感，尤其是在护士中[39]。

一直以来，远程 ICU 均能显著提高重症监护最佳临床实践的依从性，如增加适当和及时的抗生素给药，更频繁地进行乳酸测量，以及对严重脓毒症患者进行适当补液[19]。通过实施远程 ICU，不仅脓毒症，呼吸机相关性肺炎和输血等循证治疗流程的依从性也随之提高，从而改善了患者的护理质量[40-43]。在 Lilly 及其同事的一项研究中，远程 ICU 的实施与提高深静脉血栓预防和心血管疾病预防临床实践的依从性，以及降低血流导管相关感染和呼吸机相关性肺炎的发生率均有关[22,23]。事实上，据作者估计，医院死亡率降低 25%，ICU 死亡率降低 30%，都是因为坚持远程 ICU 项目中的最佳临床实践规程和针对并发症的护理措施[22]。此外，当患者在 ICU 病情发生急剧变化时，远程 ICU 团队会在床旁团队反应不及时时给予提示，并针对脓毒症推荐使用抗菌药物和复苏治疗[18,22,23]。此外，远程 ICU 可能支持更一致的呼吸机脱机，或更愿意在周末和晚上将患者转出 ICU。

有趣的是，Fortis 及其同事利用退伍军人事务部重症监护室数据库中约 50 万例住院病例，研究了远程 ICU 对医院间转院的影响[27]。6 年内，配备远程 ICU 服务的医院的转院率从 3.5% 降至 2%。在所有疾病严重程度四分位数中，转院率均有所下降，但严重程度最低的四分位数（通常是胃肠道或呼吸道疾病患者）除外[27]。无论入院日是不是周末，结果都是一致的[27]。此外，在容量大的 ICU 中心与容量小的 ICU 中心，以及医院间转运量基线高的 ICU 中心与基线低的 ICU 中心，结果也相似[27]。

实施成本

广泛实施远程 ICU 的主要障碍之一是实施成本。据估计，每个"指挥中心"的启动成本为 200 万～500 万美元，再加上其支持的每个 ICU 的启动成本为 25 万美元[30,44]。远程 ICU 网络的预计年运营成本约为 200 万美元，用于维护项目持续运营、人员配备和许可证办理[33,45,46]。据倡导者估计，通过更稳定的重症监护人员配置，美国每年可挽救多达 5 万人的生命，节省 43 亿美元[46-48]。目前，有关远程 ICU 的文献显示，在远程 ICU 干预措施更加积极、与电子病历系统完全嵌合的研究中，或在病情更严重的 ICU 中，医院财务业绩和 ICU 的财务业绩均有所改善[33,45,46,49]。研究表明，远程 ICU 干预组的 ICU 护理成本降低了 25%～31%[22]。远程 ICU 干预可通过预防并发症、缩短患者 LOS 和降低对长期护理设施的需求来降低护理成本[22]。对各项成本要素的分析表明，患者的常规放射科检测和治疗费用降低，专科会诊减少，针对性的医护管理加快，也改变了出院模式。常规护理组与远程 ICU 干预组成本差异的 64% 与常规护理组的并发症发生率较高有关[14]。操作成本增加是因为远程 ICU 干预后的额外检测和会诊，这最终导致 ICU 患者延迟转院[13]。综上所述，远程 ICU 的启动成本为每张病床 5 万～10 万美元[33,46]，远程 ICU 计划实施后，医院每例患者的成本从 2600 美元到 5600 美元不等[35]。远程 ICU 的长期成本效益仍有待探索。

解决迄今已发表的临床试验结果不一致的问题

目前用于指导远程 ICU 部署和实施的知识存在诸多局限性。对干预措施的错误分类限制了其可推广性。此外，研究仅在美国进行。远程 ICU 未来的影响可能取决于其部署环境的特点；然而，远程 ICU 项目的安装和维护成本、事故、故障和停运时间，以及在劳动力短缺的情况下将重症医生调离床旁产生的影响，可能会掩盖这种干预措施可能带来的益处。

远程 ICU 的效果主要是通过干预前后的观察性研究来评估的，从这些研究中得出的因果关系结论可能会受到病例组合的长期趋势和其他干预措施（包括在远程 ICU 实施的干预措施）的影响。观察性研究会高估干预措施的效果，因此远程 ICU 是否能被广泛采用将取决于未来的研究。在设计这些研究时，应充分了解参与的医疗机构的系统设计和组织因素[50]。目前，现有数据还不足以确定成功的关键因素，以及如何使干预措施更加经济有效。

可为此类试验的设计提供参考的重要研究领域包括[51]：

（1）对现有研究进行患者个体层面的荟萃分析，以便对医院和患者层面的特征进行调整，从而确定最有可能从远程 ICU 干预中受益的患者和医疗中心的特征。

（2）评估临床平衡（医生和护士对远程 ICU 项目的态度），以及通过定性方法促进全面采用的方法。

（3）开展试点观察研究，在实施前后结构和组织特征一致的情况下，确定最佳远程医疗技术的配置和程度。

现行远程 ICU 指南：考虑实施此项目的医院指南

ATA 最近发布了一份关于使用远程 ICU 的政策声明[10]。该指南的目的是通过提供行政、临床和技术指南，协助组织实施远程 ICU 项目。图 9.1[10]展示了远程 ICU 运作中与行政管理有关的核心指南。关于项目的临床应用，执行领导层（包括远程 ICU 和床旁 ICU 的领导层）应制定项目目标，如改善患者预后、充分利用资源和成本[10]。应明确传达远程 ICU 团队的工作时间，包括远程药剂师、教育工作者或其他可根据计划目标提供医疗服务的人员的工作时间。此外，远程 ICU 服务的患者范围将由执行部门、本地 ICU 和远程 ICU 领导层决定[10]。应就远程 ICU 的工作流程和针对具体实施地点的最佳综合战略达成共识。在实施前，应完成针对远程 ICU 角色和职责的充分指导和培训[10]。就远程 ICU 实施的技术指南而言，各机构应参考 ATA 远程医疗操作核心指南（https://southwesttrc.org/southwesttrc.org/files/ATA%20Core%20Guidelines.pdf，访问日期：2018 年 8 月 23 日）。

未来研究与未解之谜

我们认为，那些显示 ICU 和医院死亡率或 LOS 有差异的研究与那些没有显示差异的研究之间的区别可归因于许多因素。最早的远程 ICU 研究明确指出，要使远程 ICU 干预措施有效，需要的不仅仅是技术的实施。此外，随着涉及的技术组合范围的不断扩大，重点已更多地放在护理流程和团队沟通上。Lilly 及其同事明确指出，远程 ICU 实施的一个重要组成部分是在引入项目的同时，共同努力进行系统再建设（即医嘱输入计算机化、流程标准化）[52]。因为技术本身不足以产生效益，所以有必要在床旁和远程 ICU 工作人员之间推广一种强有力的合作文化。

行政准则

领导层：行政领导层应制定明确的愿景；应招募远程ICU的领导， 并将其置于合适的位置，以便参与项目实施和整合	

↓

人力资源管理：组织应制定指导原则，说明远程ICU的作用和职责、 适当的人员配备模式、工作时间、沟通方法和上报程序	

↓

专业医护人员：远程ICU的专业人员应在各自的监管机构获得充分许可、 注册和认证，包括联邦和州有关处方权的规定	

↓

隐私和保密：各组织将根据《医疗保险可携性与责任法案》和 《经济与关键健康信息法案》纳入隐私和保密要求	

↓

财务管理：各组织将制定预算，其中包括实施成本（即硬件、软件、数据线、 许可费、资格认证费、人员、物资）及持续性开支	

↓

患者记录和文件管理：明确符合现有标准的记录、存储和检索健康记录的程序和政策； 远程ICU团队的临床记录应符合组织的法律和风险管理监督要求	

↓

患者的权利和责任：患者和家属应了解远程ICU团队的作用并接受相关教育； 远程ICU团队在使用视听设备时应尊重患者/家属的隐私和敏感性	

↓

质量和成果：应制定系统的质量改进和绩效管理流程，以符合所有组织、监管或认证要求； 质量指标应包括远程ICU的行政、技术和临床要素；还应收集成本	

↓

研究协议：机构应鼓励和支持涉及远程ICU患者的研究； 研究应遵守组织机构研究伦理审查委员会的规定	

↓

实际考虑因素：包括远程ICU和ICU套间在内的物理布局（包括空间、 设备放置和安全检查空间）应在规划过程中尽早解决；应听取临床医生、技术工程师 和物理设备工程师的意见；设计时应考虑通信要点	

图 9.1　行政指南（改编自 Davis 等[10]，经授权使用）

最有可能受益于远程 ICU 的是那些基础设施（如重症医生的人员配备、先进的监护能力或质量监督和反馈流程）相对不那么健全的 ICU。此外，远程 ICU 也可用于 ICU 容量紧张的医院[53-55]，在这些医院中，重症医生并没有护理所有危重患者，或因患者过多而无法提供最佳护理。在最近的一项有效性研究中，Kahn 报道，实施远程 ICU 项目后死亡率显著下降的医院更多是年均患者入院量大的大型城市医院，这表明学术型 ICU 受患者收容量的影响程度不同[56]。ICU 日收治量的增加与不保持手部卫生、呼吸机相关性肺炎、导管相关血流感染和术后并发症发生率的增加有关[57-59]。此外，ICU 处理量的增长可有效缓解 ICU 的压力，而这主要得益于医护服务质量的改进措施[60]。

然而，优化护理服务的具体技术创新，必须根据每个 ICU 的具体情况而定。要提供更好的护理，就必须更好地将当地 ICU 的弱点与远程 ICU 的优势相匹配，这需要进行更多的探索。作为起始，未来的研究若能采用前后对照或阶梯式设计来控制长期趋势，考虑将高患者敏感度、低强度人员配置和无监督反馈基础设施作为 ICU 目标，必将会提供更多的有效信息。

参 考 文 献

1. Pronovost PJ, Angus DC, Dorman T, Robinson KA, Dremsizov TT, Young TL. Physician staffing patterns and clinical outcomes in critically ill patients: a systematic review. JAMA. 2002;288(17):2151–62.
2. Gershengorn HB, Harrison DA, Garland A, Wilcox ME, Rowan KM, Wunsch H. Association of intensive care unit patient-to-intensivist ratios with hospital mortality. JAMA Intern Med. 2017;177(3):388–96.
3. Kerlin MP, Adhikari NK, Rose L, Wilcox ME, Bellamy CJ, Costa DK, Gershengorn HB, Halpern SD, Kahn JM, Lane-Fall MB, et al. An Official American Thoracic Society Systematic review: the effect of nighttime intensivist staffing on mortality and length of stay among intensive care unit patients. Am J Respir Crit Care Med. 2017;195(3):383–93.
4. Wilcox ME, Chong CA, Niven DJ, Rubenfeld GD, Rowan KM, Wunsch H, Fan E. Do intensivist staffing patterns influence hospital mortality following ICU admission? A systematic review and meta-analyses. Crit Care Med. 2013;41(10):2253–74.
5. Angus DC, Kelley MA, Schmitz RJ, White A, Popovich J Jr. Caring for the critically ill patient. Current and projected workforce requirements for care of the critically ill and patients with pulmonary disease: can we meet the requirements of an aging population? JAMA. 2000;284(21):2762–70.
6. Halpern NA, Pastores SM, Greenstein RJ. Critical care medicine in the United States 1985–2000: an analysis of bed numbers, use, and costs. Crit Care Med. 2004;32(6):1254–9.
7. Cooper RA. There's a shortage of specialists: is anyone listening? Acad Med. 2002;77(8):761–6.
8. Coustasse A, Deslich S, Bailey D, Hairston A, Paul D. A business case for tele-intensive care units. Perm J. 2014;18(4):76–84.
9. Venditti A, Ronk C, Kopenhaver T, Fetterman S. Tele-ICU "myth busters". AACN Adv Crit Care. 2012;23(3):302–11.
10. Davis TM, Barden C, Gavish A, Goran S, Jackson W, Goliash I, Graley A, Herr P, Marcin JP, Morris JM, et al. Policy: American Telemedicine Association guidelines for teleICU operations. Telemed e-Health. 2016;22(12):1–10.
11. Wilcox ME, Adhikari NK. The effect of telemedicine in critically ill patients: systematic review and meta-analysis. Crit Care. 2012;16(4):R127.
12. Thomas EJ, Lucke JF, Wueste L, Weavind L, Patel B. Association of telemedicine for remote monitoring of intensive care patients with mortality, complications, and length of stay. JAMA. 2009;302(24):2671–8.
13. Morrison JL, Cai Q, Davis N, Yan Y, Berbaum ML, Ries M, Solomon G. Clinical and economic outcomes of the electronic intensive care unit: results from two community hospitals. Crit Care Med. 2010;38(1):2–8.
14. Rosenfeld BA, Dorman T, Breslow MJ, Pronovost P, Jenckes M, Zhang N, Anderson G, Rubin H. Intensive care unit telemedicine: alternate paradigm for providing continuous intensivist care. Crit Care Med. 2000;28(12):3925–31.
15. Breslow MJ, Rosenfeld BA, Doerfler M, Burke G, Yates G, Stone DJ, Tomaszewicz P,

Hochman R, Plocher DW. Effect of a multiple-site intensive care unit telemedicine program on clinical and economic outcomes: an alternative paradigm for intensivist staffing.[Erratum appears in Crit Care Med. 2004 Jul;32(7):1632]. Crit Care Med. 2004;32(1):31–8.

16. Marcin JP, Schepps DE, Page KA, Struve SN, Nagrampa E, Dimand RJ. The use of telemedicine to provide pediatric critical care consultations to pediatric trauma patients admitted to a remote trauma intensive care unit: a preliminary report. Pediatr Crit Care Med. 2004;5(3):251–6.

17. Kohl BA, Gutsche JT, Kim P, Sites FD, Ochroch EA. Effect of telemedicine on mortality and length of stay in a University hospital [abstract]. Crit Care Med. 2007;35:A111.

18. Vespa PM, Miller C, Hu X, Nenov V, Duxcy F, Martin NA. Intensive care unit robotic telepresence facilitates rapid physician response to unstable patients and decreased cost in neurointensive care. Surg Neurol. 2007;67(4):331–7.

19. Norman V, French R, Hassan E, Kabani N, Stone D, Griebel J Jr, Tragico E. Effect of a telemedicine facilitated program on intensive care unit length of stay (LOS) and financial performance. Crit Care Med. 2009;37(12):A3.

20. Zawada ET Jr, Herr P, Larson D, Fromm R, Kapaska D, Erickson D. Impact of an intensive care unit telemedicine program on a rural health care system. Postgrad Med. 2009;121(3):160–70.

21. McCambridge M, Jones K, Paxton H, Baker K, Sussman EJ, Etchason J. Association of health information technology and teleintensivist coverage with decreased mortality and ventilator use in critically ill patients. Arch Intern Med. 2010;170(7):648–53.

22. Lilly CM, Cody S, Zhao H, Landry K, Baker SP, McIlwaine J, Chandler MW, Irwin RS, University of Massachusetts Memorial Critical Care Operations Group. Hospital mortality, length of stay, and preventable complications among critically ill patients before and after tele-ICU reengineering of critical care processes. JAMA. 2011;305(21):2175–83.

23. Lilly CM, McLaughlin JM, Zhao H, Baker SP, Cody S, Irwin RS. Group UMMCCO: a multicenter study of ICU telemedicine reengineering of adult critical care. Chest. 2014;145(3):500–7.

24. Willmitch B, Golembeski S, Kim SS, Nelson LD, Gidel L. Clinical outcomes after telemedicine intensive care unit implementation. Crit Care Med. 2012;40(2):450–4.

25. Sadaka F, Palagiri A, Trottier S, Deibert W, Gudmestad D, Sommer SE, Veremakis C. Telemedicine intervention improves ICU outcomes. Crit Care Res Prac. 2013;2013:456389.

26. Nassar BS, Vaughan-Sarrazin MS, Jiang L, Reisinger HS, Bonello R, Cram P. Impact of an intensive care unit telemedicine program on patient outcomes in an integrated health care system. JAMA Intern Med. 2014;174(7):1160–7.

27. Fortis S, Sarrazin MV, Beck BF, Panos RJ, Reisinger HS. ICU telemedicine reduces interhospital ICU transfers in the Veterans Health Administration. Chest. 2018;154(1):69–76.

28. Howell GH, Lem VM, Ball JM. Remote ICU care correlates with reduced health system mortatality and length of stay outcomes. Chest. 2007;132(4):443S.

29. Rincon T, Seiver A, Farrell W, Daly MA. Increased documentation of ICD-9-CM codes and template-oriented monitoring and screening with tele-ICU. Crit Care Med. 2009;37(12):A5.

30. Institute NEH: Critical care, critical choices: the case for tele-ICUs in intensive care. 2010. https://www.nehi.net/writable/publication_files/file/teleicu_critical_care_critical_choices.pdf.

31. Marcin JP, Nesbitt TS, Kallas HJ, Struve SN, Traugott CA, Dimand RJ. Use of telemedicine to provide pediatric critical care inpatient consultations to underserved rural Northern California. J Pediatr. 2004;144(3):375–80.

32. Davis K, Perry-Moseanko A, Tadlock MD, Henry N, Pamplin J. Successful implementation of low-cost tele-critical care solution by the U.S. Navy: initial experience and recommendations. Mil Med. 2017;182(5):e1702–7.

33. Franzini L, Sail KR, Thomas EJ, Wueste L. Costs and cost-effectiveness of a telemedicine intensive care unit program in 6 intensive care units in a large health care system. J Crit Care. 2011;26(3):329.e321–6.

34. Lilly CM, Motzkus C, Rincon T, Cody SE, Landry K, Irwin RS, UMass Memorial Critical Care Operations Group. ICU telemedicine program financial outcomes. Chest. 2017;151(2):286–97.

35. Chen J, Sun D, Yang W, Liu M, Zhang S, Peng J, Ren C. Clinical and economic outcomes of telemedicine programs in the intensive care unit: a systematic review and meta-analysis. J Intensive Care Med. 2018;33(7):383–93.

36. Young LB, Chan PS, Lu X, Nallamothu BK, Sasson C, Cram PM. Impact of telemedicine

intensive care unit coverage on patient outcomes: a systematic review and meta-analysis. Arch Intern Med. 2011;171(6):498–506.

37. Kowitlawakul Y. The technology acceptance model: predicting nurses' intention to use telemedicine technology (eICU). Comput Inform Nurs. 2011;29(7):411–8.

38. Kleinpell R, Barden C, Rincon T, McCarthy M, Zapatochny Rufo RJ. Assessing the impact of telemedicine on nursing care in intensive care units. Am J Crit Care. 2016;25(1):e14–20.

39. Chu-Weininger MY, Wueste L, Lucke JF, Weavind L, Mazabob J, Thomas EJ. The impact of a tele-ICU on provider attitudes about teamwork and safety climate. Qual Saf Health Care. 2010;19(6):e39.

40. Ries M. Tele-ICU: a new paradigm in critical care. Int Anesthesiol Clin. 2009;47(1):153–70.

41. Groves RH Jr, Holcomb BW Jr, Smith ML. Intensive care telemedicine: evaluating a model for proactive remote monitoring and intervention in the critical care setting. Stud Health Technol Inform. 2008;131:131–46.

42. Ikeda DH. The impact of using a standard protocol for the surviving sepsis 6 and 24 hr bundles in septic patients on total icu risk adjusted mortality. Crit Care Med. 2006;34(12):A108.

43. Loyola S, Wilhelm J, Fornos J. An innovative approach to meeting early goal-directed therapy using telemedicine. Crit Care Nurs Q. 2011;34(3):187–99.

44. Breslow MJ. Remote ICU care programs: current status. J Crit Care. 2007;22(1):66–76.

45. Yoo BK, Kim M, Sasaki T, Melnikow J, Marcin JP. Economic evaluation of telemedicine for patients in ICUs. Crit Care Med. 2016;44(2):265–74.

46. Franzini L, Thomas E. Costs and effectiveness of tele-ICUs in reducing morbidity and mortality in intensive care units. J Med Econ. 2008;11(1):165–9.

47. Young MP, Birkmeyer JD. Potential reduction in mortality rates using an intensivist model to manage intensive care units. Eff Clin Pract. 2000;3(6):284–9.

48. Milstein A, Galvin RS, Delbanco SF, Salber P, Buck CR Jr. Improving the safety of health care: the leapfrog initiative. Eff Clin Pract. 2000;3(6):313–6.

49. Yoo BK, Kim M, Sasaki T, Hoch JS, Marcin JP. Selected use of telemedicine in intensive care units based on severity of illness improves cost-effectiveness. Telemed J E Health. 2018;24(1):21–36.

50. Lilly CM, Fisher KA, Ries M, Pastores SM, Vender J, Pitts JA, Hanson CW 3rd. A national ICU telemedicine survey: validation and results. Chest. 2012;142(1):40–7.

51. Kahn JM, Hill NS, Lilly CM, Angus DC, Jacobi J, Rubenfeld GD, Rothschild JM, Sales AE, Scales DC, Mathers JAL. The research agenda in ICU telemedicine: a statement from the Critical Care Societies Collaborative. Chest. 2011;140(1):230–8.

52. Lilly CM, Thomas EJ. Tele-ICU: experience to date. J Intensive Care Med. 2010;25(1):16–22.

53. Gabler NB, Ratcliffe SJ, Wagner J, Asch DA, Rubenfeld GD, Angus DC, Halpern SD. Mortality among patients admitted to strained intensive care units. Am J Respir Crit Care Med. 2013;188(7):800–6.

54. Anesi GL, Liu VX, Gabler NB, Delgado MK, Kohn R, Weissman GE, Bayes B, Escobar GJ, Halpern SD. Associations of ICU capacity strain with disposition and outcomes of patients with sepsis presenting to the emergency department. Ann Am Thorac Soc. 2018;15:1328.

55. Brown SE, Rey MM, Pardo D, Weinreb S, Ratcliffe SJ, Gabler NB, Halpern SD. The allocation of intensivists' rounding time under conditions of intensive care unit capacity strain. Am J Respir Crit Care Med. 2014;190(7):831–4.

56. Kahn JM, Le TQ, Barnato AE, Hravnak M, Kuza CC, Pike F, Angus DC. ICU telemedicine and critical care mortality: a national effectiveness study. Med Care. 2016;54(3):319–25.

57. Hua M, Halpern SD, Gabler NB, Wunsch H. Effect of ICU strain on timing of limitations in life-sustaining therapy and on death. Intensive Care Med. 2016;42(6):987–94.

58. Wagner J, Gabler NB, Ratcliffe SJ, Brown SE, Strom BL, Halpern SD. Outcomes among patients discharged from busy intensive care units. Ann Intern Med. 2013;159(7):447–55.

59. Weissman GE, Gabler NB, Brown SE, Halpern SD. Intensive care unit capacity strain and adherence to prophylaxis guidelines. J Crit Care. 2015;30(6):1303–9.

60. Howell MD. Managing ICU throughput and understanding ICU census. Curr Opin Crit Care. 2011;17(6):626–33.

第 10 章 远程 ICU 患者体验：注重以家庭为中心的护理

Ann Marie Huffenberger，Ann Marie Huffenberger，Niels D. Martin

引言

本章将探讨远程医疗在重症监护中如何提升患者及其家庭的体验感。首先从以患者和家庭为中心的护理的历史背景出发，讨论为什么患者体验已成为战略要务，这不仅因为它涉及道德、伦理和特殊的医院组织实践方式，还因为它涉及相关的财务激励措施。随后，对以患者和家庭为中心的护理指南进行研究，并论述集中式远程医疗如何在政策和程序允许范围内对医院进行支持，促进重症监护中患者和家庭的互联健康。此外，我们还提出了适用于远程医疗的满意度结构，因此设计一种工具衡量远程医疗重症监护实践中患者和家庭的满意度是值得去努力的。接下来，我们将介绍一个成功的患者和家庭高度满意的远程医疗合作案例。最后，我们提倡集中式远程医疗中心开始协调互联健康活动的工作，以促进全年无休、24 小时全天候的以患者和家庭为中心的护理。

以家庭为中心的护理框架

2001 年，美国医学研究所（Institute of Medicine，IOM）首次提出了以患者为中心的护理概念，并将其作为 21 世纪医疗保健事业的远景目标[1]。2010 年，美国《患者保护和平价医疗法案》（Patient Protection and Affordable Care Act）签署生效[2]，各组织开始投入资源以改善患者的护理体验。致力于改善患者和家庭体验的一大驱动力是 ACA 对质量的关注，从而将按绩效付费的激励措施与基于价值的购买（VBP）护理模式相结合。

为了改变我们的医疗服务系统，实现以更合理的费用获得更好的健康结局，美国医疗保险和医疗补助服务中心（CMS）在医院 VBP 下确立了四个质量指标：安全性、提高效率和降低成本、临床护理及个人和团体参与。其中，"个人和团体参与"是 CMS 2019 财年对"以患者和护理人员为中心护理体验"的重新命名。这四个质量指标通过"医院消费者保健计划评估调查"（Hospital Consumer Assessment of Healthcare Providers and Systems，HCAHPS）的评分来衡量。

HCAHPS 评分的目的是为衡量患者对医院护理的看法，提供一种标准化的调查工具和数据收集方法[3]。HCAHPS 由通过授权的第三方供应商如占据主要市场份额的 Press Ganey Associates[4] 展开测评，主要对全美大多数成人、非精神疾病住院患者进行 HCAHPS 评估。每个参与测评的医院都需公开 HCAHPS 评分，并与各州和全国平均水平进行比较。CMS 对医院在通用衡量指标方面的表现进行排名[5]，这些指标归入相应质量指标并加权，如表 10.1 所示。

表 10.1　医院基于价值的购买指标、度量和权重

安全性 （25%）	提高效率和降低成本 （25%）	临床护理 （25%）	个人和团体参与 （25%）
CDI：艰难梭菌感染	MSPB：每位受益人的医疗保险支出	MORT-30 AMI：急性心肌感染，30 天死亡率	与护士的沟通
CAUTI：导尿管相关性尿路感染		MORT-30 HF：心力衰竭，30 天死亡率	与医生的沟通
CLABSI：中心静脉导管相关性血流感染		MORT-30 PN：肺炎，30 天死亡率	医务人员响应
MRSA：耐甲氧西林金黄色葡萄球菌菌血症		THA/TKA：择期全髋关节和（或）膝关节置换术，并发症发生率	关于用药的沟通
SSI：手术部位感染和子宫切除术			医院清洁度和安静度
PC-01：妊娠 39 周引产			出院信息 过渡期护理 医院综合评价

表 10.1 "个人和团体参与"项列出八个维度，每个维度均规定了明确的绩效标准。这些标准是动态指标，其阈值和基准百分比值与不断增加的激励措施息息相关。因此，在医院 VBP 模式下，CMS 会对为医疗保险受益人提供优质护理（包括个人和团体参与方面）的医院给予鼓励措施。

在财务和运营方面，一个关键因素是 CMS 如何为医院 VBP 项目提供资金。应该清楚的是，自 2013 年以来 CMS 通过减少医院的基础运营疾病诊断相关分组（MS-DRG）的支出来资助医院 VBP 项目，且这种势头越来越足（图 10.1）。为阐明医院赚取 100% VBP 激励资金的运营驱动力，下面以获得 80% VBP 资金计算净损失收入为例来说明（图 10.2）。

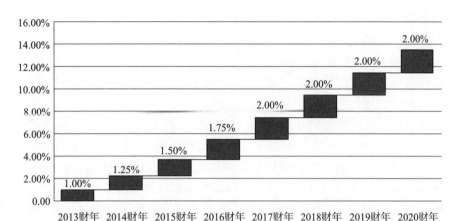

图 10.1　医院 VBP 模式下 CMS 的费用缩减情况。自 2013 年以来，医院基础运营 MS-DRG 支出减少，收入损失资金比例逐年升高

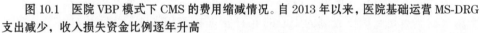
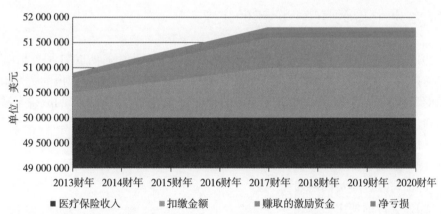

图 10.2　医院 VBP 模式对医院收入的影响。例如，一家每年获得 5000 万美元医疗保险收入的医院，MS-DRG 支出逐年减少，还能获取 80% 的 VBP 年度激励资金，但仍然存在净亏损

虽然医疗财务的复杂性是临床医生日常工作中的次要考量，但临床医生必须对医院 VBP、相关质量指标及关联指标和衡量尺度有基本了解。无论从哪个方面来讲，向基于价值的护理的转变为提升患者和家庭的体验打开了一扇窗，并且是远程医疗在此领域发挥作用的催化剂。

重症监护医学商业案例

在美国，重症监护医学的风险很高，因为医疗保健中产生的一些最大成本与

ICU 护理服务有关。医院质量和结果指标排名透明度的提高，为患者和家属提供了过去几年难以获得的信息。无论是在心血管科、外科、内科、创伤科、神经科、移植科还是其他临床服务领域，都存在强大的经济动力促使其去获得比竞争对手更高的排名。

远程医疗模糊了地域界限，使竞争对手有机会进入此前从未被视为威胁的市场。例如，由于地理位置的不利，ICU 资源有限的小型社区医院可以实施远程 ICU，通过医院重症医生实时提供专业知识，利用现代技术提供全天候的重症监护服务。从患者家属的角度来看，远程 ICU 带来了颠覆性变革，可以为他们的社区带来高质量的 ICU 服务。通过合作，远程 ICU 可以恢复市场对社区医院的信心[6]，并支持在正确的地点、正确的时间，以正确的成本（从付款人的角度）提供正确的护理，从而增加收入[7,8]。虽然有很多证据表明患者和家属的满意度与 ICU 的护理服务有关，但是患者和家属满意度与远程 ICU 服务相关的证据却少得多。本章的一个客观出发点是回顾以家庭为中心的 ICU 护理指南和实证，然后针对以家庭为中心的护理目标来思考远程 ICU 提供服务支持的可能和实践。

以家庭为中心的 ICU 护理的定义

2017 年，美国重症医学会（SCCM）发布了以家庭为中心的 ICU 护理指南[9]。SCCM 指南得到了包括美国重症监护医学会和美国重症护理学会在内的著名国际组织的认可[9]。SCCM 将以家庭为中心的护理定义为"一种尊重和响应每个家庭需求和价值观的医疗保健方法"[9]。SCCM 为 ICU 团队确立了五个重点干预领域：

（1）家属在场。

（2）家属支持。

（3）与家庭成员的沟通。

（4）会诊的使用。

（5）运营和环境问题。

SCCM 表示，可能存在一些组合干预，可以进一步改善以家庭为中心护理的结局，但尚无研究报道协同效果如何。虽然 2017 年以家庭为中心的护理指南未提及远程 ICU 临床医生的作用，但在 2015 年，SCCM 评估了与改善结局相关的重症监护模式，并建议机构支持质量改善计划并支持远程 ICU 项目[10]。

家属在场

SCCM 关于以家庭为中心的护理指南：家属在场

SCCM 关于以家庭为中心的护理指南	集中式远程 ICU 项目的机会
1.0　ICU 有家属在场	
1.1　开放或灵活形式的家属在场	安全的远程医疗基础设施实现单站点或多站点之间的单人或
1.2　参与跨学科团队查房	多人互联，可按需安排家属探视。将家庭电话会议安排到
1.3　关于苏醒期间家属是否在场的选择	跨学科团队查房中。在抢救期间或之后安排家庭电话会议

　　人们普遍认为，家属在场是家庭参与 ICU 护理的根本和关键。有研究表明，结合 ICU 教育项目，开放探视可以改善患者结局[11]。为确保以家庭为中心护理的良好体验，各方需要具备作为知情人员参与护理所需的技能、知识和信心[12]。应注意的是，在支持提高 ICU 中家属参与度时，需要考虑利益相关者（主要是患者、家属、ICU 临床医生和远程重症医生）的想法。

　　为了存活下来而接受护理时，重症患者承受着巨大的压力。有患者表示，尽管家属探视不会给他们带来压力，还能带来一定程度的安慰、舒适和平静[13]，但他们也表示需要一定程度的探视限制[14]。患者声称担忧探视者的来访会扰乱自己的休息，或者探视时自己的疼痛加剧[15]。虽然有证据证实通过制定相关政策可以解决关于探视的细微差异问题[16]，ICU 应为患者制定探视限制程序[16]，但也有证据表明，灵活的探视政策可以提高患者对护理的满意度[17]。

　　对于家属而言，患者住在 ICU 可能会加重他们的压力、焦虑和抑郁[18]。家属对 ICU 护理不满意之处在于沟通不畅、信息难以理解、进入 ICU 时没有获得情感支持，以及在不合适的地方接收敏感信息[18]。一些家属指出了 ICU 需要改进的地方，包括更好的沟通和提供情感支持[19]，以提高决策能力，并对护理过程进行一定程度的把控[20]。尽管如此，有证据表明灵活的探视可以提高家庭满意度并减少患者家属的焦虑[21]，还可以促进更好的沟通，从而增进家属对 ICU 患者护理的理解[22]。

　　对于 ICU 临床医生而言，开放和灵活的 ICU 探视时间可能是一项挑战。据称，家属在场会对护理工作流程产生负面影响，并且可能会妨碍 ICU 护理[23]。另有护士表示，家属可能会成为护理过程中的阻碍，他们担心开放的探视政策会增加工作量[14]。尽管面临着公认的挑战，几乎 80% 的 ICU 护士更倾向于无限制的探视政策[21]，但据 2010 年的报道，70% 的医院仍有限制家属探视的政策[24]。使矛盾更复杂化的是，有证据表明护士在执行探视政策时存在不一致现象[16]，而意见和政策的差异造成了护士与家属之间的矛盾和混乱[25]。

　　虽然远程重症医生实际上离 ICU 很远，看起来不在场，并且不受关于灵活探视争论的影响，但不能因此认为探视者不会影响远程重症医生及其与 ICU 临床医生、患者和家属的接触。虽然远程 ICU 音视频交互采用了现代技术，但人为因素（如态势感知的限制）可能会阻碍虚拟团队之间的自然交互。例如，虽然远程重症医生可以看到、听到病床和病床附近发生的活动，但难以察觉在摄像机视野外可能发生的活动，例如在墙角（摄像装备正下方）和（或）ICU 病房门口（窗帘后或门后）。此外，由于无法确定病房里的人是家属、朋友、邻居还是敌人，远程 ICU 与现场 ICU 交互的丰富性和重复性可能受限[26]。由于不了解完整的情境，远程重症医生对床旁情况会感到很焦虑或担忧，这是他们能意识到的风险，更糟糕的是，当与临床医生交流时，探视者可能会听到对话内容，从而侵犯患者的隐私或违背 HIPAA 法案。

基于上述原因，开放和灵活的探视令 ICU 与远程 ICU 的交互更加困难。一些 ICU 护士表示，远程 ICU 可能具有侵入性，并且会影响患者的隐私[27]。远程 ICU 护士表示，在虚拟进入 ICU 病房时，按门铃的行为会对患者及其家属造成频繁和反复的噪声干扰。患者、家属、ICU 临床医生和远程重症医生之间的沟通具有挑战性，因为近 2/3 的患者和家属表示不了解目前远程 ICU 的运营方式[28]。临床医生必须认识到，如果缺乏定期互动，团队成员间就无法建立高度的信任[29]。信任是成功协作的主要因素之一，因此也是虚拟团队环境中的主要挑战之一[29]。

目前，有非常明朗的机会可优化远程医疗的使用，支持家属在场的开放性和灵活性。远程探视是指家属到床旁的虚拟过程[30]。据称，远程探视已被很多家庭广泛接受，且能减轻患者的压力[31]。在 ICU 查房期间，通过远程探视实现虚拟参与具有良好的前景，并且家属对此表示接受[32]。尤为显著的是，远程探视可以规避与探视相关的困难，包括到医院的行程距离[32]、工作或家庭事务[32]、医院时间安排[32]、个人时间缺乏[33]和（或）行程费用[33]。

家属支持

SCCM 关于以家庭为中心的护理指南：家属支持

SCCM 关于以家庭为中心的护理指南	集中式远程 ICU 项目的机会
2.0 家属支持	为家属和 ICU 团队成员的沟通提供支持。例如，在双方同意的情况下，通过安全的远程医疗基础设施实现单站点或多站点之间的单人或多人互联，及时安排家属与 ICU 主治医生、护士、社会工作者、营养师或药剂师之间的家庭远程会议
2.1 关于协助危重新生儿护理的选择	
2.2 家庭教育	
2.3 NICU 中的点对点支持	
2.4 ICU 环境相关的家庭信息	
2.5 ICU 日志	
2.6 减少决策冲突	
2.7 改善沟通	

为了加强患者家属的支持，改善沟通、提供教育和减少决策冲突成为以家庭为中心的优先事项。虽然在支持或教育 ICU 家属方面，远程 ICU 发挥直接作用的证据有限，但根据其他非远程 ICU 项目的成功案例，可以推断远程 ICU 机会是存在的。有研究者[34]论述了 65 项远程医疗用于支持家庭护理人员的研究。其中涉及的患者情况多样，包括慢性残疾[35]、痴呆[36]、癌症[37]、卒中[38]、心脏病[39]、脊髓损伤[40]、脑损伤[41]、慢性病[42]、精神疾病[43]和临终关怀[44]。系统工具包括视频会议、基于网络的协作平台、交互式远程监测及电话呼叫、短信等技术，皆可作为通信渠道或社交网络系统为患者及其家属提供支持。教育服务包括专业的指导、视频、在线通话、电子邮件、留言板或资源室提供的家属培训。会诊服务包括按需为患者及其家属提供决策支持。社会心理和认知行为疗法提供了关于解决问题的支持和培训，帮助家属提高看护技能。社会服务长期向家属提供有关育儿技巧方面的帮助，以应对棘手的儿童情境。

与家庭成员的沟通

SCCM 关于以家庭为中心的护理指南：与家庭成员的沟通

SCCM 关于以家庭为中心的护理指南	集中式远程 ICU 项目的机会
3.0　与家庭成员的沟通	
3.1　多学科家庭会议	提供与 ICU 护理团队的实时协作，以支持患者及其家属
3.2　提供丧亲服务	的沟通，就临床事务提供远程 ICU 指导，重申最佳临
3.3　帮助临床医生提高自我效能	床实践，建立相互信任，减少团队冲突

远程 ICU 团队拥有技术和临床专业知识，可促进虚拟家庭会议开展。虽然在 ICU 中举行虚拟家庭会议的证据有限，但有证据表明虚拟家庭会议已普遍在非 ICU 中成功举行。已证明家庭会议可以提高家属对沟通的满意度，增强对临床医生的信任，并减少临床医生与家庭成员之间的冲突[45]。确信所爱的人得到良好护理提高了家属对 ICU 的满意度[45]。

查房期间的虚拟交互式远程会议已在许多临床场景中得到开展，并取得了较高的参与者满意度[46]。虽然患者和家属对床旁查房的人际互动表示肯定并从中受益，但据报道，远程查房与常规床旁查房的表现是相当的[47]。此外，几乎 2/3 的受访患者更愿意由他们自己的医生远程问诊，而不是床旁的同事代诊[47]。沟通对临终患者及其家属而言至关重要。虚拟交互式远程会议可在患者临终时帮助家属做决定。当患者死亡时，尽管家属不在患者的床旁，但他们会感激医生的虚拟在场并为此感到欣慰[48]。

临床医生也需要接受以家庭为中心的培训以促进与患者家属的沟通。例如，一些组织培训临床医生使用助记符"value"作为基本要素，以促进远程 ICU 技术在关键讨论中的应用[49]。虽然利用远程 ICU 资源增强虚拟家庭沟通仍在发展中，并且尚未得到强有力的实践，但几十年来研究人员已经明确，以家庭为中心护理的一个关键要素是确保护理流程设计始终是动态的、灵活的和可及的，并且随着时间的推移，始终能够响应家属的需求[50]。

会诊的使用

SCCM 关于以家庭为中心的护理指南：会诊的使用

4.0　特殊会诊

4.1　姑息治疗会诊	通过安全的远程医疗基础设施实现单站点或多站点
4.2　伦理会诊	之间的单人或多人互联，提供集中支持，以安排姑
4.3　心理支持学习资料	息治疗、伦理、精神和其他专业团队会诊。培训远
4.4　多学科团队中的社会工作者	程 ICU 人员充当家庭导航员角色，以全天候对患者
4.5　改善沟通的家庭导航员	及其家属提供支持。通过在病历中记录干预措施，
4.6　精神支持	完成与 ICU 护理团队的沟通闭环

建议在 ICU 中使用专业会诊，以实现以家庭为中心的护理；然而，在实践中，此类会诊往往因资源限制或后勤障碍而受阻。尽管技术上可行，但在远程医疗基础设施进行的远程 ICU 日常活动中，没有证据表明远程 ICU 在逻辑上促进和（或）协调了姑息治疗、伦理、社会工作、心理、精神或其他类型的护理会诊。尽管如此，姑息远程会诊可以在患者家中进行，以支持远程监测传统门诊护理，管理晚期癌症患者的症状[51]。同样，在器官移植和捐赠的伦理问题方面，临床伦理远程会诊已展开应用[52]。此外，临终关怀远程会诊已经开展，以保证通过较低成本实现高质量的支持服务[53]。最后，在缺乏合格专业人员的偏远地区，精神护理远程会诊已得到认可[54]。关于这些敏感的会诊服务是否需要比远程医疗提供的服务更为私密，研究人员认为这种疑问尚未在实践中得到证实[53]。

有证据表明，一个能够促进护理决策、完全融入的护士将有益于以家庭为中心的护理，并受到 ICU 临床医生和患者家属的欢迎[55]，这样的角色被称为家庭导航员[55]。当与远程医疗相结合时，该护士的服务范围比在单个 ICU 时更广泛，这就将家庭导航员与主要提供护理的床旁护士区分开来。可以合理推测，远程 ICU 护士可以承担家庭导航员的角色，并且作为全年无休、每天 24 小时随时在线的虚拟团队成员，会更容易被接触到。

运营和环境问题

SCCM 关于以家庭为中心的护理指南：运营和环境问题

SCCM 关于以家庭为中心的护理指南	集中式远程 ICU 项目的机会
5.0　运营和环境问题	
5.1　确保标准化方案 5.2　支持护士作出决策 5.3　促进以家庭为中心的护理的政策 5.4　环境卫生实践 5.5　考虑家属睡眠不足	在 ICU 活动中坚持最佳临床实践方案。积极支持 ICU 临床医生，指导和培训其决策能力以建立信心和信任。向家属强调远程 ICU 为其亲人提供附加临床支持的益处。鼓励睡眠不足的家属回家休息，按需提供并协调居家远程医疗探视。提倡对患者结局产生负面影响的 ICU 环境因素（噪声、照明、温度）进行集中监测；实时修复环境问题

虽然远程 ICU 的运营方式存在根本差异[56]，但大多数远程 ICU 运营旨在支持 ICU 床旁临床医生进行决策，因此无须家庭成员的直接参与。然而，遵循标准化方案有助于实现以家庭为中心的护理目标。有证据表明，长期以来，远程 ICU 的运营有助于确保 ICU 对标准化方案的依从性，如脓毒症[57]或呼吸机管理[58]。

远程 ICU 可以在监测 ICU 环境卫生实践方面发挥直接或间接作用，以优化患者和家属的体验，包括部署传感器设备，远程监控 ICU 中的声音、光线、噪声、温度和其他关键环境因素。既往研究已证明远程 ICU 可以有效监测 ICU 中的声音和光线[59]。为了推动 ICU 中以家庭为中心的护理，医院已经实施了相关政策，管理者也应当考虑远程 ICU 如何在确保遵守环境政策的前提下保障治疗环境。

优化患者-家属体验的技术因素

医院应考虑为提供远程 ICU 服务而部署的基础设施的架构框架。从以家庭为中心的护理角度来看，开放式架构更有利。适应性强的基础设施支持单站点或多站点之间的单人或多人互联，通常与移动网络或 WiFi 相连[60]。多人可以通过医院、办公室或移动设备进行连接，因此可以轻松地从医院网络范围内部或外部开启会诊服务。这种强大的远程医疗功能有利于建立互动、协作关系，这些是患者和家属成功沟通的必要因素。

优化患者-家属体验的 ICU 设计考量

除了"behind the walls"（墙后）架构框架外，还有一些其他基本技术考量，对于优化远程 ICU 服务中患者和家属体验十分关键。关键因素包括摄像头的位置、音响系统质量和显示器的摆放。摄像头自身应具有全面广角以用于初步观察，这将为远程 ICU 团队减少态势感知限制。此外，摄像头应能有效平移、倾斜和缩放（pan，tilt，and zoom，PTZ），以聚焦到特定区域，如患者或呼吸机。

IT 技术人员应与供应商和临床医生密切合作，修改摄像头设置以优化广角视图选项。对于更小或更大的 ICU 病房及有天花板高度限制的 ICU 病房，摄像头可能需要进行不同的设置。摄像头放置和（或）广角视图选项的功能缺陷可能会对患者与家属的互动产生负面影响。摄像头放置和摄像头设置是远程 ICU 服务中患者-家属体验的重要因素。

音响系统，包括扬声器的放置和配置，以减少延迟、最小化背景噪声和抑制回声，都是必不可少的因素。扬声器和麦克风应放置在靠近 ICU 病床的位置，以便患者可以听到和被听到，这对于家属或床旁临床医生来说也是必要的。音响系统应具备高性能，避免出现一个人的声音盖过另一个人的声音或者另一个人回话时声音断断续续的情况。音响系统应足够实用，以便在多个人说话时（如在紧急情况下）辨别各人声音。此外，在有设备、电视、广播或其他环境因素等造成背景噪声水平较高的 ICU 病房中，音响系统应该是有效的。最后，当同一个远程医疗平台涉及一个或多个地点的多方人员时，音响系统应该是有效的。医院应该考虑高质量音响的细节性能，尤其是对于可能存在结构式天花板或物理设备限制的老旧 ICU。

第三个基本技术因素是显示器的放置。理想情况下，临床医生可以很容易看到彼此，而无须将注意力从患者身上移开，患者也可以很容易看到在家进行远程探视的家庭成员。远程 ICU 显示器通常放在床头对面的墙上。但是，安装时应注意确保病房窗帘、吊顶式升降设备和其他临床设备不会阻挡显示器。其他显示方法包括多个显示器、移动显示器和（或）ICU 病房中与电视显示器集成的显示器。

通过翻译服务优化患者-家属体验

证据表明，非英语语言人数占比持续增长，成为美国社会结构的核心组成[61]。对于不会说英语的患者及其家属，持证的医学口译员可以提供综合的远程医疗口译服务[62]。需要这些远程医疗服务的医院可以按需获得口译服务，据报道，这种口译服务准确度高，能提供 300 多种语言的口译。此外，一些远程医疗服务可让持证医学口译员与失聪或有听力障碍的患者进行交流，这是电话翻译服务无法做到的。

远程医疗礼仪

虚拟团队的协作性质增加了 ICU 运营的复杂性。为确保一流的患者和家属体验，医院必须致力于应对和解决与虚拟团队相关的挑战。最近的一项报道提到，通过对 ICU 和远程 ICU 团队进行的采访可知，阻碍远程 ICU 成功的运营和文化方面的障碍是：①对运营能力抱有不切实际的期望；②缺乏信任；③领导定义不明确；④缺乏沟通政策[63]。远程 ICU 护士表示，尽管他们将 26% 的时间花在沟通上，但 15% 的远程 ICU 护士从 ICU 护士那里接收到了不正确的信息，40% 的远程 ICU 护士没有收到关于患者状态变化的信息[64]。远程 ICU 护士及其重要的能力素质[65]包括：①熟练使用软件工具；②有效的倾听技巧；③促进协作的能力；④优先考虑患者问题的能力。虽然几乎没有证据可以定义完美的远程 ICU 礼仪，但人们普遍认为，在运营一个高度整合的远程 ICU 方面，医务人员的工作是加强沟通，建立信任。研究者提倡远程 ICU 运营考虑独特的策略，确保在多种 ICU 文化之间建立有效的沟通[66]。

提高远程 ICU 接受度和采用率的策略

显然，远程 ICU 的成功整合是一项复杂的跨专业任务。研究人员[67]公开了采用远程 ICU 的障碍，例如培训的显著差异、对期望和责任的理解不足、缺少互动、关键信任不足，以及缺乏专门用于整合的资源。此外，有人认为医院管理层没有意识到远程 ICU 实施的规模，这是调动资源支持远程 ICU 运营长期整合所面临的主要阻碍[67]。促进采用远程 ICU 的措施包括明确责任、加强学院团队合作、远程 ICU 实地访问、确定标准化临床路径、就远程 ICU 人员准入门槛达成共识、制定明确的升级方案、协作开展流程改进项目和调动专门的资源支持长期的服务整合。

尽管存在上述挑战，但许多 ICU 在早期就迅速采用了远程 ICU。因远程 ICU 有助于广泛访问患者数据、能远程进行实时可视化，可以合理推断远程 ICU 提供了一种独特且互补的临床支持。尽管如此，研究人员仍然提醒，对综合式远程 ICU 解决方案的抵制会降低 ICU 性能[68]。因此，建议各组织利益相关者对一线临床医生明确表示他们对远程 ICU 的支持[69]，医院应针对综合运营建立问责制，并决定如何解决协作中的不足[70]。

如何衡量远程 ICU 项目的患者-家属满意度？

随着远程 ICU 业务的不断增长，有必要确保评估项目成功与否的方法是切实可行的。挑战在于对患者及其家属满意度的定义始终比较宽泛。由于对远程医疗满意度没有一致的衡量标准，因此很难解释和比较已有研究的结果[71]。虽然 Press

Ganey Associates 已经开展了一项针对医疗实践的远程医疗调查，该调查设置了具体问题以深入了解虚拟探视的关键组成部分，但该调查既不专门针对也不适用于远程 ICU 运营。研究人员[71]从现有测量工具中确定了五种患者-家属满意度构成，它们可能有助于衡量远程医疗的满意度（表 10.2）。下一步研究将确认哪些患者-家属满意度构成适用于设计一种工具以衡量远程 ICU 运营的患者-家属满意度。

表 10.2　远程医疗患者-家属满意度构成

系统质量	医疗保健		净收益	信息质量	其他
使用便利性	过程	结局	成本	信息完整性	重复使用性
可靠性	与医护人员互动	服务质量	安排便利性	隐私性	终端用户支持
环境	治疗	护理质量比较	持续时间		
	与医护人员的关系	医疗结局	医疗服务人员收益		
			有用性		

医院管理人员应该考虑的首要问题

为确保远程 ICU 运营成功实施，医院管理者应考虑以下问题，从而最大限度地利用远程医疗提高患者-家属满意度：

（1）需要广泛的行政支持，其中应包括来自医生、护士、医院运营、IT、财务、监管事务、变更管理、远程医疗和重症监护团队的领导层。确定参与团队后，需要考虑以下问题：

1）远程 ICU 患者-家属满意度的目标是什么？

2）哪些指标将用于衡量远程 ICU 患者-家属满意度？

3）将使用什么公式计算远程 ICU 患者-家属满意度的投资回报率？

4）维持远程 ICU 患者-家属满意度目标需要哪些资源？

（2）是否就采用开放式远程医疗架构达成共识？这种架构既适用于医院内部通信，也适用于医院外部通信。

除（1）中 1）、2）、3）和 4）之外，还需要哪些资源促进安全的按需远程医疗会诊？

哪个部门最适合管理远程医疗虚拟护理服务者团队？

虽然上述问题很明显是成熟的商业实践应该考虑的问题，但值得一提的是，美国各地的远程 ICU 项目已经停止运营，因为在日益注重成本的市场中，这些目标、指标或公式是不可持续的。开展尽职调查，明智地制定并执行计划以获取广泛的价值，是运营活动的当务之急。此后，应在重新评估工作流程的同时不断重新评估价值，以确保运营能够保持足够的敏锐性，以接受随时间推移出现的新价值主张，例如个人和团体参与。

使患者满意度最大化的小案例

Reilly 先生住进了 ICU 并过夜。晚上的早些时候，他和妻子一起吃晚餐、看电影。但晚饭后，他出现了荨麻疹，起初他并没有在意，因为他没有荨麻疹过敏史。随着电影的播放，他的症状开始明显，这使他愈加担心。当他感到情况恶化、喉咙发炎时，他怀疑是不是呼吸道受到了损害。于是他和妻子立即开车前往当地的急诊室，他们并不知道那里的城市学术医疗中心长期以来一直开展远程 ICU 项目。当 Reilly 先生被送进 ICU 时，他越来越焦虑，因为他不清楚自己是否需要气管插管。鉴于 Reilly 先生的临床表现，ICU 护士认为最安全的做法是先插管进行气道保护。然而，重症医生建议继续进行医疗处理，推迟插管，除非出现必须插管的临床表现。Reilly 先生的妻子看到医生之间存在分歧，没有确定最佳的临床治疗方法，她感到惊慌失措。床旁临床医生无法缓解这种紧张局面，于是召集远程重症医生进行会诊。远程 ICU 重症医生主持了一次虚拟诊疗团队会议。作为一名公正的专家，远程 ICU 重症医生判断了即时护理方案的风险和获益。20 分钟后，Reilly 先生和妻子冷静了下来，也更加了解目前的情况。又过了 10 分钟，Reilly 先生和妻子要求与远程 ICU 重症医生再次会面。因为短时间内，他们觉得症状已经恶化，应该尽早插管。远程 ICU 重症医生向 Reilly 先生和他妻子保证，ICU 团队将为他们提供最好的治疗。各方都同意在受控环境下进行插管。远程 ICU 团队进行彻夜持续监测。第二天，临床医生就双方协作向远程医生表示感谢。转到普通病房后，Reilly 先生和妻子表示，患者-家属护理的体验非常棒。

结论

十多年来，远程 ICU 项目一直是美国医院运营活动中复杂的一部分。虽然这些项目在过去几年一直是 ICU 特殊护理的支柱，但互联医疗的未来理应更为广阔。医院正在采用创新方案实现良好的个人和团体参与结局。远程 ICU 在集中式枢纽下运营，可利用其中各种辅助资源，有很大潜力实现团体参与。最大限度地利用远程医疗的效用，增强以家庭为中心的护理是标准化、协调良好、高质量、具有成本效益护理的当务之急，这对于在基于价值的护理环境中运营的医院来说变得越来越重要。FaceTime、Skype、WhatsApp 和其他视频解决方案在非医院环境召开的会议中越来越受欢迎。我们的患者、家属和临床医生需要政策、程序和技术来实现院内按需连接。ICU 护理的互联健康选择数不胜数：在集中式远程医疗资源团队的协调下，患者、家属和临床团队可在白天或晚上的任何时间进行虚拟访问、会诊、协作、协调、教育和护理协调。

参 考 文 献

1. Institute of Medicine. Crossing the quality chasm: a new health system for the 21st century. Washington, DC: National Academy Press; 2001.
2. Affordable Care Act. Public Law 111–148—March 23, 2010. Retrieved from https://www. gpo.gov.
3. Centers for Medicare and Medicaid Services. What is the purpose of the HCAHPS Survey? 2017. Retrieved from https://www.cms.gov.
4. Zusman EE. HCAHPS replaces Press Ganey survey as quality measure for patient hospital experience. Neurosurgery. 2012;71(2):N21–4.
5. Centers for Medicare and Medicaid Services. Hospital value based purchasing. 2017. Retrieved from https://www.cms.gov.
6. Potter AJ, Natafgi N, Ullrich F, A Clinton MacKinney MS. Perceptions of the benefits of tele-medicine in rural communities. Perspect Health Inf Manag. 2016;1:1–13.
7. Goedken CC, Moeckli J, Cram PM, Reisinger HS. Introduction of Tele-ICU in rural hospitals: changing organisational culture to harness benefits. Intensive Crit Care Nurs. 2017;40:51–6.
8. Institute of Health Care Improvement. The right care, right setting, and right time of hospital flow. 2017. Retrieved from http://www.ihi.org.
9. Davidson JE, Aslakson RA, Long AC, Puntillo KA, Kross EK, Hart J, et al. Guidelines for family-centered care in the neonatal, pediatric, and adult ICU. Crit Care Med. 2017;45(1):103–28.
10. Weled BJ, Adzhigirey LA, Hodgman TM, Brilli RJ, Spevetz A, Kline AM, et al. Critical care delivery: the importance of process of care and ICU structure to improved outcomes: an update from the American College of Critical Care Medicine Task Force on Models of Critical Care. Crit Care Med. 2015;43(7):1520–5.
11. Melnyk BM, Alpert-Gillis L, Feinstein NF, Crean HF, Johnson J, Fairbanks E, et al. Creating opportunities for parent empowerment: program effects on the mental health/coping outcomes of critically ill young children and their mothers. Pediatrics. 2004;113(6):e597–607.
12. Wynn JD. The value of exceptional patient experience. N C Med J. 2016;77(4):290–2.
13. Gonzalez CE, Carroll DL, Elliott JS, Fitzgerald PA, Vallent HJ. Visiting preferences of patients in the intensive care unit and in a complex care medical unit. Am J Crit Care. 2004;13(3):194–8.
14. Bélanger L, Bussières S, Rainville F, Coulombe M, Desmartis M. Hospital visiting policies–impacts on patients, families and staff: a review of the literature to inform decision making. J Hosp Admin. 2017;6(6):51.
15. Carroll DL, Gonzalez CE. Visiting preferences of cardiovascular patients. Prog Cardiovasc Nurs. 2009;24(4):149–54.
16. Smith L, Medves J, Harrison MB, Tranmer J, Waytuck B. The impact of hospital visiting hour policies on pediatric and adult patients and their visitors. JBI Database System Rev Implement Rep. 2009;7(2):38–79.
17. Azzil R, Bambi S. Open intensive care units: a feasible option? The opinions of patients, relatives and health care workers. Assist Inferm Ric. 2009;28(2):89–95.
18. Azoulay E, Pochard F, Kentish-Barnes N, Chevret S, Aboab J, Adrie C, et al. Risk of post-traumatic stress symptoms in family members of intensive care unit patients. Am J Respir Crit Care Med. 2005;171(9):987–94.
19. Schwarzkopf D, Behrend S, Skupin H, Westermann I, Riedemann NC, Pfeifer R, et al. Family satisfaction in the intensive care unit: a quantitative and qualitative analysis. Intensive Care Med. 2013;39(6):1071–9.
20. Osborn TR, Curtis JR, Nielsen EL, Back AL, Shannon SE, Engelberg RA. Identifying elements of ICU care that families report as important but unsatisfactory: decision-making, control, and ICU atmosphere. Chest. 2012;142(5):1185–92.
21. Simon SK, Phillips K, Badalamenti S, Ohlert J, Krumberger J. Current practices regarding visitation policies in critical care units. Am J Crit Care. 1997;6(3):210–7.
22. Roland P, Russell J, Richards KC, Sullivan SC. Visitation in critical care: processes and outcomes of a performance improvement initiative. J Nurs Care Qual. 2001;15(2):18–26.

23. Monroe M, Wofford L. Open visitation and nurse job satisfaction: an integrative review. J Clin Nurs. 2017;26:4868.
24. Institute for Patient- and Family-Centered Care. Changing hospital "visiting" and policies and practices: supporting family presence and participation. 2010. Retrieved from http://www.ipfcc.org.
25. Carlson B, Riegel B, Thomason T. Visitation: policy versus practice. Dimens Crit Care Nurs. 1998;17(1):40.
26. Hoonakker PL, Carayon P, McGuire K, Khunlertkit A, Wiegmann DA, Alyousef B, et al. Motivation and job satisfaction of tele-ICU nurses. J Crit Care. 2013;28(3):315–e13.
27. Mullen-Fortino M, DiMartino J, Entrikin L, Mulliner S, Hanson CW, Kahn JM. Bedside nurses' perceptions of intensive care unit telemedicine. Am J Crit Care. 2012;21(1):24–32.
28. Jahrsdoerfer M, Goran S. Voices of family members and significant others in the tele–intensive care unit. Crit Care Nurse. 2013;33(1):57–67.
29. Kauffmann D, Carmi G. How team leaders can use ICT to improve trust among virtual teams to increase collaboration. Int J Eng Innov Technol. 2014;3(9):204–21.
30. Nicholas B. Televisitation: virtual transportation of family to the bedside in an acute care setting. Perm J. 2013;17(1):50.
31. Yang NH, Dharmar M, Hojman NM, Sadorra CK, Sundberg D, Wold GL, et al. Videoconferencing to reduce stress among hospitalized children. Pediatrics. 2014;134(1):e169–75.
32. Stelson EA, Carr BG, Golden KE, Martin N, Richmond TS, Delgado MK, Holena DN. Perceptions of family participation in intensive care unit rounds and telemedicine: a qualitative assessment. Am J Crit Care. 2016;25(5):440–7.
33. Parsapour K, Kon AA, Dharmar M, McCarthy AK, Yang HH, Smith AC, et al. Connecting hospitalized patients with their families: case series and commentary. Int J Telemed Appl. 2011;2011:10.
34. Chi NC, Demiris G. A systematic review of telehealth tools and interventions to support family caregivers. J Telemed Telecare. 2015;21(1):37–44.
35. Eisdorfer C, Czaja SJ, Loewenstein DA, Rubert MP, Argüelles S, Mitrani VB, Szapocznik J. The effect of a family therapy and technology-based intervention on caregiver depression. The Gerontologist. 2003;43(4):521–31.
36. Dang S, Remon N, Harris J, Malphurs J, Sandals L, Cabrera AL, Nedd N. Care coordination assisted by technology for multiethnic caregivers of persons with dementia: a pilot clinical demonstration project on caregiver burden and depression. J Telemed Telecare. 2008;14(8):443–7.
37. Chih MY, DuBenske LL, Hawkins RP, Brown RL, Dinauer SK, Cleary JF, Gustafson DH. Communicating advanced cancer patients' symptoms via the internet: a pooled analysis of two randomized trials examining caregiver preparedness, physical burden, and negative mood. Palliat Med. 2013;27(6):533–43.
38. Taylor DM, Cameron JI, Walsh L, McEwen S, Kagan A, Streiner DL, Huijbregts MP. Exploring the feasibility of videoconference delivery of a self-management program to rural participants with stroke. Telemed e-Health. 2009;15(7):646–54.
39. Schwarz KA, Mion LC, Hudock D, Litman G. Telemonitoring of heart failure patients and their caregivers: a pilot randomized controlled trial. Prog Cardiovasc Nurs. 2008;23(1):18–26.
40. Elliott TR, Brossart D, Berry JW, Fine PR. Problem-solving training via videoconferencing for family caregivers of persons with spinal cord injuries: a randomized controlled trial. Behav Res Ther. 2008;46(11):1220–9.
41. Hauber RP, Jones ML. Telerehabilitation support for families at home caring for individuals in prolonged states of reduced consciousness. J Head Trauma Rehabil. 2002;17(6):535–41.
42. Vincent C, Reinharz D, Deaudelin I, Garceau M, Talbot LR. Public telesurveillance service for frail elderly living at home, outcomes and cost evolution: a quasi experimental design with two follow-ups. Health Qual Life Outcomes. 2006;4(1):41.
43. Ozkan B, Erdem E, Ozsoy SD, Zararsiz G. Effect of psychoeducation and telepsychiatric follow up given to the caregiver of the schizophrenic patient on family burden, depression and expression of emotion. Pak J Med Sci. 2013;29(5):1122.
44. Oliver DP, Demiris G. Comparing face-to-face and telehealth-mediated delivery of a psychoeducational intervention: a case comparison study in hospice. Telemed e-Health. 2010;16(6):751–3.
45. Stapleton RD, Engelberg RA, Wenrich MD, Goss CH, Curtis JR. Clinician statements

and family satisfaction with family conferences in the intensive care unit. Crit Care Med. 2006;34(6):1679–85.

46. Mair F, Whitten P. Systematic review of studies of patient satisfaction with telemedicine. BMJ. 2000;320(7248):1517–20.

47. Ellison LM, Nguyen M, Fabrizio MD, Soh A, Permpongkosol S, Kavoussi LR. Postoperative robotic telerounding: a multicenter randomized assessment of patient outcomes and satisfaction. Arch Surg. 2007;142(12):1177–81.

48. Low JA, Beins G, Lee KK, Koh E. Last moments of life: can telemedicine play a role? Palliat Support Care. 2013;11(4):353–5.

49. Cook D, Rocker G. Dying with dignity in the intensive care unit. N Engl J Med. 2014;370(26):2506–14.

50. Johnson BH. Family-centered care: four decades of progress. Fam Syst Health. 2000;18(2):137.

51. Hennemann-Krause L, Lopes AJ, Araújo JA, Petersen EM, Nunes RA. The assessment of telemedicine to support outpatient palliative care in advanced cancer. Palliat Support Care. 2015;13(4):1025–30.

52. Bramstedt K. The use of telemedicine for clinical ethics consults pertaining to donation and transplant: abstract# B837. Transplantation. 2014;98:819.

53. Whitten P, Cook DJ, Doolittle G. An analysis of provider perceptions for telehospice™. Am J Hosp Palliat Med. 1998;15(5):267–74.

54. Smith B. Mission and leadership – details of encounter are key in telespiritual care. 2015. Retrieved https://www.chausa.org/.

55. Torke AM, Wocial LD, Johns SA, Sachs GA, Callahan CM, Bosslet GT, et al. The family navigator: a pilot intervention to support intensive care unit family surrogates. Am J Crit Care. 2016;25(6):498–507.

56. Lilly CM, Thomas EJ. Tele-ICU experience to date. J Intensive Care Med. 2010;25(1):16–22.

57. Rincon TA, Manos EL, Pierce JD. Telehealth intensive care unit nurse surveillance of Sepsis. CIN Comput Inform Nurs. 2017;35(9):459–64.

58. Goedken CC, Moeckli J, Cram PM, Reisinger HS. Introduction of Tele-ICU in rural hospitals: changing organizational culture to harness benefits. Intensive Crit Care Nurs. 2017;40:51–6.

59. Voigt LP, Reynolds K, Mehryar M, Chan WS, Kostelecky N, Pastores SM, Halpern NA. Monitoring sound and light continuously in an intensive care unit patient room: a pilot study. J Crit Care. 2017;39:36–9.

60. Reynolds HN, Bander JJ. Options for tele-intensive care unit design centralized versus decentralized and other considerations it is not just a another black sedan. Crit Care Clin. 2015;31(2):335–50.

61. Ryan E. Language use in the United States: 2011. American community survey reports. 2013. Retrieved from https://www.census.gov.

62. Scamman K. Telehealth: the importance of medical interpreters in telemedicine. 2018. Retrieved via https://telelanguage.com.

63. Wilkes MS, Marcin JP, Ritter LA, Pruitt S. Organizational and teamwork factors of tele–intensive care units. Am J Crit Care. 2016;25(5):431–9.

64. McGuire K, Carayon P, Hoonakker P, Khunlertkit A, Wiegmann D. Communication in the tele-ICU. In: Proceedings of the human factors and ergonomics society annual meeting (Vol 54, no 19, pp 1586–90). Los Angeles: Sage Publications; 2010.

65. Goran SF. A new view: tele–intensive care unit competencies. Crit Care Nurse. 2011;31(5):17–29.

66. Hoonakker PL, Pecanac KE, Brown RL, Carayon P. Virtual collaboration, satisfaction, and trust between nurses in the tele-ICU and ICUs: results of a multilevel analysis. J Crit Care. 2017;37:224–9.

67. Moeckli J, Cram P, Cunningham C, Reisinger HS. Staff acceptance of a telemedicine intensive care unit program a qualitative study. J Crit Care. 2013;28(6):890–901.

68. Khunlertkit A, Carayon P. Contributions of tele–intensive care unit (TeleICU) technology to quality of care and patient safety. J Crit Care. 2013;28(3):315–e1. https://doi.org/10.1016/j.jcrc.2012.10.005.

69. Sapirstein A, Lone N, Latif A, Fackler J, Pronovost PJ. Tele ICU: paradox or panacea? Best Pract Res Clin Anaesthesiol. 2009;23(1):115–26. https://doi.org/10.1016/j.bpa.2009.02.001.

70. American Association of Critical Care. TeleICU nursing practice guidelines. 2018. Retrieved from http://www.aacn.org.

71. Garcia R, Olayele A, Han W. Defining dimensions of patient satisfaction with telemedicine an analysis of existing measurement instruments. In: Proceedings of the 50th Hawaii international conference on system sciences; 2017, January.

第 11 章　实施 ICU 远程医疗的成本效益分析

Sanjay Subramanian，**Christopher M. Palmer**

实施新的远程 ICU 项目的成本是多少？

实施任何技术方案都会给医疗系统增加成本。希望实施此类方案的医院在决定购入前，应仔细审查所有硬件、软件和功能及相关成本，并考虑这些因素在实际使用中的情况。虽然远程 ICU 项目种类多样，但从根本上讲，成本可以分解为以下几个主要组成部分。

与技术设备相关的成本包括与运营相关的硬件和软件。硬件成本可能因设备的选择和远程 ICU 的运营结构而大不相同。在最常用的远程 ICU 系统（Philips eICU®）中，硬件成本包括病房中固定安装的高清摄像头、摄像头布线成本，供远程医生/护理工作站使用的台式电脑、每个工作站的多台显示器，以及用于确保连接的 T1 线路的成本。Philips 系统中的核心音视频技术组件是必不可少的，因为它与后端的专有软件紧密集成。音视频服务可能需要定期升级，进而产生额外的成本。

一些远程 ICU 项目可能会使用机器人（如 InTouch Systems®）或其他商用移动推车来协助医务人员在非 ICU 地点提供医疗服务。移动推车通常配备音视频接口、听诊器等诊断设备的接口，以及集成于母体远程 ICU 软件（如 Philips eCARE® 软件）的软件接口。使用平板电脑/iPad（Apple Corp®、Samsung Corp®）等设备代替固定摄像头和桌面工作站可降低部分成本。软件成本取决于所使用的系统类型。常用的 Philips eCARE®软件是一种捆绑产品，其中包括固定数量床位的许可费、与从 EMR 中数据提取相关的软件集成费用、床旁监护设备费用、使用软件（APACHE® Cerner Corp）的费用及服务器成本。

此外，技术成本还可能包括用于沟通的商用软件，以促进专业医务人员之间就正在进行的工作流程和操作问题进行沟通（视频/文本/音频），例如 Cisco Jabber®、Vidyo®等。以 Philips eICU 系统为例，IT/IS 组件相关成本包括：

- eCare 虚拟服务器：25 万美元
- Charter 互联网：每年 2.6 万美元（截至 2016 年）
- 病房内设备：每间病房 7500 美元，安装需额外付费
- 移动推车：每辆 1.2 万美元

- 坐式/站立式电子办公桌：每张 5000 美元
- 计算机工作站：每个 1300 美元
- 显示器：每个 280 美元
- 工作站不间断电源（UPS）：每张办公桌 300 美元

人工成本通常取决于远程 ICU 医疗服务交付模式的结构。目前，市场上的主要模式是由护士和医生组成的"中心"或"核心"，辅以支持人员参与远程医疗服务。护士数量根据远程 ICU 系统内的患者数量进行调整，通常比例为每 30～50 例患者配备 1 名护士。核心部门所雇医生人数也是基于该系统覆盖的病床数量，医生是被高度利用的资源，医生与患者数量之间的平均比例为 1∶100。当然，人员配置比例也取决于所覆盖 ICU 收治患者的严重程度，患者情况越好，医患比越低。护理工资由所在地情况决定，并受医院工资标准和激励措施约束。此外，可能需要护理主管或主管护士协助完成行政任务、护理安排和任务分配。在特定情况下，可能会雇用额外护士来协助完成脓毒症监测、临床实践审核或 APACHE 评分等特定任务。

支持人员包括协助接听远程电话和对来自不同地点的电话进行分类的人员，以及协助软件/硬件维护、支持和故障排除的 IT 技术人员。支持人员的工资各不相同，由当地工资标准决定。此外，远程 ICU 可能需要雇用数据库分析师和管理人员以协助数据收集、分析、数据库创建、数据库服务器设置和维护。还需雇用行政人员以协助人员管理、档案管理（如执照）、财务和会计、合同谈判、战略和业务发展等。

提供远程 ICU 医疗的医生的时薪通常在 180～225 美元。如果一名医生仅受雇于远程 ICU 医疗，其额外工资将包括常规福利，如医疗保健计划资金、退休计划资金、残疾和人寿保险费等。需要注意的是，对于医生而言，与床旁 ICU 医疗相比，目前市场可提供至少额外 25% 的激励给远程 ICU 医疗。此外，夜间医疗的保险费率比日间医疗更高。在过去几年间，考虑到夜间覆盖模式的可持续性问题，远程 ICU 夜间管理有时会外包给位于以色列、印度、东欧或非洲的海外医生所在的机构，通过这些机构与远程 ICU 间的时差，保证医生在白天工作，外包模式的人员成本取决于该国的现行工资水平。

其他成本包括供应商的合同成本、应用程序和宽带覆盖的许可费用。与技术供应商的合同关系是远程 ICU 的常见持续性成本。而与技术相关的持续性成本，包括与远程 ICU 系统相关的硬件和软件平台的支持和维护成本。与网络服务商的合同关系可能是另一项持续性成本，这取决于人员配置模式。一些远程 ICU 系统可能偶尔需要外包医生等医护人员。宽带、许可费用和 IT 相关成本是远程 ICU 系统的另一项成本。在常用的 eICU 系统中，需要专用的 T1 线路和宽带互联网接入以维持所有计算机系统的运行，每年费用约为 2.6 万美元。

实施新的远程 ICU 项目的财务收益是多少？

在没有明确医疗保险报销模式的情况下，远程 ICU 系统的收入来源完全取决于系统/网络的组织结构和实体之间的具体合同关系。目前存在几种不同的收入模式。

收费医疗服务仍然是最常见的收入模式类型，即接受远程 ICU 医疗服务的机构会签订收费医疗服务合同，该合同基于 ICU 床位数或 ICU 住院人数制定。在前一种情况下，远程 ICU 供应商对其服务的病床收取年费。该费用本质上是远程 ICU 供应商对其承担基础设施建设、提供医疗服务和其他运营费用产生的直接成本，以及为维持盈利的额外加价。据报道，如使用飞利浦平台服务，每张 ICU 病床需花费 2 万～3 万美元。

另一种支付模式是共享节省模式。从概念上讲，通过减少并发症、缩短 ICU 住院时间，采用共享节省模式，远程 ICU 服务商可以按照所节省成本的百分比进行收费，但目前尚不清楚这种模式在远程 ICU 供应商中是否普遍。

在按价值付费的协议下，远程 ICU 供应商还可以签订风险合同，付款与实现既定的运营目标挂钩。虽然该模式在理论上很有吸引力，但决定结果的变量很多，并非所有变量都只属于远程 ICU 供应商的权限范围。当远程 ICU 作为综合 ICU 医疗服务的唯一提供者，并完全控制上、下游 ICU 医疗过程时，这种模式才可能最成功。

付费也可能与 ICU 床位使用率的提高有关。正如以下各种研究所报道，实施远程 ICU 后，患者 ICU 住院时间缩短而使 ICU 患者容量增加，从而减少了由于 ICU 床位紧缺而可能转至其他医疗机构的患者数量。增加 ICU 使用率也可以提高医院的病例组合指数（CMI），进而对报销产生积极影响。通过远程 ICU 系统对护理过程的严格管理和高效运转，可以缩短患者 ICU 住院时间[1]。鉴于 ICU 费用不能全额报销（例如，Medicare 可报销约 83% 的 ICU 费用），住院时长的缩短可以减少医院因 ICU 住院而产生的损失。

减少 ICU 伤害和医疗差错导致的经济处罚，也是共享节省模式的收入来源。由于 ICU 并发症减少、因适当的床位利用率减少的住院时长及决策支持改善，从而避免了支出，因此对投资远程 ICU 是合理的[2,3]。如下所述，这些益处取决于远程 ICU 医疗与床旁医疗的精心整合，使两者协同工作，实现战略目标。Lilly 等提出的"后勤中心"法为典型案例，该方法可以实现更高的 ICU 床位利用率，提高收入和边际贡献[4]。文献中报道的成本规避方式各不相同，而且在很大程度上取决于实施远程 ICU 的病房的基线绩效（baseline performance），已经在绩效频谱运行的高绩效机构的收益可能会更少。此外，一旦那些有助于减少并发症并提高对临床实践依从性的流程被确定下来，增量收益预计会随时间推移而逐渐减少。

关于远程 ICU 项目成本效益分析的已发表的研究综述

如下文研究中强调的，ICU 远程医疗实施的成本效益分析并不简单。分析已发表的结果时，无论这些结果是赞成还是反对远程 ICU 的成本效益，都应考虑方法中反复出现的一些问题。第一个问题就是文献中关于 ICU 远程医疗定义的异质性。ICU 远程医疗目前还没有标准定义。目前有多种模式（最常见的是集中式与分散式），在这些模式中，过多的远程监测功能会影响远程 ICU 护理的有效性。当评估文献并将结果应用于您的机构时，应充分考量这一点。第二个问题是缺乏透明、准确和全面的成本报告。很多已发表的研究缺乏这三个要素，因此很难得出强有力的结论。此外，学术型医院远程 ICU 的监测与社区医院或两者混合的远程 ICU 监测的比较也是需要考虑的方面。所监测的 ICU 患者的严重程度和数量差异也可能会导致与死亡率和住院时间相关的结果产生偏差。当不同医疗机构患者人群不同时，应充分考虑基于这些模式的成本预测。

最早发表的关于分析 ICU 远程医疗实施情况的研究报告中，除了对患者的护理效果进行分析外，还对成本进行了分析。该研究由 Rosenfeld 等进行，发表于2000 年的《重症医学》（*Critical Care Medicine*）[5]。该研究的设计是一项观察性时间序列三队列研究，该研究的目的是将为期 16 周的前瞻性干预期与两个持续时间相同的回顾性基线期进行比较。一个基线期用于考虑危重症护理的季节性变化，另一个基线期用于考虑任何与时间相关的、基于病房的流程改进变化。研究地点是一家大型学术型医院中拥有 10 张床位的外科 ICU。研究中不包括普通内科患者、行心脏手术和移植手术患者。排除标准：年龄＜16 岁、ICU 住院时间<4 小时、从 ICU 转到其他医院、APACHE 数据缺失。研究的 ICU 是一个无现场重症医生值守的开放式病房。除外科主治医生外，日常 ICU 医疗工作由住院医师完成。

在 16 周的干预期内共有 4 名重症医生全天居家提供医疗服务。每个 ICU 病房和 4 名重症医生的家中都安装了必要的设备，包括用于远程医疗的摄像头。重症医生以顾问身份或提供治疗服务的身份对"选定患者"进行查房。重症医生每日进行虚拟查房并经常复查患者情况，根据需要与床旁团队进行紧急沟通。研究结果显示，与两个基线期相比，干预期 ICU 死亡率更低和 ICU 住院时长更短。此外，在干预期 APACHE Ⅲ观察/预测的 ICU 死亡率更低和 ICU 住院时间更短。成本数据列于表 11.1 中。与两个基线期相比，ICU 的成本降低了 25%～30%。住院总成本也更少，但未达到统计学意义。成本降低的很大一部分与干预期间并发症的减少有关。

虽然成本数据肯定有利于 ICU 远程医疗，但在这项研究中应考虑以下几个因素。首先，这项研究发表于近 20 年前，主要是对 ICU 远程医疗概念设计的证明。今天广泛使用的商业技术和电子病历在当时并未使用。鉴于已开发的 ICU 远程医疗技术有限，该研究的设计并非是为了证明成本效益。其次，尽管作者在方法部分提到已考虑到技术成本，但在成本数据表或附录部分并未清晰地呈现出来，因此很难得出成本节省的结论。鉴于这是一项在学术环境下的小型外科 ICU 中开展的单中心研究，远程医护只针对特定患者，但又没有提及具体的患者选择标准，因此必须结合具体情况考虑所得到的结果。

表 11.1　ICU 成本数据

	基线期 1 （美元）	基线期 2 （美元）	干预期 （美元）	干预期 vs. 基线期 1	干预期 vs. 基线期 2
ICU					
住院花费	7965±8669	8922±19 936	6273±6330	0.79（0.0255）	0.70（0.0777）
专业服务费用	3192±2228	3317±4349	2133±1746	0.67（0.0001）	0.64（0.0005）
总花费	11 157±10 168	12 239±23 448	8417±7554	0.75（0.0022）	0.69（0.0308）
医院					
住院花费	13 692±13 688	15 211±25 294	12 690±13 023	0.93（0.4438）	0.83（0.2147）
专业服务费用	4457±3265	4577±5129	3244±2536	0.73（0.0001）	0.71（0.0012）
总花费	18 149±16 102	19 788±29 809	15 935±15 033	0.88（0.1513）	0.81（0.1077）

注：表中的数值是平均值（整个 ICU 和病房住院期间）±SD。干预期和基线期比较结果所示为成本比值，括号中为 P 值

2004 年，Breslow 等在《重症医学》（*Critical Care Medicine*）发表了一篇后续研究[6]。作者采用商业技术制定了 ICU 远程医疗计划，部分目的是解决初步研究中的一些不足，并以先前建立的概念验证为基础。研究设计是一项前后对照试验，对 6 个月干预期的患者与前一年随机选择的患者进行比较。采用 APACHE 评分进行风险校正，以比较不同时间段的分组。研究建立了异地集中式患者监护模式（称为 eICU），受监测的患者位于一家大型三级教学医院的两个 ICU（内科 ICU 和外科 ICU）。两个病房的床旁护理模式略有不同。几乎所有的内科 ICU 患者都配备了重症医生，而只有大约 35%的外科 ICU 患者有重症医生提供会诊。在干预期间，ICU 远程医疗服务监测病房收治的所有患者，而且 eICU 每日提供 19 小时的医疗服务（中午至次日上午 7 点），床旁重症医生通常不在场。eICU 的干预程度是预先确定的（参与类别为 1～4 类），床旁团队不能完全“退出”患者管理。

这种集中式 eICU 类似于目前使用的很多远程 ICU 模式，具备先进的视听设备和计算机化决策支持工具，并可实时访问患者数据。与既往研究一样，ICU 总体死亡率和入住 ICU 时间在干预期间有所下降。ICU 死亡率下降约 25%，入住 ICU 时间缩短近 16%。该研究收集了更可靠的财务数据，在表 11.2 中予以说明。该财

务分析由一家独立公司利用医院提供的财务数据完成。每例 ICU 患者成本减少了
2500 美元（约 25%）。每月边际贡献显著增加，总计接近 52.5 万美元。6 个月期
间，相当于创造了 314 万美元的经济收益。在相同的 6 个月期间，ICU 远程医疗
硬件/软件成本和 eICU 医生的人员成本大致为 60 万美元。

表 11.2　成本和收入数据

	所有患者		MICU		SICU	
	基线期	干预	基线期	干预	基线期	干预
ICU 每日平均花费（美元）	1648	1411	1303	1041	1933	1756
楼层每日平均花费（美元）	389	366	387	394	390	340
病例平均花费 a（美元）	10 444	7871	10 926	8494	9698	6528
病例平均收入（美元）	17 276	18 510	17 281	16 950	17 272	19 964
病例平均边际贡献（美元）	6832	10 639	6355	8456	7574	13 436
每月病例数	116.4b	124	52.6	59.8	63.8b	64.2
每月边际贡献（美元）	795 245	1 319 236	334 273	505 669	483 221	862 591

a 根据平均每日 ICU 和病房成本及平均 ICU 和病房住院时间计算；

b 基线期 SICU 有 10 张床位。

注：MICU.内科重症监护室，SICU.外科重症监护室。

虽然从所提供的数据中并不能明确这一数额是否计入了变动成本，但即使没
有计入，可观的财务收益仍然是显而易见的。ICU 远程医疗项目究竟如何产生巨
大的经济效益，可能涉及多个因素。一种理论认为，随着住院时间缩短和 ICU 日
常辅助成本的降低，变动成本也随之降低。同时，并发症的减少也会降低费用和
缩短住院时间。此外，随着可用床位的增加，病例数量也增加，从而增加了总边
际贡献。该研究在更好地了解现代 ICU 远程医疗项目的能力和成本效益方面，迈
出了重要一步。虽然这项研究有很多优点，但也应注意到与供应商资金有关的缺
点，以及研究者与供应商的利益冲突。正如所有 ICU 远程医疗研究都存在的问题
一样，该研究的前后对照研究设计不能完全证明因果关系。然而，鉴于每个 ICU
都需要进行文化变革，而且不同医院和 ICU 之间存在差异，因此对远程 ICU 的实
施进行随机对照试验将具有挑战性。

鉴于目前 ICU 远程医疗成本效益相关研究数量有限，2016 年 Yoo 等在《重
症医学》发表了一篇有趣的文章，文中的研究使用模拟模型进行成本效益分析[7]。
由于 ICU 远程医疗的启动成本可能过高（每张 ICU 病床高达 7.5 万～10 万美元），
因此医院管理者在没有财务预测工具的情况下不愿开展这样的项目是可以理解的。
该研究的目的是使用假设模式对接受 ICU 远程医疗和未接受 ICU 远程医疗监测的

患者进行经济评估。其主要目标是确定增量成本效益（incremental cost-effectiveness，以美元为单位）和增量成本收益［incremental cost-benefit，以质量调整生命年（QALY）为单位］。使用 QALY 可以支持这一理论，即 ICU 远程医疗项目不仅可以影响患者的生存率，还可以提高患者 ICU 出院后的生活质量[8]。这些假设性结果可能会潜在地影响政策决策者（联邦和州付款方）和医院系统，他们正在探索启动 ICU 远程医疗项目的财务影响。

为进行模拟分析，采用基于既往已发表文献的数据，构建运行模拟模型所需的参数。模型运行了两项独立的分析：成本效益分析和收支平衡分析。成本效益分析考察了 ICU 远程医疗的增量成本效益比（incremental cost-effectiveness ratio，ICER）是否超过 10 万美元的阈值（无成本效益）或小于零（表明成本节省）。医学文献中经常引用该阈值，用于确定干预成本效益的合理目标，尽管这只是一个主观判断[7]。然后，盈亏平衡分析对关键预定参数的临界值进行了分析。模拟模型结果估计，相较于没有远程医疗的 ICU，远程 ICU 每个 QALY 的 ICER 为 4.5 万～5 万美元。简而言之，假设模型预估，远程 ICU 将 ICU 患者的寿命在健康状况良好的情况下延长 1 年所需的成本为 4.5 万～5 万美元[7]。运行近 1000 次模拟导致置信区间较宽，但近 67% 的迭代结果显示 ICER 低于 10 万美元，这表明具有成本效益性。

收支平衡分析报告了 ICU 远程医疗具有成本效益的几个相关参数。例如，每例患者每次住院的远程 ICU 运营成本＜1560 美元，没有远程医疗的基线 ICU（baseline ICU）死亡率超过 6.3%。这一假设性模拟模型提高了有关研究数据和研究终点的文献价值，ICU 远程医疗的相关方可以在决策过程中考虑这些数据和终点。该研究的局限性在于根据既往数据做出的假设。该模式利用现有的少数 ICU 远程医疗成本报告研究来建立成本估算，其中一些研究的质量和适用性存在问题，使模拟成本效益分析的解释和应用更具挑战性。此外，该模型是基于使用飞利浦 eICU 技术的远程医疗项目中提取的数据建立的集中式 ICU 远程医疗系统。任何计划在不同模式下运行或使用非飞利浦软件技术的医院系统都无法使用上述预测模型，尽管其成本可能会更低并且有利于远程 ICU 实施。最后，该模拟模型无法解释远程 ICU 项目可能遇到的所有变量，如病例数量或患者转院方面的变化。这些是任何医疗领导者在评估过程中都需要考虑的关键因素。

Lilly 等于 2017 年发表了一项专门针对 ICU 远程医疗成本效益的研究[4]。该研究是对远程 ICU 项目随时间推移的详细财务分析，同时还详细描述了由远程 ICU 运营的后勤中心及其对财务结果的影响，以及一系列医疗服务标准化项目。由于 ICU 全年收治的患者数量有限，后勤中心多年来分阶段投入使用，基本上充当床位“管理者”角色，以协调患者的有效安置。这项财务分析是一项前后对照研究，该研究在拥有 7 个成人 ICU 的大型学术医疗中心进行，研究对象是 9 年内大约 5 万例 ICU 患者的连续病例队列。主要结果是直接贡献利润率每年的变化，次要结果是病例数量、年度每病例收入和住院时间等方面的变化。该研究比较了 3 个不同时间段各组别的财务状况：ICU 远程医疗实施前组、ICU 远程医疗实施组和后勤中心组。

从 ICU 远程医疗实施前阶段到 ICU 远程医疗实施阶段，总年度直接利润、总年收入、每例患者收入和年均病例量显著增加，利润增加约 3000 万美元。将后勤中心组与 ICU 远程医疗实施组进行比较时，在对通货膨胀进行调整后，观察到年度直接贡献利润总额进一步增加了近 2500 万美元。基于远程 ICU 项目的 3000 万美元净边际贡献增量，实施远程 ICU 项目的资金成本（约 700 万美元）可在 3 个月内收回。该研究还表明，除了改善临床疗效外，ICU 远程医疗项目还改善了财务结果，其原因包括通过远程 ICU 项目增加了病例数量和每例患者净收入，后勤中心的加入使该效果进一步加强，见图 11.1。

为床位分配建立中央指挥中心有助于缩短入住 ICU 时间，进而增加病例量。这一理念不适用于 ICU 床位未能满负荷运转的医院，但这是 ICU 远程医疗实施的潜在关键优势。本研究中记录的令人印象深刻的财务成果的潜在局限性可能与单中心前后对照设计有关。ICU 床位供应不同或患者严重程度不同的医院其结果可能会有所不同。关于前后对照试验设计相关的时间变化，远程 ICU 和后勤中心时期与实施远程 ICU 之前相比，使用了效率更高、效果更好的编码记录系统。这可能导致了病例收入的增加，而与 ICU 远程医疗的影响无关。

未来需要对远程 ICU 项目的成本效益开展研究并解决目前尚未解决的问题。随着成本控制和更有效的医疗服务的压力越来越大，报销模式预计将更多地转向基于价值的支付和风险共担合同，而不是传统收费医疗服务模式。远程 ICU 和远程医疗促进有效的医疗服务和人群健康管理的能力可能使得远程医疗服务的报销更多，但这部分报销将如何发展仍是未知数。

为自己解答：如何衡量医院远程 ICU 项目的成本与效益？

根据供应商的选择，启用远程 ICU 可能需要大量的前期资本投入，以及持续的运营和维护成本。该领域的主导产品由飞利浦公司提供，根据不同医疗机构报告的成本，一般而言，建立指挥中心和安装中央远程 ICU 系统的成本估计为 200 万～500 万美元，运营成本为每年 60 万～150 万美元。这些成本可能会阻碍该技术的应用，尤其是在很多远程 ICU 服务中，服务费用无法报销且投资回报率不确定（投资回报率仅根据间接临床效果和预期住院时间减少量来计算）。我们建议医院根据其具体情况进行详尽的成本效益分析，而不是根据前文提到的其他机构的数据推断。投资回收期或净现值是计算投资回报率的常用指标。具体来讲，应采用以下远程 ICU 相关财务公式[5]：

（资本成本+运营成本）≤（报销收入+实现的成本节约）

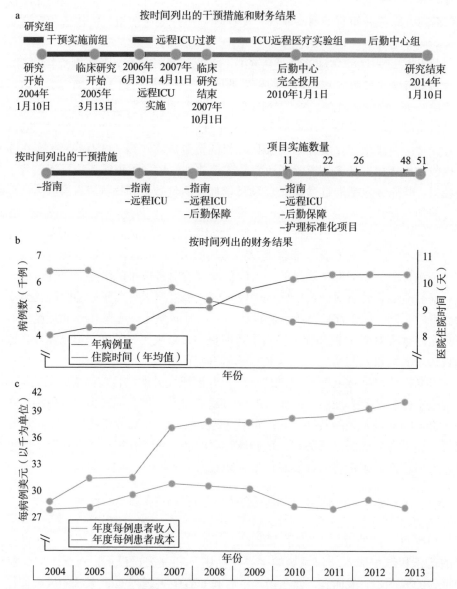

图 11.1　研究干预措施与财务结果的关系。（a）上面的颜色条表示研究组。红条表示 ICU 远程医疗实施前组，蓝条表示 ICU 远程医疗实施组，绿条表示后勤中心组。部分 ICU 需要时间过渡至远程医疗支持，用蓝红条表示。下面的横条显示干预时间。红条代表 ICU 远程医疗小组前的工作组，蓝条代表以分级方式增加后勤中心功能的时期。绿条代表医疗服务标准化项目的实施时间。箭头所示是该时间点医疗服务标准化项目的累计实施数量。（b）红色曲线和蓝色曲线分别是年均病例量和年均住院时间随时间变化的函数关系，并与干预措施组合要素相关。（c）橙色曲线是通货膨胀调整后年均病例收入与时间的函数关系，绿色曲线是年度直接成本与时间的函数关系。年度每次医疗服务直接成本和收入之间的差额是年度每例病例的直接利润。直接成本和收入曲线图是根据干预措施组合要素来呈现的

如上所述，远程 ICU 的成本取决于环境、硬件、软件、培训及与其他系统的兼容性。因此，医疗机构应该建立包含所有相关成本的详细清单。一项研究报道，建立指挥中心及其组成部分的成本超过 200 万美元[8]。根据不同医疗机构报告的成本（非公开获取），一般而言，建立指挥中心和安装中央远程 ICU 系统的成本估计为 200 万~500 万美元，运营成本为每年 60 万~150 万美元。收入方面，一项研究发现，入住 ICU 时间每缩短 10%，平均每天就能多收治一名 ICU 患者，带来 250 万美元的正净收益。

上面回顾的大多数研究是根据住院时间和死亡率来计算成本节约量。例如，根据 Rosefeld 等所述，ICU 成本在干预期间下降了 25%~31%，医院成本下降了 12%~19%[5]。Breslow 等聘请了一家独立咨询公司来评估远程 ICU 项目的财务结果[6]。他们确定了每天的护理成本、设备成本、员工成本及与远程 ICU 系统相关的其他成本。报告显示，每例患者的变动成本降低了 24.6%，降低原因在于入住 ICU 时间缩短和患者临床疗效的改善[5,9]。

只要规划得当并有明确的目标，ICU 远程医疗项目可能在临床和财务方面产生深远影响。医疗机构领导者必须为其组织的战略目标设定愿景，并确定远程医疗技术是否能够影响这些目标及是否需要额外的成本[8]。远程 ICU 项目的前期资本投入可能很大，但通过有效控制成本，可以快速实现投资回报。既往研究已经明确，ICU 远程医疗可以降低 ICU 病死率、缩短住院时间，可能获得巨大的经济收益。尽管这些收益是由技术还是人为因素造成的有待商榷，但建立一个协调一致的 ICU 医疗系统具有显著的潜在经济收益[10]。此外，ICU 远程医疗项目不仅可以改善 ICU 患者的预后，还可以促进医院系统向社区扩展和发展。对于社区医院来说，这可以是一种成本效益较高的方式，使其可以在离患者家更近的地方提供高水平医疗服务，减少收治危重症患者所造成的医务人员负担。

当实施成本效益分析时，必须对当前 ICU 进行详细而谨慎的分析。管理者不仅应充分评估 ICU 死亡率、住院时间、严重程度评分、临床实践依从性和干预常见 ICU 医疗错误的机会，还应该考虑医疗服务能力、人员倦怠和当前的 ICU 文化等因素。这些因素都可能对成本效益产生间接影响，并且不同的医院和 ICU 之间存在差异。

未来需要开展进一步的成本效益相关研究，以继续评估复杂且快速增长的 ICU 远程医疗项目。采用分散模式、综合财务数据、以社区医院为重点和近期数据的研究可能会对成本效益分析更有帮助。随着技术的发展和患者医疗服务从床旁转移到数字世界，ICU 远程医疗很可能会随之发展。高效、成本效益更高、医疗服务质量不断改善是医疗保健系统的目标，ICU 远程医疗的建立，可能会带来关键性和变革性影响。

参 考 文 献

1. Wilcox M, et al. Do intensivist staffing patterns influence hospital mortality following ICU admission? A systematic review and meta-analysis. Crit Care Med. 2013;41(10):2253–74.
2. Lilly CM, et al. Hospital mortality, length of stay, preventable complications among critically ill patients before and after tele-ICU re-engineering of critical care processes. JAMA. 2011;202:2175–83.
3. Wilcox ME, et al. The effect of telemedicine in critically ill patients: systematic review and meta-analysis. Crit Care. 2012;16:R127.
4. Lilly CM, et al. ICU telemedicine program financial outcomes. Chest. 2017;151(2):286–97.
5. Rosenfeld BA, et al. Intensive care unit telemedicine: alternate paradigm for providing continuous intensivist care. Crit Care Med. 2000;28(12):3925–31.
6. Breslow MJ, et al. Effect of a multiple – site intensive care unit telemedicine program on clinical and economic outcomes: an alternative paradigm for intensivist staffing. Crit Care Med. 2004;32(1):31–8.
7. Yoo B-K, et al. Economic evaluation of telemedicine for patients in ICUs. Crit Care Med. 2016;44:265–74.
8. Ries M. Evaluating tele-ICU cost – an imperfect science. Crit Care Med. 2016;44(2):441–2.
9. Celi LA, Hassan E, Marquardt C, Breslow M, Rosenfeld B. The eICU: it's not just telemedicine. Crit Care Med. 2001;29:N183–9.
10. Castlight Leapfrog Group – ICU physician staffing survey. 2016.

第三部分
远程 ICU 的临床应用

第 12 章　远程卒中和神经重症监护

Bart M. Demaerschalk

引言

远程医疗的定义是在医院和诊所中，利用电子通信技术将医疗信息从一个地点交换到另一个地点，以改善患者的健康状况[1]，并提供医疗和教育服务[2]。远程神经病学是神经病学领域的一个新兴的亚专科[3]，其发展是为了让医疗服务水平不足的地区可以获得神经病学专业服务。

全球卒中相关的发病率和死亡率[4]日益增加，部分原因是乡村、偏远和社会经济水平欠发达地区的医疗服务人员数量少，资源不足。远程卒中是美国发展最迅速、研究最深入的远程神经病学应用领域，其临床受益已得到证实，可为患者提供及时的专家评估和治疗，从而克服了地理和时间障碍，使患者获得适当的卒中服务[5,6]。

临床应用

《2018 年急性缺血性卒中治疗指南》[7]强调了远程医疗利用同步音视频临床评估和神经影像诊断检查对卒中患者进行即时评估的重要性，可对患者快速做出诊断，并确定是否需要静脉注射阿替普酶；用于指导溶栓给药，并对可能符合机构间转运进行机械血栓切除术的患者进行分诊。同样，远程卒中也可为远程医疗救护车和更先进的移动卒中单元的专业护理提供支持。

研究表明，远程卒中服务在多个方面都具有重要价值，其中包括决定患者是否适合接受静脉注射阿替普酶治疗[8]、提高临床诊断准确性[9]、脑部计算机断层扫描结果的解读[10]、改善卒中诊疗服务时间[11]、决定将卒中中心实施常规阿替普酶治疗后的患者转至重症监护（"逐级转运"）或对出血性卒中患者直接实施重症监护管理、将需进行血肿清除术的颅内出血患者或需进行去骨瓣减压术的恶性脑梗死患者转至更高级别的卒中中心进行神经外科治疗和神经重症监护[12]。与常规面对面诊疗相比，这些远程卒中服务案例都展示了高质量的结局。

急诊室环境中的远程卒中服务

当患者因急性卒中综合征前往偏远医院急诊就诊时，远程卒中服务的职责包括进行正确的诊断、快速决定阿替普酶治疗的适当性和用药方案，以及引导患者转至合适的卒中中心接受更高级别的治疗或继续治疗。

多项临床研究对远程卒中服务的可行性、益处和风险进行了评估。当静脉注射阿替普酶的时间对于改善卒中结局至关重要时[11,13-15]，远程卒中服务有助于在当地没有全天候神经科专家覆盖的急诊室及时提供急性卒中治疗。美国心脏协会（AHA）/美国卒中协会（American Stroke Association，ASA）建议使用高质量的视频远程会议技术，为疑似急性缺血性卒中患者在现场没有卒中专家时提供是否进行静脉注射阿替普酶的医学意见[7,16]。在远程卒中网络实施后，使用静脉注射阿替普酶的急性卒中标准疗法变得更加普遍，对符合条件的患者也更频繁地使用此疗法[6]。专业卒中中心总医院和远程卒中服务分支医院患者的功能结局和死亡率相似[17,18]。

远程卒中会诊采用同步双向音视频技术，并辅以额外的实验室检查和远程放射学检查。参与机构间远程会诊的急诊科人员经过培训，可与远程医疗检查人员一起完成美国国立卫生研究院卒中量表（NIHSS）评估。远程 NIHSS 评估与急性和亚急性卒中患者的现场检查相似[19]，包括使用智能手机和平板电脑等移动设备进行的检查[20]。

如果遇到技术上的困难，或者在没有音视频远程网络连接的医院，急诊医护人员与神经科医护人员之间的电话会诊可以作为有效的备用手段[7]。美国国立卫生研究院（NIH）资助的一项随机对照试验"使用数字观察摄像机的卒中团队远程评估（STRokE DOC）"，该试验将使用视频通信技术和远程影像学检查的远程卒中服务与使用纯电话会诊的服务进行了比较[8]。虽然两组溶栓后颅内出血的发生率相似，但只通过电话进行医疗决策的效果不如远程卒中技术，因此研究提前终止[8]。

远程放射学试验表明，由远程卒中医生对 CT 扫描进行远程紧急查看和判读是可靠的[21,22]。Alberta 卒中项目早期 CT 评分（ASPECTS）是一种半定量评分，用于测量急性卒中早期缺血性改变的体积。据报道，远程卒中项目中神经科医生和神经放射科医生在 ASPECTS[23]解读方面达成了一定程度的一致，对结局无明显影响[21]。目前的影像工作流程通常包括更先进的多模态神经血管成像，前提是该成像能够快速完成，且不会增加从入院到腹股沟穿刺的时间，也不会延误患者转运到有取栓能力的中心或综合卒中中心进行血管内治疗。

在大型临床试验证明血管内再灌注治疗对部分大血管闭塞患者的价值高于静脉注射阿替普酶之后，血管内再灌注治疗现已被公认为一种标准治疗方法[24]。远程卒中医生在筛选、分诊和选择适合采取血管内治疗的患者方面可发挥关键作用[7,25]。已发表的研究报告显示，在进行血管内治疗前，在血管内手术前接受远程卒中评价的患者可以获得更好的分诊、更短的干预时间和更好的结局[26,27]。远程卒中网络可协助对从偏远医院转来的符合条件的缺血性卒中患者进行血管内治疗，其结局与直接到三级医院就诊的患者相似[28]。

如果发起站点缺乏静脉注射阿替普酶后的护理或特定临床情况下的血管神经外科能力，远程卒中患者也可被转运至最近的、配备专业人员和资源的最有治疗能力的卒中中心。应事先为患者制定转运协议和计划，仔细考虑目的地中心的干预和监测能力、治疗时间窗，以及陆运、空运的距离和时间[29]，以便及时、协调、无缝地关注到急性卒中救治的各个方面。

对于在缺乏神经外科专家的乡村医院就诊的出血性卒中（如脑出血和蛛网膜下腔出血）患者，远程卒中专家可帮助确定哪些患者需要先稳定病情并紧急转运至综合性卒中中心接受及时的神经外科和神经重症监护[30]。尽管死亡率很高，但早期积极用药、手术和血管内手术干预可能改善出血性卒中患者的结局。

远程卒中会诊对于不适合急性卒中治疗或疑似卒中模拟综合征（stroke mimic syndrome）的患者也很有效[14,31]。据报道，约 20% 的急性远程卒中会诊最终患者出院时发现是卒中模拟综合征[32]，而其中近 20% 的患者在急诊科接受了静脉注射阿替普酶治疗[31]。远程卒中医生使用几种为成人和儿童开发的床旁判定工具[33]，旨在减少对非缺血性卒中患者进行的不必要的静脉注射阿替普酶治疗[34]。应与转诊急诊医生讨论诊断、管理和处置建议，以确保有效的沟通和高质量的神经病学治疗，避免不必要的住院。

远程卒中会诊医生的会诊记录应提供给发起站点，包括明确诊断在内的出院小结应传送给远程卒中医生。医院文件归档是用于监测远程卒中实践相关的重要质量指标。

远程卒中在整个卒中治疗过程中的应用

在院前卒中救治中，远程医疗的应用更加多样化，也带来了新的挑战。在救护车运送过程中，对卒中模拟综合征的健康志愿者进行了无辅助远程卒中检查量表评估，并在通过 4G 连接的移动地面救护车上进行了充分可靠的评估[35]。与普通救护车将患者送往最近急诊室所需时间相比，移动卒中单元（mobile stroke unit，MSU）中的卒中专家评估可以缩短患者得到静脉注射阿替普酶治疗的时间，这具有重要的意义[36,37]。

在 MSU，通过远程卒中服务对患者进行检查和 CT 血管造影判读，可以在现场快速做出是否需要静脉注射阿替普酶的临床决策，这一点至关重要，因为入院前评估和治疗时间的缩短与更好的结局直接相关[38]。一项由 MSU 的卒中专家和远程卒中医生同时进行的独立评估研究，展示了令人满意的连通性（98%）和对阿替普酶决策的一致性（88%）[39]。在 MSU 给予阿替普酶后，立即决定是否将患者转至最近的神经重症监护中心或最近的具有取栓能力的中心。

针对神经 ICU 患者的远程医疗在卒中的超急性期之外也发挥着重要作用。远程神经重症监护对于预防、诊断和及时处理原发性神经血管急症和继发性神经损伤非常重要[40]。经证明，远程神经重症监护具有可靠性并可改善患者的结局[41]。

电子卒中病房[2]是指为无持续神经病学或卒中监护服务的卒中病房的患者提供远程神经血管治疗。这一概念目前的适用性有限，但未来大有可为。

为了进行系列评估、监测和及时调整疗法，人们对家庭和门诊环境中的卒中后虚拟复健领域进行了研究。有限的证据表明，远程复健方法在改善卒中幸存者日常生活活动和运动功能方面与常规复健方法相似[42,43]。存在的阻碍是患者和医护人员缺乏对虚拟远程复健网络技术和各种资源的了解。

通过远程卒中服务（如虚拟神经血管门诊）进行卒中二级预防和监测是远程卒中的另一个潜在应用，在乡村地区和长期护理病房逐渐流行起来，因为那里的患者往往交通受限[2]。在一项概念验证研究中，通过远程神经影像学进行的经颅多普勒超声和颈动脉双相超声的虚拟应用也证明了其技术可行性[44]；然而，其在急诊或门诊中的常规应用还需要进一步研究。

远程卒中的临床研究

远程卒中有助于筛选和确定可能符合参与缺血性和出血性卒中新疗法、神经保护剂或创新诊断测试临床试验条件的患者。可在患者转至卒中中心[45]、MSU 或虚拟卒中诊所[46]之前，在发起站点获得受试者的同意，随机挑选受试者。远程研究者应熟悉受试者的招募标准和研究方案，并适时为患者提供参与临床试验的机会，且不受地域限制。这些临床试验项目需要遵守已获批的研究政策，而且机构审查委员会要逐渐熟悉数字医疗在临床研究中的应用。

远程卒中教学

在许多培训项目中，出现了利用虚拟监测对神经病学受训人员进行远程指导的医学教育[3]。在梅奥诊所进行的一项研究中[47]，面对面的指导监督比机器人远程呈现和纯电话会诊更受欢迎。各种不同的培训方法分别适用于医学生、住院医生和专科医生。已经有人提出在血管神经病学研究员培训项目中正式纳入不同模式的远程卒中培训[48]，但目前还没有任何具体的建议来指导培训项目认证机构。同样，针对急救团队[49]和护理人员[50]的模拟培训也被证明是一种成功的虚拟卒中管理方法。

技术因素

远程卒中网络设计由初级、二级和三级医疗机构组成[1]，共同提供全面的现场和虚拟卒中诊疗。目前有两种基本的远程卒中模式：分散式模式和中心"轮-辐"模式，涉及远程站点（远程医生所在地）和发起站点（患者所在地）。所有站点通常全年 365 天全天候提供急性卒中评估服务。

在中心"轮-辐"模式中，综合卒中中心或学术医疗中心在远程分支点提供专家会诊服务。这种模式中的分站点可以整合，通常由小型社区医院进行整合，这些医院可以作为某些"辐条"的中间站，并与主中心相连[51]。远程卒中医生在每个州都有执照，在每个中心和所有远程站点都有资格证书。他们的服务包括及时的急诊评估、急性治疗的临床决策及随后的患者管理，包括转院决策和参与临床试验（如适用）。

在分散式模式中，由远程卒中医生组成的独立机构或附属的网络为不同的发起站点提供服务。

有些网络包括虚拟远程卒中病房，通过提供额外的资源，如治疗医生和持续的远程卒中会诊，让患者能够留在原医院接受更高质量的卒中治疗[52]。

事实证明，分散式远程卒中溶栓疗法在乡村的治疗率和治疗延迟时间与中心"轮-辐"模式在城市的治疗率和治疗延迟时间相似[15]。

无论采用哪种模式或网络，都需要制定明确的工作流程和协议，以便在需要进行更高级别的治疗时进行机构间转运。远程站点和发起站点的所有远程卒中医疗服务人员和转诊服务人员（医生、护士和辅助人员）都应接受培训和持续教育，必须认同临床和技术人员的作用与责任。

远程卒中的质量和结局指标

外部认证机构应基于对绩效、过程和结果的评估进行远程卒中网络认证。根据远程卒中中心与卒中协调中心或各分支中心之间的协议[29]，以标准化方式收集医疗服务质量绩效指标，并在整个网络内共享。每个远程卒中网络医院都应参与卒中医疗服务质量指标的收集[53]。

目前的 AHA 指南对不同的远程卒中指标提出了建议[29]，如流程和性能、结果、患者和医护人员的满意度及技术质量。管理、技术和临床质量指标应由远程卒中领导层进行系统和定期审查，以确保医疗服务质量并实现持续改进。

远程卒中网络运营考虑

为确保高质量的临床诊疗服务和机构的成功，必须制定并严格遵守远程卒中网络运行及管理的政策和程序。主要利益相关者包括中心和远程站点的主任医师，项目经理，急诊科（ED）卒中负责人，急诊医疗服务人员，IT 负责人，实验室和放射科人员，人力资源、法务和财务人员。应针对远程卒中会诊的不同环境（ED、

MSU、ICU、内外科、门诊）制定个性化的算法和工作流程，且在内部团队中可操作。监督、及时反馈和人员发展是确保远程卒中项目保持竞争力的必要条件。患者记录的存储、检索、隐私和保密性应遵循 HIPAA 法案和适用的各州法律。ATA 公布了远程卒中网络操作的技术要求[1]。

据报道，医生执照和资格认证规则[54]、基础设施建设、人员配备、培训、合作关系的发展、医疗服务的碎片化、有限的协调[5]，以及乡村地区居民的互联网接入条件差都是远程卒中项目实施的障碍。不同的州采取了不同的政策来促进远程卒中服务的应用，并克服了执照许可、责任和报销方面的问题[55]。

远程卒中的卫生经济学评估

对几个远程卒中网络的分析表明，独立出院回家的患者人数有所增加，网络医院的成本降低[56]，并且在最严重卒中病例中显示出最高的成本效益[57]。从社会角度来看，轮-辐网络同样具有成本效益[58]。在资源有限的发展中国家，可负担的、基于智能手机的技术已成为主流，可改善结局[59]。在乡村地区，使用低成本组件和商用无线连接进行移动远程卒中评估也被证明是可行的[60]。同样，远程神经病学 ICU 是安全且节约成本的策略，可缩短对神经急症病例的响应时间及住院时间[41]。虽然院前卒中诊疗已被证明具有成本效益[61]，但 MSU 的成本效益分析仍有待确定。对救护车上的患者进行远程神经病学治疗（转运中远程卒中）被证明是一种可扩展的、可负担的 MSU 替代方法，其诊断和治疗效果与 MSU 相似[62]。

未来的综合性虚拟卒中中心

目前，大多数远程卒中医疗服务人员都是血管神经科医生、普通神经科医生和神经重症监护专家。如果除了血管神经病学方面的意见和协作诊疗外，患者还能得到及时、全面的神经影像学检查、神经重症监护和治疗，那么对更复杂的神经血管急症进行虚拟评估和处理很可能会改善治疗结局[63]。

从在乡村急诊室引进便携式 CT 扫描仪[64]到引进多模态 CT 成像技术[65]，以及在 MSU 进行 CT 血管造影，都是为了扩大患者的选择范围。为了保证向每位卒中患者提供最佳的诊疗，建议对远程放射学判读进行质量控制[66]。因此，在虚拟卒中团队中增加一名远程神经影像医师是值得肯定的，尤其是考虑到复杂神经血管病例对更先进的神经影像技术的需求。复杂的脑血管病需要神经外科和神经重症监护的紧急处理[41]。卒中后的早期复健对改善患者的结局也至关重要[67]。从早期的吞咽困难评估，到在长期护理机构进行虚拟探视以调整治疗方案，远程复健都是非常有用的方法[68,69]。

对综合卒中中心提供专业卒中治疗服务的建议，包括配备具有神经外科和血管神经病学专业知识的医护人员，具有先进的神经影像检查能力、外科和血管内技术、ICU 诊疗，以及卒中登记处。相应地，虚拟综合卒中网络应是多学科的，并应有组织、系统和高效地遵循主要的认证准则。收集和监测远程卒中结局措施的国家数据库应确保远程卒中临床实践的标准化。

总 结

随着综合卒中诊疗技术的发展，远程卒中的应用也在不断扩大。在乡村和医疗服务不足的城市地区，虚拟卒中评估在很大程度上克服了长久以来难以立即获得卒中专家诊疗的问题，目前已成为国内和国际上的标准做法。

参 考 文 献

1　Demaerschalk BM, Berg J, Chong BW, Gross H, Nystrom K, Adeoye O, et al. American Telemedicine Association: Telestroke Guidelines. Telemed J E Health. 2017;23(5):376–89.

2　Blacquiere D, Lindsay MP, Foley N, Taralson C, Alcock S, Balg C, et al. Canadian Stroke Best Practice Recommendations: Telestroke Best Practice Guidelines Update 2017. Int J Stroke. 2017;12(8):886–95.

3　Mutgi SA, Zha AM, Behrouz R. Emerging Subspecialties in Neurology: Telestroke and teleneurology. Neurology. 2015;84(22):e191–3.

4　Krishnamurthi RV, Moran AE, Feigin VL, Barker-Collo S, Norrving B, Mensah GA, et al. Stroke prevalence, mortality and disability-adjusted life years in adults aged 20–64 years in 1990-2013: data from the Global Burden of Disease 2013 Study. Neuroepidemiology. 2015;45(3):190–202.

5　Dorsey ER, Topol EJ. State of Telehealth. N Engl J Med. 2016;375(2):154–61.

6　Amorim E, Shih MM, Koehler SA, Massaro LL, Zaidi SF, Jumaa MA, et al. Impact of telemedicine implementation in thrombolytic use for acute ischemic stroke: the University of Pittsburgh Medical Center telestroke network experience. J Stroke Cerebrovasc Dis. 2013;22(4):527–31.

7　Powers WJ, Rabinstein AA, Ackerson T, Opeolu MA, Bambakidis NC, Becker K, et al. Guidelines for the early management of patients with acute ischemic stroke: a guideline for healthcare professionals from the American Heart Association/American Stroke Association. Stroke. 2018;49:e46–99.

8　Meyer BC, Raman R, Hemmen T, Obler R, Zivin JA, Rao R, et al. Efficacy of site-independent telemedicine in the STRokE DOC trial: a randomised, blinded, prospective study. Lancet Neurol. 2008;7(9):787–95.

9　Agrawal K, Raman R, Ernstrom K, Claycomb RJ, Meyer DM, Hemmen TM, et al. Accuracy of Stroke Diagnosis in Telestroke-Guided Tissue Plasminogen Activator Patients. J Stroke Cerebrovasc Dis. 2016;25(12):2942–6.

10　Demaerschalk BM, Bobrow BJ, Raman R, Ernstrom K, Hoxworth JM, Patel AC, et al. CT interpretation in a telestroke network: agreement among a spoke radiologist, hub vascular neurologist, and hub neuroradiologist. Stroke. 2012;43(11):3095–7

11　Muller-Barna P, Hubert GJ, Boy S, Bogdahn U, Wiedmann S, Heuschmann PU, et al. TeleStroke units serving as a model of care in rural areas: 10-year experience of the TeleMedical project for integrative stroke care. Stroke. 2014;45(9):2739–44.

12　Audebert HJ, Wimmer ML, Hahn R, Schenkel J, Bogdahn U, Horn M, et al. Can telemedicine contribute to fulfill WHO Helsingborg Declaration of specialized stroke care? Cerebrovasc Dis. 2005;20(5):362–9.

13　Sanders KA, Patel R, Kiely JM, Gwynn MW, Johnston LH. Improving Telestroke Treatment Times in an Expanding Network of Hospitals. J Stroke Cerebrovasc Dis. 2016;25(2):288–91.

14 Audebert HJ, Kukla C, Clarmann von Claranau S, Kuhn J, Vatankhah B, Schenkel J, et al. Telemedicine for safe and extended use of thrombolysis in stroke: the Telemedic Pilot Project for Integrative Stroke Care (TEMPiS) in Bavaria. Stroke. 2005;36(2):287–91.

15 Hubert GJ, Meretoja A, Audebert HJ, Tatlisumak T, Zeman F, Boy S, et al. Stroke Thrombolysis in a Centralized and a Decentralized System (Helsinki and Telemedical Project for Integrative Stroke Care Network). Stroke. 2016;47(12):2999–3004.

16 Schwamm LH, Holloway RG, Amarenco P, Audebert HJ, Bakas T, Chumbler NR, et al. A review of the evidence for the use of telemedicine within stroke systems of care: a scientific statement from the American Heart Association/American Stroke Association. Stroke. 2009;40(7):2616–34.

17 Schwab S, Vatankhah B, Kukla C, Hauchwitz M, Bogdahn U, Furst A, et al. Long-term outcome after thrombolysis in telemedical stroke care. Neurology. 2007;69(9):898–903.

17B. Demaerschalk BM, Boyd EL, Barrett KM, Gamble DM, Sonchik S, Comer MM, et al. Comparison of stroke outcomes of hub and spoke hospital treated patients in mayo clinic telestroke program. J Stroke Cerebrovasc Dis. 2018;27(11):2940–2.

18. Wang S, Lee SB, Pardue C, Ramsingh D, Waller J, Gross H, et al. Remote evaluation of acute ischemic stroke: reliability of National Institutes of Health Stroke Scale via telestroke. Stroke. 2003;34(10):e188–91.

19. Demaerschalk BM, Vegunta S, Vargas BB, Wu Q, Channer DD, Hentz JG. Reliability of real-time video smartphone for assessing National Institutes of Health Stroke Scale scores in acute stroke patients. Stroke. 2012;43(12):3271–7.

20. Puetz V, Bodechtel U, Gerber JC, Dzialowski I, Kunz A, Wolz M, et al. Reliability of brain CT evaluation by stroke neurologists in telemedicine. Neurology. 2013;80(4):332–8.

21. Mitchell JR, Sharma P, Modi J, Simpson M, Thomas M, Hill MD, et al. A smartphone client-server teleradiology system for primary diagnosis of acute stroke. J Med Internet Res. 2011;13(2):e31.

22. Pexman JH, Barber PA, Hill MD, Sevick RJ, Demchuk AM, Hudon ME, et al. Use of the Alberta Stroke Program Early CT Score (ASPECTS) for assessing CT scans in patients with acute stroke. AJNR Am J Neuroradiol. 2001;22(8):1534–42.

23. Goyal M, Menon BK, van Zwam WH, Dippel DW, Mitchell PJ, Demchuk AM, et al. Endovascular thrombectomy after large-vessel ischaemic stroke: a meta-analysis of individual patient data from five randomised trials. Lancet. 2016;387(10029):1723–31.

24. Smith EE, Schwamm LH. Endovascular clot retrieval therapy: implications for the organization of stroke systems of care in North America. Stroke. 2015;46(6):1462–7.

25. Pedragosa A, Alvarez-Sabin J, Rubiera M, Rodriguez-Luna D, Maisterra O, Molina C, et al. Impact of telemedicine on acute management of stroke patients undergoing endovascular procedures. Cerebrovasc Dis. 2012;34(5–6):436–42.

26. Kepplinger J, Dzialowski I, Barlinn K, Puetz V, Wojciechowski C, Schneider H, et al. Emergency transfer of acute stroke patients within the East Saxony telemedicine stroke network: a descriptive analysis. Int J Stroke. 2014;9(2):160–5.

27. Barlinn J, Gerber J, Barlinn K, Pallesen LP, Siepmann T, Zerna C, et al. Acute endovascular treatment delivery to ischemic stroke patients transferred within a telestroke network: a retrospective observational study. Int J Stroke. 2016;12(5):502–9.

28. Wechsler LR, Demaerschalk BM, Schwamm LH, Adeoye OM, Audebert HJ, Fanale CV, et al. Telemedicine Quality and Outcomes in Stroke: a Scientific Statement for Healthcare Professionals From the American Heart Association/American Stroke Association. Stroke. 2017;48(1):e3–e25.

29. Backhaus R, Schlachetzki F, Rackl W, Baldaranov D, Leitzmann M, Hubert GJ, et al. Intracranial hemorrhage: frequency, location, and risk factors identified in a TeleStroke network. Neuroreport. 2015;26(2):81–7.

30. Yaghi S, Rayaz S, Bianchi N, Hall-Barrow JC, Hinduja A. Thrombolysis to stroke mimics in telestroke. J Telemed Telecare. 2012.

31. Ali SF, Viswanathan A, Singhal AB, Rost NS, Forducey PG, Davis LW, et al. The TeleStroke mimic (TM)-score: a prediction rule for identifying stroke mimics evaluated in a Telestroke Network. J Am Heart Assoc. 2014;3(3):e000838.

32. Mackay MT, Churilov L, Donnan GA, Babl FE, Monagle P. Performance of bedside stroke recognition tools in discriminating childhood stroke from mimics. Neurology.

2016;86(23):2154–61.

33. Demaerschalk BM, Kleindorfer DO, Adeoye OM, Demchuk AM, Fugate JE, Grotta JC, et al. Scientific Rationale for the Inclusion and Exclusion Criteria for Intravenous Alteplase in Acute Ischemic Stroke: a Statement for Healthcare Professionals From the American Heart Association/American Stroke Association. Stroke. 2016;47(2):581–641.

34. Van Hooff RJ, Cambron M, Van Dyck R, De Smedt A, Moens M, Espinoza AV, et al. Prehospital unassisted assessment of stroke severity using telemedicine: a feasibility study. Stroke. 2013;44(10):2907–9.

35. Walter S, Kostopoulos P, Haass A, Keller I, Lesmeister M, Schlechtriemen T, et al. Diagnosis and treatment of patients with stroke in a mobile stroke unit versus in hospital: a randomised controlled trial. Lancet Neurol. 2012;11(5):397–404.

36. Kunz A, Ebinger M, Geisler F, Rozanski M, Waldschmidt C, Weber JE, et al. Functional outcomes of pre-hospital thrombolysis in a mobile stroke treatment unit compared with conventional care: an observational registry study. Lancet Neurol. 2016;15(10):1035–43.

37. Ebinger M, Kunz A, Wendt M, Rozanski M, Winter B, Waldschmidt C, et al. Effects of golden hour thrombolysis: a Prehospital Acute Neurological Treatment and Optimization of Medical Care in Stroke (PHANTOM-S) substudy. JAMA Neurol. 2015;72(1):25–30.

38. Wu TC, Parker SA, Jagolino A, Yamal JM, Bowry R, Thomas A, et al. Telemedicine Can Replace the Neurologist on a Mobile Stroke Unit. Stroke. 2017;48(2):493–6.

39. Vespa PM, Miller C, Hu X, Nenov V, Buxey F, Martin NA. Intensive care unit robotic telepresence facilitates rapid physician response to unstable patients and decreased cost in neurointensive care. Surg Neurol. 2007;67(4):331–7.

40. Klein KE, Rasmussen PA, Winners SL, Frontera JA. Teleneurocritical care and telestroke. Crit Care Clin. 2015;31(2):197–224.

41. Laver KE, Schoene D, Crotty M, George S, Lannin NA, Sherrington C. Telerehabilitation services for stroke. Cochrane Database Syst Rev. 2013;12:CD010255.

42. Chen J, Jin W, Zhang XX, Xu W, Liu XN, Ren CC. Telerehabilitation Approaches for Stroke Patients: Systematic Review and Meta-analysis of Randomized Controlled Trials. J Stroke Cerebrovasc Dis. 2015;24(12):2660–8.

43. Rubin MN, Barrett KM, Freeman WD, Lee Iannotti JK, Channer DD, Rabinstein AA, et al. Teleneurosonology: a novel application of transcranial and carotid ultrasound. J Stroke Cerebrovasc Dis. 2015;24(3):562–5.

44. Switzer JA, Hall CE, Close B, Nichols FT, Gross H, Bruno A, et al. A telestroke network enhances recruitment into acute stroke clinical trials. Stroke. 2010;41(3):566–9.

45. Lin MP, Sanossian N, Liebeskind DS. Imaging of prehospital stroke therapeutics. Expert Rev Cardiovasc Ther. 2015;13(9):1001–15.

46. Kramer NM, Demaerschalk BM. A novel application of teleneurology: robotic telepresence in supervision of neurology trainees. Telemed J E Health. 2014;20(12):1087–92.

47. Jagolino AL, Jia J, Gildersleeve K, Ankrom C, Cai C, Rahbar M, et al. A call for formal telemedicine training during stroke fellowship. Neurology. 2016;86(19):1827–33.

48. Richard S, Mione G, Varoqui C, Vezain A, Brunner A, Bracard S, et al. Simulation training for emergency teams to manage acute ischemic stroke by telemedicine. Medicine (Baltimore). 2016;95(24):e3924.

49. Rafter RH, Kelly TM. Nursing implementation of a telestroke programme in a community hospital in the US. J Nurs Manag. 2011;19(2):193–200.

50. Hess DC, Audebert HJ. The history and future of telestroke. Nat Rev Neurol. 2013;9(6):340–50.

51. Audebert H. Telestroke: effective networking. Lancet Neurol. 2006;5(3):279–82.

52. Schwamm LH, Audebert HJ, Amarenco P, Chumbler NR, Frankel MR, George MG, et al. Recommendations for the implementation of telemedicine within stroke systems of care: a policy statement from the American Heart Association. Stroke. 2009;40(7):2635–60.

53. Rogove HJ, McArthur D, Demaerschalk BM, Vespa PM. Barriers to telemedicine: survey of current users in acute care units. Telemed J E Health. 2012;18(1):48–53.

54. Kulcsar M, Gilchrist S, George MG. Improving stroke outcomes in rural areas through telestroke programs: an examination of barriers, facilitators, and state policies. Telemed J E Health. 2014;20(1):3–10.

55. Switzer JA, Demaerschalk BM, Xie J, Fan L, Villa KF, Wu EQ. Cost-effectiveness of hub-and-spoke telestroke networks for the management of acute ischemic stroke from the hospitals'

perspectives. Circ Cardiovasc Qual Outcomes. 2013;6(1):18–26.

56. Nelson RE, Okon N, Lesko AC, Majersik JJ, Bhatt A, Baraban E. The cost-effectiveness of telestroke in the Pacific Northwest region of the USA. J Telemed Telecare. 2016;22(7):413–21.

57. Demaerschalk BM, Switzer JA, Xie J, Fan L, Villa KF, Wu EQ. Cost utility of hub-and-spoke telestroke networks from societal perspective. Am J Manag Care. 2013;19(12):976–85.

58. Sharma S, Padma MV, Bhardwaj A, Sharma A, Sawal N, Thakur S. Telestroke in resource-poor developing country model. Neurol India. 2016;64(5):934–40.

59. Lippman JM, Smith SN, McMurry TL, Sutton ZG, Gunnell BS, Cote J, et al. Mobile Telestroke During Ambulance Transport Is Feasible in a Rural EMS Setting: the iTREAT Study. Telemed J E Health. 2016;22(6):507–13.

60. Gyrd-Hansen D, Olsen KR, Bollweg K, Kronborg C, Ebinger M, Audebert HJ. Cost-effectiveness estimate of prehospital thrombolysis: results of the PHANTOM-S study. Neurology. 2015;84(11):1090–7.

61. Belt GH, Felberg RA, Rubin J, Halperin JJ. In-Transit Telemedicine Speeds Ischemic Stroke Treatment: Preliminary Results. Stroke. 2016;47(9):2413–5.

62. Demaerschalk BM. Seamless integrated stroke telemedicine systems of care: a potential solution for acute stroke care delivery delays and inefficiencies. Stroke. 2011;42(6):1507–8.

63. Shuaib A, Khan K, Whittaker T, Amlani S, Crumley P. Introduction of portable computed tomography scanners, in the treatment of acute stroke patients via telemedicine in remote communities. Int J Stroke. 2010;5(2):62–6.

64. Demeestere J, Sewell C, Rudd J, Ang T, Jordan L, Wills J, et al. The establishment of a telestroke service using multimodal CT imaging decision assistance: "Turning on the fog lights". J Clin Neurosci. 2017;37:1–5.

65. Muller-Barna P, Audebert HJ. High-standard TeleStroke: need for experienced stroke experts trained in imaging interpretation. Neurology. 2013;80(4):326–7.

66. Winstein CJ, Stein J, Arena R, Bates B, Cherney LR, Cramer SC, et al. Guidelines for Adult Stroke Rehabilitation and Recovery: a Guideline for Healthcare Professionals From the American Heart Association/American Stroke Association. Stroke. 2016;47(6):e98–e169.

67. Malandraki GA, McCullough G, He X, McWeeny E, Perlman AL. Teledynamic evaluation of oropharyngeal swallowing. J Speech Lang Hear Res. 2011;54(6):1497–505.

68. Rubin MN, Wellik KE, Channer DD, Demaerschalk BM. Systematic review of telestroke for post-stroke care and rehabilitation. Curr Atheroscler Rep. 2013;15(8):343.

69. Alberts MJ, Latchaw RE, Selman WR, Shephard T, Hadley MN, Brass LM, et al. Recommendations for comprehensive stroke centers: a consensus statement from the Brain Attack Coalition. Stroke. 2005;36(7):1597–616.

第13章 远程心脏病学的发展

Jayashree Raikhelkar，Jayant K. Raikhelkar

远程心脏病学的发展概述

远程医疗被认为是利用现代信息和通信技术提供卫生服务[1]。在过去50年里，远程医疗被越来越多的人所接受，并成功应用于各种亚专业领域。心脏病学领域的远程医疗一直在不断发展，并被视为一种极其重要的应用，它可以快速传输心电图（ECG）和超声心动图（ECHO）等相关心血管数据，以及进行远程会诊。远程医疗在心脏病学领域的最早参考文献可以追溯至20世纪初，当时心电图数据首次通过电话线传输[2]。

在过去50年间，心脏治疗方面的渐进性研究使心脏病的发病率和死亡率显著下降。尽管如此，心血管疾病仍然是美国的主要死亡原因，美国每天有超过2000人死于心血管疾病[3]。随着生育高峰期出生的那一代人退休，冠状动脉性心脏病和慢性心力衰竭的患病率显著升高。远程心脏病学领域的研究将有望使这一老龄化人群受益，并有助于将最新的心血管医学诊断方式和治疗方法带给偏远地区的患者[4]。

本章将介绍远程心脏病学在远程医疗领域的最新进展和应用范围，以及它在心血管疾病患者中越来越广泛的应用。根据远程医疗服务的地点，远程心脏病学可大致分为以下几类（图13.1）：

院前远程心脏病学：

（1）远程ECG分诊。

（2）ST段抬高型心肌梗死（STEMI）前检测。

院内远程心脏病学：

（1）远程会诊。

（2）远程冠心病重症监护病房（CCU）。

门诊远程心脏病学：

（1）远程ECHO。

（2）远程心力衰竭。

（3）远程康复。

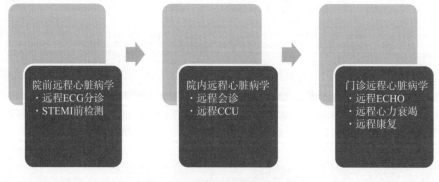

图 13.1　远程心脏病学的分类

ECG 传输

将记录的心电图实时、准确地传输给心脏病专家进行评估，是当今远程心脏病学领域最重要的应用之一，这是对需要潜在干预的患者进行分诊的关键第一步。借助无线技术，ECG 结果可以在家中使用手机/平板电脑通过蓝牙传输到医院[5]。无论有无互联网连接，都可以传输 ECG 结果。现已开发出将 ECG 信号记录为音频输入的技术，然后通过固定电话或移动电话将 ECG 结果传输到医院。这使得患者在没有互联网接入的情况下也能够记录数据并将数据传输到专业中心[6,7]。

由于急性心肌梗死患者的再灌注时间对于改善患者的预后至关重要，因此很多研究探讨了在这段有限的时间内实施远程心脏病学的情况。大量研究表明，远程 ECG 传输，如通过移动工具，是可以实现的[8-10]。与对照组相比，ECG 会诊可以使 STEMI 患者快速分诊并缩短住院时间[8-10]。图 13.2 展示了 EMS 12 导联 ECG 传输和在转院前与心导管团队沟通的快速策略，能够缩短急诊室就诊时间和血运重建时间。

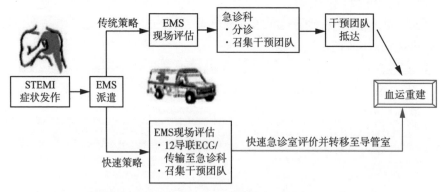

图 13.2　传统与快速的 STEMI 血运重建策略（经 Rao A 等[80]许可使用）

Brunetti 的研究表明，在远离经皮冠状动脉介入治疗（percutaneous coronary intervention，PCI）中心的农村地区接受远程心脏病学评估的 STEMI 患者，其评估和治疗时间与居住在 PCI 中心附近的患者相当[10]。欧洲心脏病学会急性心脏护理协会关于胸痛和呼吸困难的院前管理的指南规定，如果缺乏有经验的医生判读 ECG，应将院前 ECG 和远程医疗结合使用[11]。

STEMI 的早期识别

远程医疗在心脏病学领域中最明确的作用之一是 STEMI 的早期筛查和管理，STEMI 的定义是以持续性 ECG ST 段抬高和后续释放心肌坏死生物标志物为特征的综合征[12]。在美国，每年有超过 25 万例 STEMI 患者到急诊科就诊[13]。虽然 STEMI 患者的预后在逐渐改善，但 30 天病死率仍为 11.4%。因此，这仍然是一个重要的公共卫生问题[14]。缩短 STEMI 诊断到溶栓或 PCI 的再灌注治疗时间被证明与死亡率降低相关[15]。因此，在欧洲和美国指南中，现代医疗保健系统已将院前 12 导联 ECG 传输作为标准治疗[12,15]。

Brunetti[16]报道了关于 STEMI 患者 ECG 数据院前传输和分诊的初步数据。该研究纳入了由地区急救服务转运的 STEMI 患者。患者被随机分配接受远程心脏病学院前 ECG 分诊，如有必要，则直接转至心导管室行 PCI，或者转至急诊室进行诊断。在使用远程心脏病学 ECG 分诊的患者中，60 分钟以内进行 PCI 球囊扩张治疗的患者比例，在短距离和长距离组中均高于对照组（85% vs. 35%，P＜0.001，141%以上）。该研究的一项主要局限性是它只在单个中心进行[16]。

在 MonAMI 研究[17]中，通过使用院前 12 导联 ECG 分诊，并在急诊室紧急呼叫心梗急救团队的方法，显著缩短了入院到球囊扩张时间。在得到远程心脏病学支持的组中，90 分钟内完成入院至球囊扩张的患者比例从 39%增至 93%，达到指南建议的患者比例更高。

Rasmussen 及其同事证明，生活在距离医院 95 千米以内的患者中，采用远程医疗对患者进行诊断和分诊后直接进行心脏病介入治疗的可行性高达 90%。经过院前诊断和分诊的 STEMI 患者可以在 120 分钟内接受直接 PCI 治疗[18]。最近，在加拿大魁北克省的坦圭（Tanguay）进行了一项针对 673 例患者的回顾性研究，结果表明，使用院前 12 导联 ECG 和提前启动心导管室的方法后，患者从首次医疗接触到开始 PCI 的时间约为 47 分钟，假阳性激活率仅为 14%[19]。因此，当前文献支持使用院前 ECG 传输和转移 STEMI 患者进行治疗。这项技术有效地缩短了许多急性冠脉综合征患者的诊治时间，尤其是对于病情最为严重的患者。

Sivagangabalan 探究了院前分诊和早期启动心导管组介入治疗团队对血运重建时间和左室射血分数（left ventricular ejection fraction，LF）的影响。 STEMI

患者分别在救护车、社区医院急诊科或三级医院急诊科接受分诊。与其他组相比，在救护车上接受分诊的患者的入院至球囊扩张时间显著缩短，并且 LVEF 更高。此外，这一组患者具有明显的长期生存优势[20]。Chan 证明了院前分诊是 STEMI 患者生存的独立预测因素。与在医院诊断的患者相比，在救护车中诊断的患者更容易达到 90 分钟内完成入院至球囊扩张时间要求（80.4% *vs.* 8.7%，*P*＜0.001），并且该组患者 30 天死亡率和 1 年死亡率更低[21]。

目前，美国的医疗保健系统并不鼓励在地区急救医疗服务中采用院前 ECG 诊断。这种一刀切的做法是不合理的。在将有组织的院前 ECG 项目纳入区域转运系统之前，应探索具体的社区限制，并考虑表 13.1 中列出的问题。

表 13.1　院前 ECG 应用于急性冠脉综合征救治流程前应考虑的关键问题

1. STEMI 患者使用院前 ECG 的好处是什么？

2. 采用什么模式来解读院前 ECG（计算机算法 *vs.* 护理人员判读 *vs.* 远程医生判读）？

3. EMS 提供者能否可靠获取和判读院前 ECG？

4. EMS 提供者需要接受哪些培训和保持哪些业务能力？

5. 患者到达医院后的系统工作流程是怎样的？

6. 将院前 ECG 纳入现有护理系统中预计会有哪些额外成本？

7. 如何将院前 ECG 工作流程纳入我们的研究和质量保证流程，以及需要实施何种类型的监管？

已经证明远程 ECG 可提高医疗保健服务的质量。远程 ECG 在 STEMI 诊断中越来越重要，因此人们开始关注其成本效益。Brunetti 等进行了一项观察性研究[22]，探讨了远程 ECG 在意大利阿普利亚地区应用的成本效益问题，包括在 2012 年拨打当地急救服务电话并在疑似急性心脏病的情况下使用远程医疗 ECG 进行院前分诊的患者。ECG 由心脏科医生远程判读。研究计算了传统医院分诊与院前分诊的成本差异。这可能有潜在的成本节约效果，在每年挽救的患者生命和每个获得的"质量调整生命年"方面都可得到体现[22]。

目前，尚无成本效益模型来评价这项技术。据 Davis 报道，升级院前 ECG 设备的总成本超过 1.6 万亿美元[23]，其中包括接收站、移动电话和数据电缆所需的资金。其他需要考虑的附带成本包括人员培训、质量保证，以及 EMS 与医院系统的实际组织和整合[24]。

关键点

- 推荐使用院前 ECG 诊断 STEMI，如果实施得当，可缩短再灌注时间并降低死亡率。
- 院前 ECG 判读的首选模式是心脏科医生进行远程判读。

远程冠心病监护室

远程冠心病监护室（tele-coronary care unit，CCU）是一个令人兴奋的远程心脏病学子领域。现代 CCU 收治复杂型心肌梗死、失代偿性心力衰竭、心源性休克和难治性室性心律失常患者。目前，已有大量临床试验探究了远程 ICU 支持对 ICU 护理团队救治模式的影响。如果实施得当，远程 ICU 有可能显著降低死亡率、住院时间和并发症发生率，同时提高最佳实践依从性[25,26]。一些远程 ICU 软件平台能够实时传输患者的生命体征值。此外，智能哨兵警报提示使用平均值和中位数的组合来评估生命体征值，检测心率、血压、血氧饱和度和呼吸频率的变化[27]。应尽早通知临床医生，使监测人员能够及时进行干预。这样，远程 ICU 监测可以通过持续监测为床旁医生和护士提供远程会诊和支持。CCU 的远程 ICU 会诊允许持续监测生命体征、心电图、血压波形、血氧饱和度（SpO$_2$）、肺动脉导管（PAC）波形，以及呼吸和体温。Nikus 等对远程监控的可行性进行了研究[28]。在芬兰的这项研究中，一名心脏病专家对 CCU 和心脏科病房进行远程监控，他可以访问 EMR 和数字化存储的 12 导联 ECG。心电专家的作用是提供支持，他可以提供咨询并处理紧急情况。事实证明，远程访问医院内网和服务器应用程序是可靠、安全且技术上可行的。这项研究表明，远程访问有可能缩短诊断和治疗干预的延迟时间。这项研究的局限性在于心脏病专家有些被动。

事实证明，通过及时诊断急性心肌梗死，介入治疗（PCI 或溶栓）实现再灌注可降低其发病率和死亡率，特别是在 STEMI 的情况下[29,30]。2013 年美国心脏协会/美国心脏病学会 STEMI 指南强调，有必要整合区域医疗系统，为农村地区提供再灌注治疗[31]。

如图 13.3 所示，在远程医疗支持下，在送往 CCU 的途中进行院前溶栓已成为实现及时再灌注的重要方式[32,33]。远程会诊，与急诊医疗转运人员的远程互动可减少"入院到治疗"和"入院到球囊扩张"的时间延迟。反过来，这可以增加患者的生存机会，并降低梗死后遗症的风险[34]。在转运过程中利用无线和移动技术进行远程会诊也是可行的[35,36]。目前，集成智能手机技术可准确解读血管造影病变，并能实现在急救医疗服务与心脏病专家之间的轻松沟通[7]。

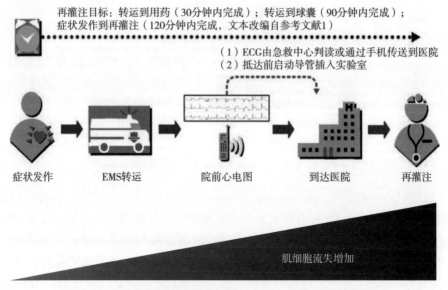

再灌注目标：转运到用药（30分钟内完成）；转运到球囊（90分钟内完成）；症状发作到再灌注（120分钟内完成，文本改编自参考文献1）

（1）ECG由急救中心判读或通过手机传送到医院
（2）抵达前启动导管插入实验室

症状发作　　　EMS转运　　　院前心电图　　　到达医院　　　再灌注

肌细胞流失增加

图 13.3　STEMI 患者再灌注时间目标（Ting 等[82]，经允许使用）

远程超声心动图

心脏病专家依靠超声心动图来评估患者心室功能、瓣膜疾病和生理功能。远程超声心动图是农村医院和三级医疗中心广泛应用和接受的工具。随着远程医疗技术的进步，人们更容易接触到有能力解读超声心动图的专家。心脏病专家能够远程指导超声医师做出正确的诊断并制订治疗计划。

20 世纪 80 年代，Finley 率先提到通过远程医疗支持对超声心动图进行解读[37]。1990 年，有人提到在一家为地区医院提供服务的三级医疗中心开展了实时儿科超声心动图服务。本案例中使用的传输系统是拨号宽带视频传输。大多数研究在本质上是紧急的。传输图像与床旁"当面"（in-person）图像的比较显示，在诊断和不必要的传输率方面几乎没有差异。

1996 年，Trippi 研究了在急诊远程医疗中远程超声心动图会诊的应用[38]。在这项前瞻性研究中，他们在非高峰时间（夜间、周末和节假日）进行紧急超声心动图检查，评估心室功能、缺血和瓣膜疾病。该研究将超声心动图的解读与盲法录像带的解读进行了比较。场外的超声心动图专家在家中审查了这些图像。超过80%的研究被发现存在异常，包括室壁运动异常、肺动脉高压、主动脉夹层、瓣膜功能障碍和心包填塞。远程医疗解读与录像带解读在99%的情况下相关，生成正式超声心动图报告所需的时间也大大减少。同年，Trippi[39,40]也对因胸痛入院的部分急诊室低风险患者的多巴酚丁胺负荷远程超声心动图（dobutamine stress tele-echocardiography，DSTE）进行了研究。超声心动图由护士和超声技师完成。远程心脏病专家解析所有的研究图像（DSTE 和 ECG）。DSTE 与临床和心导管检查结果的敏感度和特异度分别为 89.5% 和 88.9%，DSTE 的阴性预测值为 98.5%。当急诊科没有技术娴熟的临床医生时，将 DSTE 作为评估胸痛患者的筛查工具是合理的[39,40]。

负荷远程超声心动图在心脏移植领域也有应用。老年供体心脏救援（Adonhers）项目通过负荷超声心动图创建了一个提供第二意见的网络[41]。该项目旨在通过提高捐献者年龄上限（从 55 岁提高到 65 岁）来扩大心脏捐献者库。年龄较大的捐献者如果冠心病和心肌病远程负荷超声心动图检查结果为阴性，则被纳入捐献范围。相关心脏病专家将数字化图像发送至意大利比萨的核心超声心动图实验室，获得第二意见。早期，该项目为边缘状态患者安全移植 6 颗供体心脏提供了第二意见。作者认为，第二意见远程负荷超声心动图检查可以安全地进行高龄供体心脏选择，并有可能扩大心脏移植的供体标准[41]。

儿科心脏病学领域从远程超声心动图的概念和实施中受益匪浅。小城镇和农村地区的新生儿缺乏儿科超声医师和心脏病专家。该领域专家的短缺阻碍了远程医疗服务的早期发展，导致近年来儿科远程超声心动图的急剧增加[42]。准确的远程诊断和排除先天性心脏病可以避免不必要的患者转运，并能够加快对患病新生儿的快速护理，从而降低死亡率和成本[43-45]。

远程超声心动图的局限性在于，它需要熟练的操作人员才能正确获取超声图像并保证检查质量。为了克服这一限制，Courreges[46] 开发并研究了一种机器人远程超声系统（robotic tele-ultrasound system，OTELO）。该系统由两个站组成：一个是专家站，由远程超声医师控制虚拟探头；另一个是患者站，由机器人手持真实探头，放置在患者身上。两家医院的 50 多名患者接受了虚拟超声检查，至少 80% 的患者中，远程扫描系统的诊断结果与床旁扫描的诊断结果一致。有病例出现与最终诊断不一致的现象是由于图像采集不理想和不充分造成的。

最新技术实现了家属与医生之间的视频交流，以及同步显示超声心动图成像。StatVideo 的"EchoCart"[47] 可通过网络传输，无须租用昂贵的线路。它可以传输高清晰度、高帧率的回声图像，还支持患者与医生之间的远程互动，目前在美国的一些高等教育中心使用。

尽管实时远程超声心动图有其固有的局限性，但这种方式在协助诊断需要复杂治疗的高难度患者方面非常有效。例如，Otto 描述了一个心包炎的病例，该患者需要得克萨斯大学加尔维斯顿分校的心脏病专家与研究中心的工作人员进行远程超声会诊。得克萨斯大学加尔维斯顿分校的心脏病专家和南极洲研究中心的工作人员进行了远程超声会诊[48]。这项技术的使用避免了不必要的医疗后送和转移，使患者能够在当地中心接受治疗。这个案例强调了远程工具在为地理位置偏远的患者提供医疗服务方面的重要性。远程心动图的其他令人兴奋和感兴趣的研究应用已经在国际空间站上得到展示[49]。

远程医疗在慢性心力衰竭诊疗中的作用

目前有超过570万例美国人患有心力衰竭,且每年约新增65万例确诊患者[50]。预计到2030年,心力衰竭确诊患者将增加46%,患者总数将会超过800万例[51]。该病的流行病学势必推动医疗保健支出的显著增加。2013年,因心力衰竭而产生的医疗保健服务、药物和病假相关费用支出估计已超过300亿美元,因心力衰竭入院的人均住院费用约为2.3万美元[52]。值得注意的是,医疗保险和医疗补助服务中心(Center for Medicare and Medicaid Services,CMS)于2009年开始公开报告心力衰竭出院后的全因再入院率[53]。2010年,《患者保护与平价医疗法案》对心力衰竭患者出院后30天内再入院率高的医院予以经济处罚[54]。因此,驱使医疗机构制定全面改善心力衰竭患者护理的新策略,旨在降低心力衰竭患者的再入院率。

据报道,美国医院收治的心力衰竭患者中有19%~25%入住CCU;因此,了解心力衰竭远程监测的现行策略及其对重症监护应用的影响至关重要[55]。

针对心力衰竭患者的新药物疗法和远程监测已成为心力衰竭患者管理的基石。由于心力衰竭管理的复杂性,间歇性远程监测已变得非常有吸引力,有可能成为一种具有成本效益的家庭管理方式。这种间歇性远程支持包括与高级实践提供者进行电话沟通,以及使用终端设备进行电子监控和单独视频咨询[56]。

初期对心力衰竭患者进行远程监控并未呈现出令人满意的效果,并且时常会出现相互矛盾的数据。Rich研究发现,以护理为主导的多学科干预措施,包括家庭教育、药物审查和门诊随访(个体化家访和电话联系)的社会服务咨询,降低了心力衰竭患者的再入院率,并降低了每例患者的诊疗费用,患者生活质量评分也有所提高[57]。Riegel于2002年开展的一项临床试验研究表明,在出院后前6个月内通过电话为心力衰竭患者提供规范化护理病案管理,可以减少患者的住院次数和降低医疗费用,提高资源利用率和患者的满意度[58]。Riegel非常重视对患者的健康教育。在该研究中,出院后前6个月内由注册护士跟踪患者的临床状况。在决策支持软件[58]的帮助下,护士对患者进行关于其疾病进程的教育,并强调病情的恶化情况。一份临床状态报告将会发送给患者的医生,医生据此选择更为合适的干预措施和治疗方案,结果显示心力衰竭患者的住院率降低了近50%,从而降低了患者的住院费用。

在2004年DeBusk的一项研究中[59],单一医疗保健系统中的低风险心力衰竭患者被随机分配到护理干预(即电话监控)组和常规护理或仅基础护理组。在研究方案中,干预组为心力衰竭患者提供症状监控、健康教育和药物治疗,患者的基础护理由主治医生负责协调;研究人员间断通过电话联系患者。研究结果表明,与常规护理及仅基础护理组的心力衰竭患者比较，远程支持护理管理并不能显著降低低风险心力衰竭患者的住院率，因此是没有益处的[59]。DIAL 试验是一项在阿根廷（Argentina）51 家中心开展的试验[60]，该试验比较了由接受过慢性心力衰竭管理培训的护士进行的频繁集中电话干预与常规护理管理之间的差异，目的是通过频繁的电话随访为患者提供健康教育、咨询和监测，重点关注饮食依从性、药物治疗、体液状态和症状监测的依从性，用计算机软件确定呼叫电话联系频率，用算法调整利尿剂用量。通过这些干预措施，与非干预组比较，干预组患者因心力衰竭入院率显著降低（相对风险降低 29%，P=0.005），生活质量更佳（平均明尼苏达心力衰竭生活质量问卷总分 30.6 vs. 35.0，P=0.001）。

　　Dunagan[61]的一项研究中，将患者随机分配至常规护理组或护士定期电话联系组，护士定期电话联系组强调由主治医生决定的自我护理和基于指南的治疗方案。护士筛查心力衰竭失代偿患者并相应调整其利尿剂用量，只有有组织的电话联系和远程监测才能有效降低全因死亡率的风险；干预组患者就诊延迟 [风险比（HR）=0.67；95%置信区间（CI）0.47～0.96；P=0.29]，住院频率和心力衰竭再入院率降低；患者最初 6 个月的住院费用、住院天数和入院率均显著降低，但干预持续到 1 年时，这些差异将不再显著；对生活质量、功能状态或死亡率的影响也很小。

　　在 TELE-HF（远程监测改善心力衰竭患者的预后）试验中，通过交互式语音系统远程监测并收集患者症状和体重等日常信息，并与标准护理进行比较[62]。在这项对 1600 多名患者进行的试验中，两组间再入院率或死亡率的主要终点事件并无差异。BEAT-HF（心力衰竭过渡期之后的疗效更佳）试验招募了年龄不小于 50 岁且近期因心力衰竭入院的患者[63]，这项对 1400 多例患者进行的试验发现，远程监测（每日全面电子采集血压、心率和体重信息，有针对性的护士电话随访和电话健康指导）并不优于常规护理。

　　目前，慢性心力衰竭的远程监测涵盖多种技术，包括结构化电话随访、视频电话、交互式语音响应设备和远程监测会诊；但没有一项技术能够被证明始终优于其他技术。Conway 通过亚组分析和荟萃分析[64]发现，4 种方式中的 2 种（结构化电话随访和远程监测）可有效降低全因死亡风险 [分别为：相对风险（RR）0.87，95%CI 0.75～1.01，P=0.06 和 RR 0.62，95%CI 0.50～0.77，P＜0.0001] 和心力衰竭相关住院率（分别为：RR 0.77，95%CI 0.68～0.87，P＜0.001 和 RR 0.75，95% CI 0.30～0.91，P=0.0003）。还需要开展更多的随机研究，重点关注远程监控对心力衰竭的疗效。Inglis 在 2011 年发表的荟萃分析中研究了远程监测（TM）和结构化电话支持（structured telephone support，STS）的功效价值，目的是回顾关于全因死亡率和慢性心力衰竭（CHF）相关住院率的随机对照试验，发现远程监测可降低患者的全因死亡率（RR 0.66，P＜0.0001）。TM（RR 0.79，P=0.008）和 STS（RR 0.77，P＜0.0001）两者均降低了 CHR 相关住院率和医疗费用，并提高了生活质量评分[65]。

Schmidt 对电话支持和生命体征及监测数据进行的一项综述得出结论,生命体征监测可能会降低死亡率,但尚未证实对患者相关结果的改善效果[66]。两种方式似乎都有效,但没有证据表明哪一种方式更优。Koehler[67]进行的一项研究,旨在明确医生主导的远程医疗管理(remote telemedical management,RTM)是否会降低门诊慢性心力衰竭(纽约心脏协会 II 级或 III 级)患者的死亡率,无线蓝牙设备连接至患者家中的 ECG、血压袖带和体重秤,患者每天使用这些设备进行自我评估,并将数据传输至远程医疗中心,中心的医生随时可以提供咨询并实施他们认为必要的治疗方案。随访中位时间为 26 个月。结果显示,与常规护理相比,远程医疗管理对全因死亡率(RR 0.97,95%CI 0.67~0.41,$P=0.87$)、心血管死亡率或心力衰竭住院率无显著影响。

Kotooka 进行的一项针对日本人的研究,旨在探究心力衰竭治疗方案中自动生理监测系统 HOMES-HF(体重、血压和脉率)是否可以降低急性失代偿性心力衰竭发作后患者的死亡率和再入院率[68],主要终点是全因死亡或因心力衰竭恶化而再次住院。患者被随机分配到远程监测组或常规护理组,平均随访期为 15 个月。结果显示,两组间主要终点无显著性差异,远程监测组的有益作用并未得到证实。

心脏植入性电子设备(cardiac implantable electronic device,CIED)的植入率一直呈上升趋势。这些设备能够记录患者的特定变量,如胸内阻抗,可用作液体过负荷的替代标记。遗憾的是,目前采用这些技术的临床试验尚未表明能够改变临床结局[69,70]。如图 13.4 所示,远程监测的最大进步是植入式压力传感器。这是一种监测系统,其中由可植入或非侵入性设备提供信息并传输至安全服务器。临床医生可通过互联网访问服务器,然后查看数据、对总体数据趋势做出响应或报警,并直接向患者传达医疗干预措施。

CardioMEMS 心力衰竭监测系统(Abbott,Sylmar,California)是一种植入肺动脉分支的无线肺动脉压力监测系统。在 CHAMPION 试验中,550 例射血分数降低型和射血分数保留型心力衰竭患者被随机分为两组。在第一组中,除标准护理外,医生还每天监测肺动脉压,而第二组仅实施标准护理[71]。在 6 个月时,心力衰竭入院率这一主要终点的 RR 降低了 28%。在 CHAMPION 试验中对射血分数降低型心力衰竭患者进行的预先指令性分析中,接受两种指南指导药物治疗的患者的死亡率降低了 57%[72]。一项针对 1100 多例在"真实世界"环境中使用 CardioMEMS 设备的患者的回顾性分析显示,设备植入 6 个月后,患者心力衰竭入院率降低了 45%,每位患者的心力衰竭费用降低了 7433 美元[73]。在心脏病学领域,人们对压力引导的远程心力衰竭管理领域的进一步发展抱有极大热情[74]。

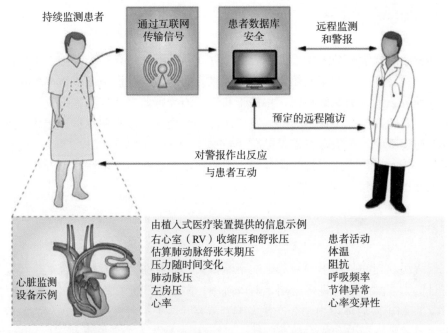

图 13.4 心脏远程监测系统（经 Abraham 等[81]许可）

关键点

- 建议对慢性心力衰竭患者进行远程医疗监测，降低再入院率。
- 使用心脏植入性电子装置（CIED）进行家庭监测是可行的，并且与早期发现医疗和技术事件有关。

远程心脏病学用于预防

远程医疗对预防心脏事件的影响尚不确定。由于远程医疗能够惠及偏远地区的患者，因此有可能获取流行病学数据，控制疾病和其他与健康相关的因素。CAPITAL 研究评估了地中海地区的心血管风险和预防状况，这项意大利的研究获取了患者病史和人口统计信息，并在意大利阿普利亚利用当地的药房使用远程医疗支持技术筛查 ECG；得出的结论是，在这个特定的地理区域，对心血管危险因素的认知、治疗和控制仍然不能令人满意，在远程医疗支持下，控制心血管危险因素方面仍有很大的改进空间[75]。

远程心脏病学用于康复

远程心脏病学已被应用于支持心脏事件（急性冠脉综合征和心脏手术）后的康复医学领域。与传统康复相比，心脏手术后的远程康复已被证明是有效和安全的[76]。研究表明，与基线相比，由护士和物理治疗师监督执行的家庭康复计划能够增加患者的 6 分钟步行距离[77]。发生急性心肌梗死后，与常规护理相比，远程医疗随访患者的 1 年生存率显著提高（4.4% *vs.* 9.7%，$P < 0.0001$）[78]。与传统疗法直接比较，远程医疗支持的康复对于那些原本无法获得康复治疗患者的危险因素调整和运动监测是可行的[79]。

结论

远程医疗在心脏病学领域的影响不断扩大，而且在急性冠脉综合征、瓣膜病和慢性心力衰竭中都有许多应用，对入院率、发病率和死亡率有积极影响。在院前、CCU 和出院后环境中都会产生影响。需要开展更多研究来评价远程心脏病学支持服务的潜在获益和成本效益。

关键点

应用远程医疗支持可有效为心血管疾病患者提供医疗保健服务。

参 考 文 献

1. Strehle EM, Shabde N. One hundred years of telemedicine: does this technology have a place in paediatrics? Achiv Dis Child. 2006;91(12):956–9.
2. Einthoven W. Le telecardiogramme (the telecardiogram). Arch Int Physiol. 1906;4:132–64.
3. Go AS, Mozaffarian D, Roger VL, Benjamin EJ, Berry JD, Blaha MJ, Dai S, Ford ES, Fox CS, Franco S, Fullerton HJ, Gillespie C, Hailpern SM, Heit JA, Howard VJ, Huffman MD, Judd SE, Kissela BM, Kittner SJ, Lackland DT, Lichtman JH, Lisabeth LD, Mackey RH, Magid DJ, Marcus GM, Marelli A, Matchar DB, DK MG, Mohler ER 3rd, Moy CS, Mussolino ME, Neumar RW, Nichol G, Pandey DK, Paynter NP, Reeves MJ, Sorlie PD, Stein J, Towfighi A, Turan TN, Virani SS, Wong ND, Woo D, Turner MB. Executive summary: heart disease and stroke statistics--2014 update: a report from the American Heart Association. Circulation. 2014;129:399–410.
4. Morrow DA, Fang JC, Fintel DJ, Granger CB, Katz JN, Kushner FG, Kuvin JT, Lopez-Sendon J, McAreavey D, Nallamothu B, Page RL 2nd, Parrillo JE, Peterson PN, Winkelman C. Evolution of critical care cardiology: transformation of the cardiovascular intensive care unit and the emerging need for new medical staffing and training models: a scientific statement from the American Heart Association. Circulation. 2012;126:1408–28.
5. Yousef J, Lars A. Validation of a real-time wireless telemedicine system, using Bluetooth protocol and mobile phone, for remote monitoring patient in medical practice. Eur J Med Res. 2005;10:254–62.
6. Giannakakis G, Buliev I. ECG signal recording, processing and transmission using a mobile

phone. Proceedings of the 1st international conference on pervasive technologies related to assistive environments; 2008 July 15–19; Athens, Greece. New York: ACM Digital Library; 2008.

7. Hsieh J, Li A, Yang C. Mobile, cloud, and big data computing: contributions, challenges, and new directions in tele-cardiology. Int J Environ Res Public Health. 2013;10:6131–615.

8. Giovas P, Papadoyannis D, Thomakos D, et al. Transmission of electrocardiograms from a moving ambulance. J Telemed Telecare. 1998;4:S5–7.

9. Carmody BJ. A novel approach to transmission of the out-of-hospital EKG in patients with ST segment elevation myocardial infarction. Ann Emerg Med. 2008;52:183–4.

10. Brunetti ND, De Gennaro L, Amodio G, et al. Tele-cardiology improves quality of diagnosis and reduces delay to treatment in elderly patients with acute myocardial infarction and atypical presentation. Eur J Cardiovasc Prev Rehabil. 2010;17:615–20.

11. Beygui F, Castren M, Brunetti ND, et al. ACCA Study Group on Pre-hospital Care. Pre-hospital management of patients with chest pain and/or dyspnoea of cardiac origin. A position paper of the Acute Cardiovascular Care Association (ACCA) of the ESC. Eur Heart J Acute Cardiovasc Care. Epub ahead of print 27 Aug 2015.

12. O'Gara PT, Kushner FG, Ascheim DD, Casey DE Jr, Chung MK, de Lemos JA, et al. 2013 ACCF/AHA guideline for the management of ST-elevation myocardial infarction: a report of the American College of Cardiology Foundation/American Heart Association Task Force on Practice Guidelines. Circulation. 2013;127(4):e362–425.

13. Ward MJ, Kripalani S, Zhu Y, Storrow AB, Dittus RS, Harrell FE Jr, et al. Incidence of emergency department visits for ST-elevation myocardial infarction in a recent six-year period in the United States. Am J Cardiol. 2015;115(2):167–70.

14. McManus DD, Gore J, Yarzebski J, Spencer F, Lessard D, Goldberg RJ. Recent trends in the incidence, treatment, and outcomes of patients with STEMI and NSTEMI. Am J Med. 2011;124(1):40–7.

15. Ibanez B, James S, Agewall S, Antunes MJ, Bucciarelli-Ducci C, Bueno H, et al. 2017 ESC Guidelines for the management of acute myocardial infarction in patients presenting with ST-segment elevation: The Task Force for the management of acute myocardial infarction in patients presenting with ST-segment elevation of the European Society of Cardiology (ESC). Eur Heart J. 2018;39(2):119–77.

16. Brunetti ND, Di Pietro G, Aquilino A, Bruno AI, et al. Pre-hospital electrocardiogram triage with tele-cardiology support is associated with shorter time-to-balloon and higher rates of timely reperfusion even in rural areas: data from the Bari-Barletta/Andria/Trani public emergency medical service 118 registry on primary angioplasty in ST-elevation myocardial infarction. Eur Heart J Acute Cardiovasc Care. 2014;3(3):204–13.

17. Hutchison AW, Malaiapan Y, Jarvie I, et al. PreHospital and emergency department activation of the infarct team significantly improves door-to-door times: ambulance Vistoria and MonashHEART Acute Myocardial Infarction (MonAMI) 12-lead ECG project. Circ Cardiovasc Interv. 2009;2:528–34.

18. Rasmussen MB, Frost L, Stengaard C, Brorholt-Petersen JU, et al. Diagnostic performance and system delay using telemedicine for prehospital diagnosis in triage and treatment of STEMI. Heart. 2014;100(9):711–5.

19. Tanguay A, Brassard E, Lebon J, Begin F, Hebert D, Paradis JM. Effectiveness of a prehospital wireless 12-Lead electrocardiogram and cardiac catheterization laboratory activation for ST-elevation myocardial infarction. Am J Cardiol. 2017;119(4):553–9.

20. Sivagangabalan G, Ong AT, Narayan A, Sadick N, et al. Effect of prehospital triage on revascularization times, left ventricular function, and survival in patients with ST-elevation myocardial infarction. Am J Cardiol. 2009;103(7):907–12.

21. Chan AW, Kornder J, Elliott H, Brown RI, et al. Improved survival associated with pre-hospital strategy in a large regional ST-segment elevation myocardial infarction program. JACC Cardiovasc Interv. 2012;5(12):1239–46.

22. Brunetti ND, Dellegrottaglie G, Lopriore C, Di Giuseppe G, et al. Prehospital telemedicine electrocardiogram triage for a regional public emergency medical service: is it worth it? a preliminary cost analysis. Clin Cardiol. 2014;37(3):140–5.

23. Davis DP, Graydon C, Stein R, Wilson S, Buesch B, Berthiaume S, Lee DM, Rivas J, Vilke GM, Leahy DR. The positive predictive value of paramedic versus emergency physician interpreta-

tion of the prehospital 12-lead electrocardiogram. Prehosp Emerg Care. 2007;11:399–402.

24. Aufderheide TP, Kereiakes DJ, Weaver WD, Gibler WB, Simoons ML. Planning, implementation, and process monitoring for prehospital 12-lead ECG diagnostic programs. Prehosp Disaster Med. 1996;11:162–71.

25. Lilly CM, Cody S, Zhao H, Landry K, Baker SP, et al. Hospital mortality, length of stay and preventable complications among critically ill patients before and after tele-ICU reengineering of critical care processes. JAMA. 2011;305(21):2175–83.

26. Sadaka F, Palagiri A, Trottier S, Deibert W, et al. Telemedicine intervention improves ICU outcomes. Crit Care Res Pract. 2013;2013:456389.

27. 3.9 eCareManager User guide. https://www.usa.philips.com/healthcare/product/HC865325CM/ecaremanager-enterprise-tele-health-software.

28. Nikus K, Lahteenmaki J, Lehto P, Eskola M. The role of continuous monitoring in a 24/7 tele-cardiology consultation service- a feasibility study. J Electrocardiol. 2009;42(6):473–80.

29. Keeley EC, Boura JA, Grines CL. Primary angioplasty versus intravenous thrombolytic therapy for acute myocardial infarction: a quantitative review of 23 randomised trials. Lancet. 2003;361:13–20.

30. Dalby M, Bouzamondo A, Lechat P, Montalescot G. Transfer for primary angioplasty versus immediate thrombolysis in acute myocardial infarction: a meta-analysis. Circulation. 2003;108:1809–14.

31. O'Gara PT, Kushner FG, Ascheim DD, Casey DE Jr, Chung MK, de Lemos JA, Ettinger SM, Fang JC, Fesmire FM, Franklin BA, Granger CB, Krumholz HM, Linderbaum JA, Morrow DA, Newby LK, Ornato JP, Ou N, Radford MJ, Tamis-Holland JE, Tommaso CL, Tracy CM, Woo YJ, Zhao DX, Anderson JL, Jacobs AK, Halperin JL, Albert NM, Brindis RG, Creager MA, DeMets D, Guyton RA, Hochman JS, Kovacs RJ, Kushner FG, Ohman EM, Stevenson WG, Yancy CW. 2013 accf/aha guideline for the management of st-elevation myocardial infarction: a report of the American College of Cardiology Foundation/American Heart Association task force on practice guidelines. Circulation. 2013;127:e362–425.

32. Danchin A, Durand E, Blanchard D. Pre-hospital thrombolysis in perspective. Eur Heart J. 2008;29(23):2835–42.

33. Danchin N, Blanchard P, Steg PG, et al. Impact of prehospital thrombolysis for acute myocardial infarction on 1 year outcome: results from the French nationwide USIC 2000 registry. Circulation. 2004;110(14):1909–15.

34. McLean S, Wild S, Connor P, Flapan AD. Treating ST elevation myocardial infarction by primary percutaneous coronary intervention, in-hospital thrombolysis and prehospital thrombolysis. An observational study of timelines and outcomes in 625 patients. Emerg Med J. 2011;28(3):230–6.

35. Correa BS, Goncalves B, Teixeira IM, Gomes AT, Ziviani A. AToMS: a Ubiquitous teleconsultation system for supporting AMI patients with prehospital thrombolysis. Int J Telemed Appl. 2011;2011:560209.

36. Bilgi M, Erol T, Gullu H, Sezgin AT, Hamad S, Bilgel ZG, Muderrisoglu H. Teleconsultation of coronary angiograms using smartphones and an audio/video conferencing application. Technol Health Care. 2013;21(4):407–14.

37. Finley JP, Sharratt GP, Nanton MA, Chen RP, et al. Paediatric echocardiography by telemedicine—nine years' experience. J Telemed Telecare. 1997;3(4):200–4.

38. Trippi JA, Lee KS, Kopp G, et al. Emergency echocardiography telemedicine: an efficient method to provide 24-hour consultative echocardiography. J Am Coll Cardiol. 1996;27:1748–52.

39. Trippi JA, Kopp A, Lee KS, Morrison H, Risk G, et al. The feasibility of dobutamine stress echocardiography in the emergency department with telemedicine interpretation. J Am Soc Echocardiogr. 1996;9(2):113–8.

40. Trippi JA, Lee KS, Kopp G, et al. Dobutamine stress tele-cardiography for evaluation of emergency department patients with chest pain. J Am Coll Cardiol. 1997;30:627–32.

41. Franchi D, Cini D, Arpesella G, et al. Second-opinion stress tele-echocardiography for the Adonhers (aged donor heart rescue by stress echo) project. Cardiovasc Ultrasound. 2010;1:20.

42. Krishnan A, Fuska M, Dixon R, et al. The evolution of pediatric tele-echocardiography: 15-year experience of over 10,000 transmissions. Telemed J E Health. 2014;20:681–6.

43. Grant B, Morgan GJ, McCrossan BA, Crealey GE, Sands AJ, et al. Remote diagnosis of con-

genital heart disease: the impact of telemedicine. Arch Dis Child. 2010;95:270–80.

44. Dowie R, Mistry H, Yound TA, Franklin RC, Gardiner HM. Cost implications of introducing a tele-cardiology service to support fetal ultrasound screening. J Telemed Telecare. 2008;14:412–22.

45. Haley JE, Klewer SE, Barber BJ, Meaney FJ, Donnerstein RL, et al. Remote diagnosis of congenital heart disease in southern Arizona: comparison between tele-cardiography and videotapes. Telemed J E Health. 2012;18(10):736–42.

46. Fabien C, Vieyres P, Istepanian R, Arbeille P, Bru C. Clinical trials and evaluation of a mobile, robotic tele-ultrasound system. J Telemed Telecare. 2005;11(Suppl. 1):46–9.

47. http://www.itnonline.com/article/statvideos-echocart-streams-tele-echocardiography-images-babies'-hearts-duke-childrens-hospital.

48. Otto CA, Shemenski R, Drudi L. Real-time tele-echocardiography: diagnosis and management of a pericardial effusion secondary to pericarditis at Antarctic research station. Telemed J E Health. 2012 Sep;18(7):521–4.

49. Hamilton DR, Sargsyyan AE, Martin DS, Garcia KM, Melton SL, et al. On-orbit prospective echocardiography on International Space Station crew. Echocardiography. 2011;28(5):491–501.

50. Yancy CW, Jessup M, Bozkurt B, et al. 2013 ACCF/AHA guideline for the management of heart failure: a report of the American College of Cardiology Foundation/American Heart Association Task Force on Practice Guidelines. J Am Coll Cardiol. 2013;62:e147–239.

51. Benjamin EJ, Virani SS, Callaway CW, Chamberlain AM, Chang AR, Cheng S, et al. Heart disease and stroke statistics-2018 update: a report from the American Heart Association. Circulation. 2018;137(12):e67–e492.

52. Vigen R, Maddox TM, Allen LA. Aging of the United States population: impact on heart failure. Curr Heart Fail Rep. 2012;9:369–74.

53. Desai AS, Stevenson LW. Rehospitalization for heart failure: predict or prevent? Circulation. 2012;126:501–6.

54. http://housedocs.house.gov/energycommerce/ppacacon.pdf.

55. van Diepen S, Podder M, Hernandez AF, Westerhout CM, Armstong PW, McMurray JJ, et al. Acute decompensated heart failure patients admitted to critical care units: insights from ASCEND-HF. Int J Cardiol. 2014;177(3):840–6.

56. Riley JP, Cowie MR. Telemonitoring in heart failure. Heart. 2009;95:1964–8.

57. Rich MW, Beckham V, Wittenberg C, Leven CL, Freeland KE, Carney RM. A multidisciplinary intervention to prevent the readmission of elderly patients with congestive heart failure. N Engl J Med. 1995;333:1190–5.

58. Riegel B, Carlson B, Kopp Z, LePetri B, Glaser D, Unger A. Effect of a standardized nurse case-management telephone intervention on resource use in patients with chronic heart failure. Arch Intern Med. 2002;162(6):705–12.

59. DeBusk RF, Miller NH, Parker KM, Bandura A, et al. Care management for low-risk patients with heart failure, a randomized, control trial. Ann Intern Med. 2004;141:606–13.

60. GESICA Inventigators. Randomised trial of telephone intervention in chronic heart failure: DIAL trial. BMJ. 2005;331(7514):425.

61. Dunagan WC, Littenberg B, Ewald GA, Jones CA, et al. Randomized trial of a nurse-administered, telephone-based disease management for patients with heart failure. J Card Fail. 2005;11(5):358–65.

62. Chaudhry SI, Mattera JA, Curtis JP, Spertus JA, Herrin J, Lin Z, et al. Telemonitoring in patients with heart failure. N Engl J Med. 2010;363(24):2301–9.

63. Ong MK, Romano PS, Edgington S, Aronow HU, Auerbach AD, Black JT, et al. Effectiveness of remote patient monitoring after discharge of hospitalized patients with heart failure: the better effectiveness after transition – heart failure (BEAT-HF) randomized clinical trial. JAMA Intern Med. 2016;176(3):310–8.

64. Conway A, Inglis SC, Clark RA. Effective technologies for noninvasive remote monitoring in heart failure. Telemed J E Health. 2014;20:531–8.

65. Inglis SC, Clack RA, McAlister FA, Stewart S, Cleland JG. Which components of heart failure programmes are effective? a systematic review and meta-analysis of the outcome of structures telephone support or telemonitoring as the primary component of chronic heart failure management in 8323 patients: abridged cochrane review. Eur J Heart Fail. 2011;13(9):1028–40.

66. Schmidt S, Schuchert A, Krieg T, Oeff M. Home telemonitoring in patients with chronic heart failure: a chance to improve care? Dtsch Arztebl Int. 2010;107(8):131–8.

67. Koehler F, Winkler S, Scheiber M, Sechtem U, Stangl K, et al. Impact of remote telemedicine management on mortality and hospitalizations in ambulatory patients with chronic heart failure. Circulation. 2011;123:1873–80.

68. Kotooka N, Kitakaze M, Nagashima K, Asaka M, et al. The first multicenter, randomized, controlled trial of home telemonitoring for Japanese patients with heart failure: home telemonitoring study for patients with heart failure [HOMES-HF]. Heart Vessels. 2018;33(8):866–76.

69. van Veldhuisen DJ, Braunschweig F, Conraads V, Ford I, Cowie MR, Jondeau G, et al. Intrathoracic impedance monitoring, audible patient alerts, and outcome in patients with heart failure. Circulation. 2011;124(16):1719–26.

70. Morgan JM, Dimitrov BD, Gill J, Kitt S, Ng GA, McComb JM, et al. Rationale and study design of the REM-HF study: remote management of heart failure using implanted devices and formalized follow-up procedures. Eur J Heart Fail. 2014;16(9):1039–45.

71. Abraham WT, Adamson PB, Bourge RC, Aaron MF, Costanzo MR, Stevenson LW, et al. Wireless pulmonary artery haemodynamic monitoring in chronic heart failure: a randomised controlled trial. Lancet (London, England). 2011;377(9766):658–66.

72. Givertz MM, Stevenson LW, Costanzo MR, Bourge RC, Bauman JG, Ginn G, et al. Pulmonary artery pressure-guided management of patients with heart failure and reduced ejection fraction. J Am Coll Cardiol. 2017;70(15):1875–86.

73. Desai AS, Bhimaraj A, Bharmi R, Jermyn R, Bhatt K, Shavelle D, et al. Ambulatory hemodynamic monitoring reduces heart failure hospitalizations in "real-world" clinical practice. J Am Coll Cardiol. 2017;69(19):2357–65.

74. Abraham WT, Perl L. Implantable hemodynamic monitoring for heart failure patients. J Am Coll Cardiol. 2017;70(3):389–98.

75. Brunetti ND, Lanzone S, Dellegrottaglie G, Di Giuseppe G, De Gennaro L, Novielli V, Straziota E, Loiacone T, Di Biase M. The CAPITAL study {CArdiovascular prevention with tele-cardiology in ApuLia}: preliminary results. J Cardiovasc Med(Hagerstown). 2016;17(7):455–61.

76. Scalvini S, Zanelli E, Comini L, Dalla Tomba M, Troise G, Febo O, Giordano A. Home-based versus in-hospital cardiac rehabilitation after cardiac surgery: a nonrandomized controlled study. Phys Ther. 2013;93(8):1073–83.

77. Scalvini S, Zanelli E, Comini L, et al. Home-based exercise rehabilitation with telemedicine following cardiac surgery. J Telemed Telecare. 2009;15:297–301.

78. Roth A, Malov N, Steinberg DM, et al. Telemedicine for post-myocardial infarction patients: an observational study. Telemed J E Health. 2009;15:24–30.

79. Dalleck LC, Schmidt LK, Lueker R. Cardiac rehabilitation outcomes in a conventional versus telemedicine-based programme. J Telemed Telecare. 2011;17:217–21.

80. Rao A, Kardouh Y, Darda S, Desai D, Devireddy L, Lalonde T, Rosman H, David S. Impact of the pre-hospital ECG on door-to-balloon time in STEMI. Catheter Cardiovasc Interv. 2010;75(2):174–8.

81. Abraham WT, Stough WG, Pina IL, Linde C, Borer JS, De Ferrari GM, Mehran R, Stein KM, Vincent A, Yadav JS, Anker SD, Zannad F. Trials of implantable monitoring devices in heart failure: which design is optimal? Nat Rev Cardiol. 2014;11(10):576–85.

82. Ting HH, Krumholz HM, Bradley EH, Cone DC, Curtis JP, Drew BJ, Field JM, French WJ, Gibler WB, Goff DC, Jacobs AK, Nallamothu BK, O'Connor RE, Schuur JD, American Heart Association Interdisciplinary Council on Quality of Care and Outcomes Research, Emergency Cardiovascular Care Committee; American Heart Association Council on Cardiovascular Nursing; American Heart Association Council on Clinical Cardiology. Implementation and integration of prehospital ECGs into systems of care for acute coronary syndrome: a scientific statement from the American Heart Association Interdisciplinary Council on Quality of Care and Outcomes Research, Emergency Cardiovascular Care Committee, Council on Cardiovascular Nursing, and Council on Clinical Cardiology. Circulation. 2008;118(10):1066–79. https://doi.org/10.1161/CIRCULATIONAHA.108.190402. Epub 2008 Aug 13.

第14章 儿科 ICU 中的远程医疗

S. David McSwain，John Chuo，
Carley M. Howard Draddy，Dana Schinasi

历史和早期项目

正如儿科诊疗包含全方位的医疗保健服务一样，儿科远程医疗也包含广泛而多样的初级诊疗、专科和跨专科服务[1]。这种多样性还延伸到儿科重症医学、急诊医学和新生儿学领域。虽然这些领域的专家经常面临紧急、危重和对时间敏感的情形，但他们也必须掌握一些慢性疾病，诸如哮喘、慢性肺疾病、糖尿病和肺动脉高压等的治疗方法，同时也需要了解严重程度不一的疾病，从轻微的皮肤问题到危及生命的器官衰竭。因此，远程医疗以多种方式成功应用，以补充、扩展和协调这些医务人员提供的医疗服务。

儿科重症医学、急诊医学和新生儿学的早期儿科远程医疗项目，主要针对有需求患儿的急诊管理，这些患儿通常就诊于偏远地区机构或出生于没有儿科专家的偏远地区[2,3]。儿科远程医疗首先应用于美国的阿肯色州、加利福尼亚州、俄勒冈州和佛蒙特州，随后成功应用于美国的其他地区和全球[4-8]。远程医疗的应用也随之扩展到临时急诊之外，以应对其他各种医护协作场景，包括对病情复杂患儿的家庭管理和诊疗协作[9-12]、为成人 ICU 提供儿科重症会诊[13,14]、重症转运期间提供远程医疗[15,16]、重症团队查房中的家庭参与[17]、住院患儿的家庭联系、偏远地区医务人员的医疗保健教育等。

基于儿科重症医学的远程会诊的应用案例，可根据以下特征进行分类：患者所在地、医务人员所在地、会诊的紧急程度和慢性基础疾病。接受儿科重症会诊的患儿通常就诊于农村社区急诊科，在这些地方，儿科重症远程会诊用于协助急症管理、分诊和转院决策。然而，实际上患者可以在任何地点接受这些医疗服务，无论他们是在农村社区医院的住院病房、门诊诊所、患者家中，还是在农村的儿科和成人 ICU，或者在会诊医生所在机构内的各个地点。对于患慢性疾病的儿童，可提供家庭会诊和门诊会诊，或为急诊住院患儿提供后续随访。农村社区医院住院病房的会诊，通常是同一地点的社区急诊室现有会诊项目的扩展。成人 ICU 的会诊已被用作一种将更大龄儿科患儿留在自己社区的方式，而农村儿科 ICU 的会诊服务可用于评估需要转诊接受原儿科重症监护病房（PICU）无法提供的专科治

疗，如体外生命支持（ECLS）或器官移植的患儿。在会诊医生的所在机构内提供的会诊，可以对住院患者中发生的急性临床状况［快速反应和（或）预警代码］做出更快的反应，以及在医务人员从所属机构打来电话时对当地 PICU 的患者进行评估[6]。

远程急诊科和医院病房的儿科重症远程会诊

儿科重症远程医疗最好的研究案例是远程急诊科和医院病房的儿科重症远程会诊。此类早期项目实践[2,18]证明了此类医疗服务的可行性和医务人员对此类医疗服务的高满意度。这些项目的基本原理很容易理解：儿科重症医务人员几乎只在大城市或城市郊区执业，而大多数儿科急诊就诊发生在不具备儿科重症专业诊疗的地区[19]。在危急临床情况下，时间至关重要，然而社区医务人员通常没有受过培训，也没有经验、资源或设备对病情危重或重伤的儿科患儿进行有效处理，因此由受过亚专科培训的儿科重症医生提供紧急远程会诊服务可以对影响就诊的各种因素产生巨大影响。

这些项目通常是在患者床旁放置一个置于移动推车上的视频会议终端设备，该设备由多个外围检查设备组成，其中最常见的检查工具是远程听诊器。会诊医生使用各种设备连接到患者端，包括类似的置于推车上的方式，安装有视频会议软件的电脑或带有视频会议应用的移动设备。根据预先确定的工作流程和医务人员现有的临床实践模式，医务人员从不同地点提供会诊，包括会诊机构的 PICU、医务人员办公室、专用远程会诊室或工作场所、医务人员家中，甚至使用带有移动数据服务的移动设备。

远程 ICU 的儿科重症远程会诊

儿科 ICU 的患儿通常需要多位亚专科专家会诊，除儿科重症医学外，还有儿科心脏病学、呼吸病学、传染病学、风湿病学、肾脏病学、神经病学和外科学等专科医生。然而社区医院 PICU 中可能不容易获得此类会诊，因而可能导致过度分诊或转诊至四级儿科中心[20]。远程 ICU 诊疗模式［不定期会诊和（或）持续监测］允许地方儿童医院儿科团队通过远程医疗和远程监测提供即时服务，从而使低危重儿童能够留在所在社区，且不会有危险，患儿的满意度更高[21]。对可持续诊疗模式的荟萃分析显示，ICU 死亡率和 LOS 有所降低，总体医院死亡率和 LOS 至少有降低趋势[22,23]。

远程急诊科的儿科急诊医学远程会诊

2010 年，18 岁以下患者占全美所有急诊就诊患者的 1/5，就诊次数超过 2500 万次[24,25]。许多社区急诊室没有能力全天候为受过亚专科培训的儿科急诊医学（PEM）医疗人员提供支持，而 PEM 医疗人员可为急症和受伤患儿提供专业评估、治疗和果断的处理方案[19]。一些可以在社区医院中解决的病症，如骨科问题、支气管炎和急性胃肠炎，患儿却常被转移到学术型儿科急诊室[26]。通过远程医疗，许多患儿无须转诊也能获得相同质量的诊疗服务。学术型机构的 PEM 医务人员越来越多地与社区医院急诊室建立联系，为这里的儿童护理提供虚拟支持，目的是让常见儿科疾病患儿留在当地社区，实现对罕见病和复杂儿科疾病患儿的实时管理，并改善获得儿科专科医生救治的机会。由于急诊室通常是需要住院治疗的儿童的"守门员"，因此基于急诊室的儿科远程医疗一举多得，既能提供额外的数据指导处理方案，又能指导患儿入院，还能替代在转至住院部之前的急诊评估。

以家庭为中心的护理

当患儿身边围绕着父母/监护人/护理人员时，他们的表现最好，反过来，父母/监护人/护理人员也最有能力应对来自重症或受伤患儿的压力。远程医疗技术可以通过 3 种主要方式加强以家庭为中心的护理：一是避免机构间转诊，在可行且保障患儿安全时，将其留在当地社区；二是在远程会诊期间增进家庭与会诊团队之间的沟通；三是当情况不允许护理人员在整个住院期间留守在儿童床旁时，可以保障护理人员与住院儿童和（或）护理团队之间的联系。

将儿童从当地社区转移到不同的医院，对以家庭为中心的护理的影响不仅仅局限于情感和心理方面，还包括交通成本（如私家车、汽油、救护车费用等）和机会成本（如为其他患者重新分配交通服务）、转离社区的家庭成本，以及接收机构的冗余护理成本[26,27]。危重儿童在远离当地社区的地方住院的进一步影响是，在以家庭为中心的 PICU 查房期间，父母不能始终在场。当父母无法亲临床旁时，远程医疗允许他们远程参与查房，从而加强父母与医疗人员之间的沟通，并让父母感到安心[17]。

儿科远程医疗指南和运营规程

无论临床环境如何，为儿科患儿提供远程医疗都有独特的考虑因素。《儿科远程医疗安全性和有效性实践指南》（*American Telemedicine Association Operating Procedures for Pediatric Telehealth*）于 2017 年由 ATA[28]发布，并得到了包括美国儿科学会在内的多个专业协会的认可。由于缺乏足够的实践基础来提出具体建议，尚未制定针对特定儿科疾病和诊断的临床实践指南。然而，许多现行指南都与儿科重症监护、急诊和新生儿远程医疗服务相关。本节重点介绍儿科方面应当注意的问题。

标准诊疗

远程医疗医务人员在任何临床情况下都必须遵守既定的医疗标准，就像面对面会诊一样。远程医疗评估的一个关键因素是认识到远程医疗会诊的局限性，这种局限性可能会妨碍对诊疗标准的遵守，以及在这种情况下将患儿转诊到适当的临床地点。不过，在急诊和危重症诊疗情况下，应该注意的是，尽管受到技术的限制，由受训过的儿科专家进行的评估，可能仍会比由不具备同等儿科专业知识的医务人员进行的现场检查提供更高水平的诊疗。因此，与缺乏儿科专家的评估相比，在危急情况下进行有限的远程医疗评估实际上可能是对标准诊疗的一种改进。全面了解转诊地医生的专业知识水平、资源和诊疗能力对于确定远程医疗评估所能带来的益处至关重要。会诊医务人员还必须了解技术使用对进行身体检查造成的限制，并制订计划以在不影响标准医疗服务的前提下解除这些限制。由于大多数重症会诊都是在患儿所在地另一位训练有素的专业医疗人员的协助下进行的，远程会诊医务人员通常可以利用现场医务人员的检查结果对自己的检查进行补充，并参考检查结果做出决策。

知情同意书

儿科远程医疗服务的同意程序应解决虚拟会诊中固有的潜在隐私和安全问题，包括以电子方式传输和（或）存储患者私人健康信息及图像的风险。知情同意书还应包括付费程序、记录共享，以及远程医务人员的相关资质等内容。虽然建议在儿科远程医疗会诊中使用远程医疗专用同意书，但在许多急诊和危重症护理会诊中，及时获得知情同意书是不切实际的，可能会导致救治的延误。因此，对于急诊会诊可免除知情同意书要求，或将其纳入一般急诊同意书。但是，在未获得书面知情同意的情况下，医务人员应在会诊开始时向患儿或其家属介绍自己和会诊地点参与会诊的所有其他团队成员，包括相关资质信息，并酌情说明远程医疗会诊的目的。

儿童虐待

在重症监护和急救环境中，对疑似遭受虐待或非意外创伤的儿童进行检查是很常见的。在这些情况下，各州的儿童保护规定优先于 HIPAA 有关许可的个别规定。此外，考虑到破坏法律证据的风险，在获取和存储涉嫌或潜在受虐待儿童相关的任何检查图像时，必须严格遵守预先确定的安全、保障、隐私、存储和传输程序。

儿科重症监护中远程医疗的预期发展领域

新生儿重症监护病房

新生儿重症监护病房（NICU）是一种独特的重症监护环境，治疗从妊娠 23

周到 1 岁的婴幼儿患儿，其平均住院时间比一般儿科 ICU 要长得多。与 PICU 类似，NICU 也提供了远程转运、远程复苏[29]、入院前远程会诊[30]、入院期间远程会诊和家属参与的机会。有趣的是，NICU 被更多地应用于新生儿出院后的远程会诊，因为大多数 NICU 患儿直接从重症监护转给他们的初级保健医生。因此，这为出院后远程会诊及复杂病情的婴儿的远程出院提供了独特的机会[31]。

急性复苏指南

根据新生儿复苏项目（neonatal resuscitation program，NRP），约 10% 的新生儿在出生时需要一些救治，约 1% 的新生儿需要复苏[32]。美国儿科学会胎儿和新生儿委员会定义了新生儿诊疗等级，认为新生儿重症监护服务改善了早产儿或患有严重内外科疾病的高危婴儿的结局。在全美范围内，围产期诊疗区域化系统的概念化和实施也在逐步推进[33]。尽管取得了这些进步，并进行了最佳的风险分层和预测，分娩和接生过程中的各种意外并发症仍会发生，这些并发症可能会发生在一级医疗机构中。远程医疗为帮助现场团队对这些婴儿的诊疗提供了独特的解决方案。在新生儿急性复苏期间，由新生儿执业护士和新生儿科医生向偏远分娩中心提供的远程医疗已被证明可显著缩短建立有效通气的时间，并提高了医务人员对 NRP 指南的依从性[34]。这将带来更好的医疗结局，包括避免不必要的转院以得到更好的治疗[29]，减少必要转运的时间间隔，包括简化整个转运过程和交接，以及缩短启动被动降温以进行神经保护的时间[35]。

患者交接及医务人员间的沟通

临床医生认为，利用远程医疗改善医疗团队（包括家庭医疗服务提供者）之间的诊疗转接具有潜在的益处，特别是对于复杂病情的患儿，涉及许多亚专科医生、医疗机构和家庭护理人员。例如，从住院部转到门诊部、从儿科转到成人亚专科，以及在进行手术和诊断检测的机构之间的转接。远程医疗对话为传递此类信息提供了更好、更有效的方式。确定最能从远程医疗获益的临床情况，对于指导实施和报销来说至关重要。

从 ICU 转出的患儿往往病情复杂和（或）仍需要技术治疗，在出院后的前 2 周内再次入住 ICU 的风险很高[36]。因此，在患儿出院不久后，将重症监护团队与家属和（或）儿科医生联系起来，可以发现现实和理论上的差距、不断变化的医疗并发症，并加强教育。最近一份调研了 93 例出院后远程会诊的报告显示，至少有 50% 的家长表示，远程会诊让他们避免了给儿科医生打电话或去急救中心或急诊室就诊。相反，约有 12% 的远程医疗会诊造成了额外的医疗检查和治疗（有些是为了避免去急诊室就诊）[31]。

儿科急救中心

据估计，所有在急诊室就诊的患儿中，有 40%～60% 都是非急症患者[37]。独立的急救中心通过迎合消费者的需求和提供便捷性而存在，但也最有可能被远程医疗颠覆[38]。便捷性是消费者对远程医疗产生兴趣的主要驱动力，远程医疗在急救环境中对不复杂的病情进行检查已被证明是安全和有效的[39]。由于急救中心的目标是救治这类低危重患儿，因此有时需要在这些机构进行亚专科会诊。配备现场诊疗的亚专科医生可能费用过于高昂，通过远程医疗实现此类亚专科医生的"随叫随到"可能更具成本效益。鉴于儿科亚专科医生按需提供远程医疗会诊的可行性问题，一些急救中心机构已准备让 PICU 远程医务人员作为初次提供远程会诊的人员。

病情复杂儿童的家庭管理

患有慢性疾病，如支气管肺发育不良（BPD）、先天性心脏病、严重哮喘和需要采取家庭通气的慢性呼吸衰竭的新生儿或儿科 ICU 出院的儿童，非常容易出现计划外再入院、急诊就诊率高、发病率和死亡率增加[40]。此外，考虑到与这些疾病相关的常见合并症和复杂的社会环境，这些患者通常受益于多学科协作的诊疗团队，利用多个医疗专家、诊疗协作员和其他专职医疗人员优化对患者的诊疗[41]。家庭远程医疗提供了一种非常有前景的手段，可促进改善对这些病情复杂儿童的家庭管理，其目标是减少不必要的急诊就诊和住院，降低因就诊于医疗机构而导致的医源性感染风险，改善整体诊疗质量和诊疗协调性，并减轻家庭需前往多个不同诊所和其他诊疗场所探视的负担。美国有多个项目已经实施或正在实施此类医疗服务[9-12]。此类项目实施的主要障碍包括许多州缺乏对家庭远程医疗服务的报销，缺乏对多学科诊疗团队的报销，以及将此类会诊的工作流程整合到多个医疗团队成员日常工作中所面临的挑战。

目前实施儿科远程医疗项的关键考虑因素

医院在儿科 ICU 实施远程医疗时，会遇到与成本、人员配备、变革管理、技术、法规要求、州和联邦政策、影响，以及运营和临床服务效果评估有关的重要问题。远程 ICU 项目的实施还受到领导层计划如何在整个组织内实施远程医疗的影响。最近一份关于儿科远程医疗情况的出版物强调了与远程医疗项目服务数量相关的关键流程和人员配置，如需要配置远程医疗主任、管理人员、技术人员、远程站点的临床服务者和整体指导委员会[1]。此外，儿科远程医疗项目需要正式的流程对技术问题、合规性、财务、医务人员能力、检查、法律顾问、合同和质量改进进行管理约束。在这些因素中，临床服务者及技术问题、财务、合规性和合同的管理过程决定了项目能否成功。这些项目的资金来源各不相同，包括医疗机构的直接投资、慈善捐赠、拨款支持、基于订阅的付费和服务收费。项目的主要障碍包括医务人员的聘用、许可、报销和商业模式的可持续性。一般来说，利益相关者应尽早参与整个项目的开发和实施过程，制定工作流程并最大限度地提高一线医务人员对项目的接受度。就儿科远程医疗项目而言，相关机构还应考虑让儿童和照护人员担任顾问的角色。必须强调的是，通过远程医疗提供医疗服务，尤其是对重症儿童的服务，存在诊疗分散的风险，这一问题与患儿数量密切相关[42]。因此，任何远程医疗项目都必须与医疗之家（the medical home）建立联系。

参 考 文 献

1. Olson CA, McSwain SD, Curfman AL, Chuo J. The Current Pediatric Telehealth Landscape. Pediatrics. 2018;141(3). PubMed PMID: 29487164.
2. Heath B, Salerno R, Hopkins A, Hertzig J, Caputo M. Pediatric critical care telemedicine in rural underserved emergency departments. Pediatr Crit Care Med. 2009;10(5):588–91.
3. Marcin JP, Nesbitt TS, Kallas HJ, Struve SN, Traugott CA, Dimand RJ. Use of telemedicine to provide pediatric critical care inpatient consultations to underserved rural Northern California. J Pediatr. 2004;144(3):375–80.
4. Harvey JB, Yeager BE, Cramer C, Wheeler D, McSwain SD. The Impact of Telemedicine on Pediatric Critical Care Triage. Pediatr Crit Care Med. 2017;18(11):e555–60. PubMed PMID: 28922271. eng.
5. Bell RC, Yager PH, Clark ME, Roumiantsev S, Venancio HL, Chipman DW, et al. Telemedicine Versus Face-to-Face Evaluations by Respiratory Therapists of Mechanically Ventilated Neonates and Children: A Pilot Study. Respir Care. 2016;61(2):149–54. PubMed PMID: 26647456. Epub 2015/12/08. eng.
6. Yager PH, Cummings BM, Whalen MJ, Noviski N. Nighttime telecommunication between remote staff intensivists and bedside personnel in a pediatric intensive care unit: a retrospective study. Crit Care Med. 2012;40(9):2700–3.
7. Yager PH, Clark ME, Dapul HR, Murphy S, Zheng H, Noviski N. Reliability of Circulatory and Neurologic Examination by Telemedicine in a Pediatric Intensive Care Unit. J Pediatr. 2014;165:962–966.e5.
8. Ellenby MS, Marcin JP. The role of telemedicine in pediatric critical care. Crit Care Clin. 2015;31(2):275–90. PubMed PMID: 25814454.
9. Cady R, Kelly A, Finkelstein S. Home telehealth for children with special health-care needs. J Telemed Telecare. 2008;14(4):173–7.
10. Cady R, Finkelstein S, Kelly A. A telehealth nursing intervention reduces hospitalizations in children with complex health conditions. J Telemed Telecare. 2009;15(6):317–20.
11. Casavant DW, McManus ML, Parsons SK, Zurakowski D, Graham RJ. Trial of telemedicine for patients on home ventilator support: feasibility, confidence in clinical management and use in medical decision-making. J Telemed Telecare. 2014;20:441.
12. Graham RJ, McManus ML, Rodday AM, Weidner RA, Parsons SK. Pediatric specialty care model for management of chronic respiratory failure: cost and savings implications and mis alignment with payment models. Pediatr Crit Care Med. 2018;19(5):412–20. PubMed PMID: 29406371. eng.
13. Marcin JP, Nesbitt TS, Struve S, Traugott C, Dimand RJ. Financial benefits of a pediatric intensive care unit-based telemedicine program to a rural adult intensive care unit: impact of keeping acutely ill and injured children in their local community. Telemed J E Health. 2004;10 Suppl 2:S-1-5.
14. Marcin JP, Schepps DE, Page KA, Struve SN, Nagrampa E, Dimand RJ. The use of tele-medicine to provide pediatric critical care consultations to pediatric trauma patients admitted to a remote trauma intensive care unit: a preliminary report. Pediatr Crit Care Med.

2004;5(3):251–6.

15. Jackson EM, Costabile PM, Tekes A, Steffen KM, Ahn ES, Scafidi S, et al. Use of Telemedicine During Interhospital Transport of Children With Operative Intracranial Hemorrhage. Pediatr Crit Care Med. 2018;19(11):1033–8. PubMed PMID: 30134361. Epub 2018/08/21. eng.

16. Fugok K, Slamon NB. The Effect of Telemedicine on Resource Utilization and Hospital Disposition in Critically Ill Pediatric Transport Patients. Telemed J E Health. 2018;24(5):367–74. PubMed PMID: 29028420. Epub 2017/10/13. eng.

17. Yager PH, Clark M, Cummings BM, Noviski N. Parent Participation in Pediatric Intensive Care Unit Rounds via Telemedicine: Feasibility and Impact. J Pediatr. 2017;185:181–6.e3. PubMed PMID: 28363361. Epub 2017/03/28. eng.

18. Dharmar M, Marcin JP. A picture is worth a thousand words: critical care consultations to emergency departments using telemedicine. Pediatr Crit Care Med. 2009;10(5):606–7. PubMed PMID: 19741451. Epub 2009/09/11. eng.

19. Schappert SM, Bhuiya F. Availability of pediatric services and equipment in emergency departments: United States. Natl Health Stat Report. 2006, 2012;(47):1–21. PubMed PMID: 22690535. eng.

20. Wakefield DS, Ward M, Miller T, Ohsfeldt R, Jaana M, Lei Y, et al. Intensive care unit utilization and interhospital transfers as potential indicators of rural hospital quality. J Rural Health 2004 Fall;20(4):394–400. PubMed PMID: 15551857.

21. Marcin J, Marcin M, Sadorra C, Dharmar M. The role of telemedicine in treating the critically ill. ICU Dir. 2012;3(2):70–4.

22. Young LB, Chan PS, Lu X, Nallamothu BK, Sasson C, Cram PM. Impact of telemedicine intensive care unit coverage on patient outcomes: a systematic review and meta-analysis. Arch Intern Med. 2011;171(6):498–506. PubMed PMID: 21444842. eng.

23. Wilcox ME, Adhikari NK. The effect of telemedicine in critically ill patients: systematic review and meta-analysis. Crit Care. 2012;16(4):R127. PubMed PMID: 22809335. PMCID: PMC3580710.

24. Wier LM, Yu H, Owens PL, Washington R. Overview of Children in the Emergency Department, 2010: Statistical Brief #157. Healthcare Cost and Utilization Project (HCUP) Statistical Briefs. Rockville. 2006.

25. Goto T, Hasegawa K, Faridi MK, Sullivan AF, Camargo CA, Jr. Emergency Department Utilization by Children in the USA, 2010–2011. West J Emerg Med. 2017;18(6):1042–6. PubMed PMID: 29085535. PMCID: PMC5654872 are required to disclose all affiliations, funding sources and financial or management relationships that could be perceived as potential sources of bias. Dr. Goto was supported by a grant from St. Luke's Life Science Institute and Uehara Kinen Memorial founding.

26. Li J, Monuteaux MC, Bachur RG. Interfacility transfers of noncritically ill children to academic pediatric emergency departments. Pediatrics. 2012;130(1):83–92. PubMed PMID: 22665410.

27. Mohr NM, Harland KK, Shane DM, Miller SL, Torner JC. Potentially Avoidable Pediatric Interfacility Transfer Is a Costly Burden for Rural Families: A Cohort Study. Acad Emerg Med. 2016;23(8):885–94. PubMed PMID: 27018337.

28. McSwain SD, Bernard J, Burke BL, Cole SL, Dharmar M, Hall-Barrow J, et al. American Telemedicine Association Operating Procedures for Pediatric Telehealth. Telemed J E Health. 2017;23(9):699–706. PubMed PMID: 28829680. Epub 2017/08/22. eng.

29. Fang JL, Collura CA, Johnson RV, Asay GF, Carey WA, Derleth DP, et al. Emergency Video Telemedicine Consultation for Newborn Resuscitations: The Mayo Clinic Experience. Mayo Clin Proc. 2016;91(12):1735–43. PubMed PMID: 27887680.

30. Makkar A, McCoy M, Hallford G, Escobedo M, Szyld E. A Hybrid Form of Telemedicine: A Unique Way to Extend Intensive Care Service to Neonates in Medically Underserved Areas. Telemed J E Health. 2018;24(9):717–21. PubMed PMID: 29298407.

31. Willard A, Brown E, Masten M, Brant M, Pouppirt N, Moran K, et al. Complex Surgical Infants Benefit From Postdischarge Telemedicine Visits. Adv Neonatal Care. 2018;18(1):22–30. PubMed PMID: 29373346.

32. Zaichkin JG. Neonatal Resuscitation: Neonatal Resuscitation Program 7th Edition Practice Integration. Crit Care Nurs Clin North Am. 2018;30(4):533–47. PubMed PMID: 30447812.

33. Rashidian A, Omidvari AH, Vali Y, Mortaz S, Yousefi-Nooraie R, Jafari M, et al. The effectiveness of regionalization of perinatal care services – a systematic review. Public Health.

2014;128(10):872–85. PubMed PMID: 25369352.

34. Fang JL, Carey WA, Lang TR, Lohse CM, Colby CE. Real-time video communication improves provider performance in a simulated neonatal resuscitation. Resuscitation. 2014;85(11):1518–22. PubMed PMID: 25132477.

35. Scheans P. Telemedicine for neonatal resuscitation. Neonatal Netw. 2014;33(5):283–7. PubMed PMID: 25161137.

36. Toly VB, Musil CM, Bieda A, Barnett K, Dowling DA, Sattar A. Neonates and Infants Discharged Home Dependent on Medical Technology: Characteristics and Outcomes. Adv Neonatal Care. 2016;16(5):379–89. PubMed PMID: 27275531.

37. Larson M. Specialty Urgent Care: What's the Best Option for Your Market? Sg2 Healthcare Intelligence;2015.Availablefrom:https://www.sg2.com/health-care-intelligence-blog/2015/10/specialty-urgent-care-whats-the-best-option-for-your-market/.

38. Raskas MDGK, Aronson Schinasi D, Vyas S. Telemedicine and Pediatric Urgent Care: A Vision into the Future. Clin Pediatr Emerg Med. 2017;18(1):24–31.

39. Mehrotra A. The convenience revolution for treatment of low-acuity conditions. JAMA. 2013;310(1):35–6. PubMed PMID: 23821082. PMCID: PMC3792718.

40. Patra K, Greene MM. Health Care Utilization after NICU Discharge and Neurodevelopmental Outcome in the First 2 Years of Life in Preterm Infants. Am J Perinatol. 2018;35(5):441–7. PubMed PMID: 29132180.

41. Zhang HNK, Dysart K, Fox W, Jensen E, Maschhoff K, Munson D, Stoller J, Kirpalani H. Caring for Infants with Severe Chronic Lung Disease – Five Year Experience of a Multidisciplinary Care Program. Pediatrics. 2018;141(1)

42. Committee On Pediatric W, Marcin JP, Rimsza ME, Moskowitz WB. The Use of Telemedicine to Address Access and Physician Workforce Shortages. Pediatrics. 2015;136(1):202–9. PubMed PMID: 26122802.

第 15 章　远程医疗在脓毒症早期治疗中的应用

Nicholas M. Mohr，Emily K. Hurst，A. Clinton MacKinney，

Emma C. Nash，Brendan G. Carr，Brian Skow

远程医疗是一种工具而非目标，它需要解决实际问题。医学仍然关乎人类、患者、服务质量和流程[1]。

引言

脓毒症是一种危及生命的疾病，每年影响超过 160 万美国人，目前在美国，脓毒症被认为是医院内死亡的主要原因[2,3]。仅在美国，每年治疗脓毒症的费用就超过 240 亿美元，是治疗费用最高的急性疾病之一，占 ICU 总支出的 40% 以上[4,5]。尽管在 15 年间脓毒症死亡率下降了 18%，但脓毒症仍然占美国所有住院死亡人数的 17%，也是再入院的主要原因[6-8]。

及时且恰当的医疗护理（包括早期识别脓毒症、早期给予适当的抗生素和早期复苏）已被证明可以提高脓毒症患者的生存率[9-13]。"拯救脓毒症运动"是一项多学科协作运动。2002 年，《脓毒症管理指南》发布（表 15.1）[14-17]，2018 年更新版的《脓毒症集束化治疗方案》发布[18]。与这些指南建议相关的集束化治疗方案成为评估医疗质量的指标（《早期管理集束化》、《重度脓毒症/脓毒性休克》及 SEP-1），最初于 2015 年得到 CMS 的认可[19,20]。2018 年 7 月，CMS 开始在美国医院比较网站（Hospital Compare）上公开脓毒症集束化治疗的依从性数据，这些数据也是首次被公开[21]。

表 15.1　拯救脓毒症运动指南节选：整合当前脓毒症护理指南的建议[14]

需要在以下时间内完成	拯救脓毒症运动指南节选
到达急诊科后 3 小时内	1.测量乳酸水平 2.在给予抗生素前进行血培养 3.注射广谱抗生素 4.注射 30ml/kg 晶体液
到达急诊科后 6 小时内	1.若低血压持续，应加用血管升压药（平均动脉压<65mmHg） 2.重新评估液体复苏和容量状态（中心静脉压、临床检查、ScVO$_2$） 3.如果初始乳酸升高，则重新测量乳酸

尽管拯救脓毒症运动集束化治疗的依从性与医院死亡率改善相关[22-25]，但数据表明，对拯救脓毒症运动指南建议的依从性低于 50%[26-29]，原因可能是脓毒症识别、医护人员教育水平和脓毒症专业治疗护理等方面的延迟[30-32]。2013 年，纽约州颁布立法，要求医院制定脓毒症治疗方案并报告结果。随后，Seymour 指出，在纽约州，依从性治疗建议与集束化治疗每提前 1 小时完成，脓毒症患者生存率即可提高 4%，其中早期给予适当抗生素的影响最大[33]。

遗憾的是，医院仍需继续努力以提高脓毒症管理过程的依从性。尽管脓毒症管理不需要专门的设备或程序，但每年接收脓毒症患者超过 500 例的医院的脓毒症患者生存率比少于 50 例的医院高 36%[34]。在急诊科（emergency department, ED）也观察到了相同的情况，接收脓毒症患者数量大的急诊科脓毒症患者生存率比接收脓毒症患者数量少的急诊科高 38%[35]。很多低接收量的乡镇医院倾向于将脓毒症患者转移到接收此类患者多的上级医院，但即使是转移到这些上级医院的患者，其死亡率也比最初就在上级医院接受治疗的患者高 9%[36,37]。此外，乡镇患者即使绕过乡镇医疗中心直接前往上级医院寻求治疗，其死亡率也会高出 6%，这表明治疗延误可能是造成脓毒症结局差异的一部分原因[38]。

远程医疗是一些乡镇医院可采用的一种有前景的策略，旨在提高医疗质量和效率[39-45]。远程医疗网络可以为医疗工作者和患者提供实时、高清、随叫随到的视频连接，用于监测住院患者、识别病情恶化和评估新入院患者的病情。远程医疗网络力求在床旁提供原先无法获得的三级教学医院的专业服务。这些系统可以安装在无法提供专科医疗护理的小规模低接收量的医院，也可以安装在大规模教学医院，以提高单一临床医生对大量患者人群的实时监测和监控能力。由于脓毒症的医疗护理质量越来越受到关注，与改善急性医疗护理结局息息相关，因此越来越多的患者提出通过远程医疗来协助治疗脓毒症，并将之作为急诊科、医院病房和 ICU 提供高质量脓毒症医疗管理的有力工具。

远程医疗辅助脓毒症治疗

远程医疗辅助脓毒症治疗是利用实时远程医疗为确诊或疑似脓毒症患者提供医疗策略。可以通过由远程医疗支持的监控、护理或医生咨询来提供这种治疗服务。远程医疗脓毒症项目在已建立完善的远程医疗项目中能得到有效实施。脓毒症远程医疗项目与其他急救医疗服务（如心肌梗死、卒中）的远程医疗筛查和治疗项目类似，通常在基于急诊科或基于 ICU 的远程医疗网络背景下实施。

远程监测

监测患者的临床情况恶化具有挑战性，而且住院护士经常受困于多任务切换、认知超载和报警疲劳[46-48]。远程 ICU 模式可以与 AI 算法相结合，识别在临床识别前长达 12 小时内出现轻微恶化的患者[49]。在这些网络中，受过脓毒症早期监测培训的远程 ICU 护士可以连续筛查一组患者（最多 40 例），从而缩短识别和治疗时间[50]。一方面，后台运行算法可以利用持续性生理和实验室数据来通知远程 ICU 医护人员哪些患者需要详细评估；另一方面，其他算法也可使用更传统的病历通知系统，启动远程医疗咨询[51]。这些基于远程医疗的监测模式的意义在于让临床医生不用负责床旁护理活动，而是负责识别可能反映脓毒症进展的细微变化。

远程医疗支持的规范化治疗流程

识别脓毒症是脓毒症治疗的首要挑战。然而，即使已完成脓毒症患者的识别，治疗方案的实施和实施情况的监测仍然很重要。很多医院缺乏持续监测所需的资源以识别早期脓毒症。比如，一个使用远程医疗系统的医院，通过安全的宽带连接来筛查患者、提供咨询并针对各种常见的急救情况（包括急性冠状动脉事件、卒中和脓毒症）实施既定方案。该系统采用远程医疗方案之后，脓毒症死亡率在 12 个月内降低了 30%[1]。另一个项目是通过经培训的远程 ICU 护士对 500 英里（约 805 千米）范围内入住 ICU 的患者进行筛查。该项目在 3 年内进行了近 9 万次脓毒症筛查，提高了脓毒症集束化治疗方案依从性，包括抗生素给药率提高了 19%，乳酸测定率提高了 16%，液体复苏适宜性提高了 47%[52]。得克萨斯州的一个卫生系统利用一个中央站远程监测 5 家医院 ICU 的 134 张病床，筛查脓毒症并帮助及时实施集束化治疗方案。该项目不仅有助于临床医疗管理，还提供了一个中央数据库，多学科脓毒症团队可以利用该数据库持续查看和改进其卫生系统内的方案[53]。

急诊科远程医疗

远程医疗在急诊科中的作用不同于持续监测入院患者的网络系统。急诊科的远程医疗网络对新患者进行单独评估，甚至在患者进入 ICU 之前，为患者提供具体的医疗建议。在大多数情况下，基于急诊科的远程医疗项目由脓毒症专家（重症医生或急诊医生）提供具体咨询，帮助提供高质量和及时的指南依从性管理[51,54]。这些系统可以永久安装在设施配备完善的急诊科观察室中，或者可以安装在病房的便携式查房车上。在一个可使用便携式查房车的远程医疗工作网络中，一名远程重症医生通过远程系统进行问诊，将给予抗生素的时间点提前了 40 分钟，乳酸测定率提高了 9%，并缩短了急诊住院时间。该项目在一家三级教学医院进行，这可能更加证明了远程医疗咨询也许可以弥补乡镇与城市医院医疗管理之间存在差距的缺陷[54]。

远程医疗资源也必须易于获取和快速使用。另一个试点项目表明，实时远程医疗咨询对于同时患有心搏骤停和脓毒症的急诊科患者是可行的。在该项目中，远程医疗咨询根据某些标准自动触发，但最终使用该资源的选择权属于急诊医生。

该试验的结果表明，远程医疗提供了一种可行、快速且有效的方法，可以实时将咨询医生带到床旁，这对于病情快速发展的患者来说是一个关键目标[51]。

成本效益

远程医疗的成本效益在文献中一直存在争议，而利用远程医疗实施脓毒症管理的成本效益比也一直没有答案[54-57]。由于高昂的成本及高质量的早期脓毒症治疗方案与临床预后之间的密切关系，脓毒症是早期远程医疗应用方面可能具有成本效益的一种情况。远程医疗网络的大部分成本在于高昂的启动成本，持续的增量成本可以通过高使用率来弥补[58]。如果远程医疗支持的医疗管理能够缩短患者的住院时间并减少与脓毒症相关的器官衰竭，那么远程医疗可能是一种具有成本效益的干预措施，但这种方式改善临床结局的有效性仍未得到证实。另外，远程医疗对预后的影响可能会因人员配置和干预前的脓毒症表现而有所不同[59]。

远程医疗在实现质量控制指标中的作用

鉴于越来越多的数据表明早期规范化的脓毒症治疗流程会影响预后，CMS 发布了质量控制指标并开始收集集束化治疗方案依从性的相关数据[20]。许多卫生系统一直在努力实现脓毒症质量控制指标，2017 年，美国全国范围内的方案依从性估计为 49%[29]。公开数据可以推动卫生系统发展相应的策略，如远程医疗，提高脓毒症复苏的医疗质量。除了实施方面的挑战外，CMS 认可的脓毒症质量指标"SEP-1"也在不断发展，每年都会发生变化，这些变化很难通知到一线临床人员，尤其是身处很少接收脓毒症患者的临床环境中的临床人员[60]。

应用 SEP-1 指标的难度和时间敏感性因其测量方式而变得更加复杂。SEP-1 集束化管理需要从医疗记录中提取 78 个数据，证明依从 8 个重要时间点集束化管理的方案[19]。达到"指南依从性医疗管理"必须满足此集束化治疗方案的所有要素——部分依从也不行[61]。因此，SEP-1 集束化治疗方案是一种高风险措施，当早期诊断结果不明确时，特别容易受沟通障碍、记录不完整和治疗方式的影响。SEP-1 集束化治疗方案的复杂性也凸显了远程医疗的潜在优势，即专注于记录、沟通和质量指标可以显著提高对集束化治疗方案的依从性。

远程医疗网络还可以利用质量管理人员的影响力，他们可以在一小群脓毒症远程医疗护理人员或临床医生中快速实现实施文档和捆绑需求的变更，他们可以在护理过程中跟随患者，减少交接带来的沟通错误。此外，运营一个由少量供应商组成的大型网络可以减少变化，进而可以更一致地实施系统范围的质量改进计划。

如何设计和实施远程医疗脓毒症项目

实施远程医疗脓毒症项目有可能改善脓毒症的临床表现和结局，但项目的有效性取决于是否能成功实施。利用稳健的质量改进框架，如计划—执行—学习—处理（plan-do-study-act，PDSA）模式，可以保持对临床终点的关注[62]。远程医疗可用于解决已确诊脓毒症患者的护理问题。在大多数情况下，脓毒症远程医疗项目将使用其他远程医疗网络（如远程急诊、远程卒中、远程 ICU、远程住院医生）的基础设施，利用以前的设施来处理新的问题。

确定问题

建立脓毒症远程医疗项目的第一步是确定问题的严重程度。脓毒症项目适用于以下任一情形：

（1）住院患者病情恶化，脓毒症发现较晚，导致错过干预机会后才启动医疗急救团队。

（2）由于干预措施的护理记录很差，农村地区急诊科的集束化依从性护理完成率很低。

（3）符合转至三级 ICU 条件的脓毒症患者死亡率很高，因为当地的三级医疗中心经常满员，转运会被延误 12～24 小时。

（4）患者在教学型医院被诊断出患有脓毒症，但住院医生选择了不适当的抗生素，导致延误给予合适的抗生素。

每个问题的解决方案可能大不相同，而且如果解决方案涉及远程医疗、人员配备、技术和实施，则可能会有显著差异。当问题已经确定时，选择一个可以持续监测的特定指标尤为重要（如集束化护理依从性、转运及时性、诊断延误）。理想情况下，该指标是一个会影响患者相关结局（如死亡率）的过程指标（如抗生素的合理性）。

首先选择和衡量问题可以让质量改进团队确定关于使用所有可用资源的最佳策略，而远程医疗可能只是其中之一。效仿另一个卫生系统的远程医疗程序可能只有在同样问题的情况下才有效。

选择护理模式

确定问题并选择跟踪指标后，应设计护理模式。脓毒症远程医疗模式可以反映以下任何系统或包含多个系统的混合特征：

（1）以护士为基础的远程 ICU 监测（有或没有床旁临床护理记录）。

（2）以医生为基础的远程 ICU 监测和会诊。

（3）以急诊科为基础的远程急诊科与急诊医生会诊。

（4）以急诊科为基础的远程 ICU 与重症监护专家会诊。

（5）专门的会诊服务（如住院医生项目、远程药房）。

每一个系统都提供不同的服务，而这些服务将影响护理过程和最终的结局。脓毒症远程医疗网络的结构应反映正在解决的问题和正在测量的指标。本章其余部分将假设脓毒症系统在轮-幅模式中运行，其中远程医护人员集中在一个"中心"里，向多个远程"站点"提供服务。虽然也可以设想其他模式，但这一轮-辐模式很常见，并在许多急诊科和 ICU 远程医疗中使用。

人员配置

脓毒症远程医疗项目所需的专业团队包括医生（或高级执业医师）、护士和支持专家（包括技术支持）。具体的专业团队成员包括项目负责人、远程医疗系统中心临床医生、临床教育者、管理人员、市场营销专员、数据分析师和用户利益相关者（客户或远程医疗接受者）（表 15.2）。根据项目的规模，个人可能会承担多个角色，或者可能需要额外增加团队成员。所有团队成员都需要了解在远程医疗服务环境中进行床旁诊疗可能面临的独特挑战。例如，农村急诊科的远程医疗脓毒症干预措施必须包含了解农村环境中可用的培训和设备，且同时需要配备有经验的专家，而这种基础知识不同于教学型医院 ICU 中可能需要的知识。农村医院的临床医生通常需要独自与小型护理团队一同工作，可能还需要承担额外的责任（例如，同时在小型住院病房和急诊科工作）。这些因素可能使治疗高风险患者更具挑战性，同时这些特定的制度挑战可能对远程医疗试图解决的问题有所影响[63]。

表 15.2　开展脓毒症远程医疗项目所需的角色

角色	职责
项目负责人	脓毒症远程医疗项目的总体项目负责人，负责制定优先事项和评价标准，并领导改善脓毒症护理质量和业绩
中心临床医生	在临床护理和教育的双重背景下提供可靠、循证和尊重患者的临床建议，并改善方案依从性和记录，优化医院绩效表现
临床教育者	制定当地或地区循证治疗指南，并为发起站点和远程站点的临床医生提供持续培训
管理人员	为远程医疗项目提供管理支持，包括联络活动、合同和战略规划
市场营销专员	编写营销材料，推广脓毒症远程医疗项目
数据分析师	收集、分析和报告关于项目绩效、临床结局和财务信息的详细数据
用户利益相关者	代表远程医疗所在地区的用户参与项目推进和推动改进质量

项目负责人：远程医疗脓毒症项目负责人为该项目提供临床指导，该角色通常由远程医疗总监担任。

项目负责人的职责包括：

（1）联系和培训医院临床医生参与远程医疗脓毒症项目，并作为行政负责人制定方案。

（2）为远程医疗系统中心的临床医生提供教育，指导他们掌握临床最新知识、提高专业能力，乐于助人和尊重患者，并为他们树立榜样。

（3）为远程医疗系统中心的临床医生开发和管理绩效审查流程及质量监测系统。

（4）制定脓毒症质量保证和绩效改进指标，向临床医生报告，并努力优化系统性能。

（5）支持远程医疗项目临床教育者和护士长的工作。

（6）作为发起站点和远程站点临床医生之间的联络人，了解独特的实践环境并遵循以客户为中心的宗旨。

中心临床医生：即远程医疗系统中心的临床医生，提供实时、音视频远程医疗会诊。中心临床医生直接与负责疑似脓毒症患者的远程站点的临床医生对接。

远程医疗系统中心临床医生的职责包括：

（1）提供临床最新、有帮助和尊重患者的远程医疗会诊。

（2）承担医护人员和当地临床医生教育者的双重角色，专注于脓毒症早期诊断、风险分层和治疗。

（3）确保高质量的脓毒症护理和正确的脓毒症记录，最大限度地提高集束化护理的依从性和提取已公开质量指标数据的准确性。

（4）提供与最新文献和已公认脓毒症方案一致的会诊服务，包括熟悉当地资源和当地处方集。

临床教育者：担任该项目的培训者、研究者和内容专家。临床教育者与医疗总监一同制定诊断和护理方案，并保证准确性和及时性。

临床教育者的职责包括：

（1）制定、持续维护和传播用于脓毒症患者的诊断、远程医疗启动、治疗和转运的临床护理方案。

（2）带领由临床专家和中心临床医生利益相关者组成的团队，负责审查、支持和核准脓毒症方案。

（3）审查脓毒症执行情况并反馈给特定医护人员。

（4）提供脓毒症护理和远程医疗技术方面的终端用户培训。

管理人员：负责协调远程医疗项目的管理和业务。

管理人员的职责包括：

（1）监督临床和非临床支持人员，包括管理支持（如雇佣、评价、解决问题）和战略规划（如新业务和项目）。

（2）担任卫生系统管理人员、远程站点医院医疗总监、药房和实验室管理人员之间的联络人。

（3）协商合同和协议，达成合作与数据共享，实现临床护理、质量改进和流程制定。

（4）了解远程医疗政策问题并倡导可持续远程医疗政策。

市场营销专员：工作重点是了解当地脓毒症诊疗水平，制定营销和销售策略，根据当地需求调整脓毒症项目。

市场营销专员的职责包括：

（1）制定一份潜在的远程医疗机构列表。

（2）制定沟通计划和远程医疗宣传材料。

（3）制定并实施针对利益相关者的营销计划（如针对医院董事会、医学总监、社区合作伙伴等）和沟通计划。

（4）通过定向营销和大众媒体推广远程医疗项目。

数据分析师：负责收集、分析和上传远程医疗临床及财务业绩。

数据分析师的职责包括：

（1）开发和实施数据收集工具，收集临床表现、财务绩效和风险校正因素，并提供护理质量和财务绩效报告。

（2）酌情与外部团体合作开展项目评价。

用户利益相关者（从用户群中选择）：是脓毒症远程医疗领导团队的关键构成部分，参与项目临床设计、实施和管理。

用户利益相关者的职责包括：

（1）协助临床脓毒症远程医疗方案的设计和评价。

（2）向项目负责人提供持续的绩效改进反馈，包括评价用户反馈和汇总临床结局数据。

脓毒症方案制定

脓毒症患者护理的核心是筛查和治疗方案。这些复苏方案已发展了几十年，2001 年，Rivers 在一项随机临床试验中发现，成功的"集束化"诊疗可以降低 35% 的死亡率[13,64]。此后，这些集束化治疗经过了反复的修订，方案化诊疗已是一种促进指南实施和改善临床护理的策略[12]。尽管近期的试验质疑了 Rivers 最初于 2001 年发表的方案的实用性[65-67]，但许多机构仍使用该方案推进当地的标准化诊疗。

脓毒症远程医疗项目通常建立在方案制定和效果追踪的基础上。这些方案是拯救脓毒症运动指南在当地或地区直接应用的体现，根据当地处方集问题和护理系统进行调整，并将记录标准化[14]。这些方案还旨在满足 SEP-1 过程度量的要求[19]。

此外，远程医疗网络应采用其他指南，以决定：①何时应启动远程医疗会诊；②远程医疗中心医护人员将如何与当地医疗机构人员合作；③远程医疗医护人员可能访问哪些数据；机构间转运的触发因素，以及目的地选择；④特殊机构的治疗方案。

远程医疗会诊启动

远程医疗应用的一项重大挑战是确定哪些患者能够受益。远程会诊的启动应由脓毒症远程医疗针对的具体问题决定。尝试改善脓毒症检测与尝试改善仅脓毒性休克患者抗生素选择所启动的远程会诊可能不同。脓毒症诊断是具有挑战性的，与选择特异性高的会诊触发因素（如仅发热伴低血压患者）相比，选择敏感性高的会诊触发因素（如所有发热患者）必然会更频繁地启动远程医疗咨询。这些会诊触发因素可以由参与远程会诊的医疗人员指导或者是自动触发（通过软件筛查临床数据启动），虽然自动触发因素是首选，但技术挑战使筛选自动触发因素难以实施。

远程会诊触发因素开发的另一个重要方面是：①远程医疗网络容量的准确预测；②相关人员的参与。准确预测远程医疗的容量将会防止现有会诊资源难以承载的远程咨询的实施。相关人员的参与对于促进当地对脓毒症项目的支持仍然至关重要。图 15.1 所示为一个远程医疗网络中农村医院使用的基于急诊科的脓毒症会诊触发因素的例子。

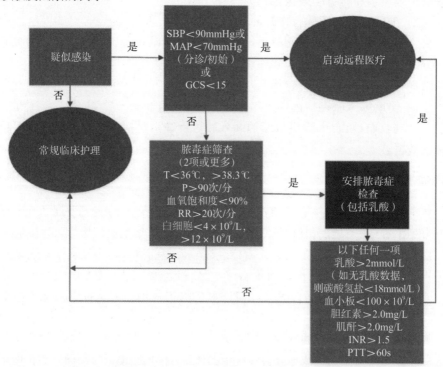

图 15.1　远程医疗脓毒症筛查流程（经 Avera eCARE 和基层远程健康研究中心许可使用）[39]**。此流程图阐明了在急诊科脓毒症远程医疗项目中启动远程医疗会诊的标准示例**

SBP，收缩压；MAP，平均动脉压；GCS，格拉斯哥昏迷评分；T，体温；P，脉搏；RR 呼吸频率；INR，国际标准化比值；PTT，凝血活酶时间

治疗途径

相关人员一同制定强有力的脓毒症治疗策略，解决具体的临床问题（如抗生素给药延迟）。脓毒症治疗策略应遵循公认的最新治疗指南，应包括检查表或计算机辅助工具，用以：①准确识别脓毒症的严重程度；②根据脓毒症严重程度列出所需的干预措施；③通过治疗算法指导相关医疗人员或监测人员。这些工具还可以提供临床记录并成为病历的一部分，满足 SEP-1 集束化护理记录要求。图 15.2 所示为远程 ICU 网络中的脓毒症诊断和管理流程图示例。

患者姓名：_____ 　　MRN：_____

日期/时间：_____ 　　远程医疗RN：_____

AQOP RN：_____ 　　重症监护医生：_____

就诊时间：_____ 　**3小时截止时间：**_____ 　**6小时截止时间：**_____

*这些是规定的CMS时间表，某些干预措施需要在3小时和6小时内完成

1.圈选已确定的脓毒症严重程度：　a.脓毒症　　b.重度脓毒症　　c.脓毒性休克

　a.如果选择b或c，则继续填写本表。如果选择a，则本表到此填写完毕。

2.确认就诊时间（时间零点）：（日期/时间）_____

3.患者在过去24小时内是否进行过血培养？　**是　否**　如果是，何时：_____

　a.如果否，请上报重症监护医生安排。

　b.如果是，请继续问题4。

4.是否已开处抗生素或患者目前正在接受抗生素治疗？　**是　否**

　a.如果否，请上报重症监护医生安排。

　b.如果是，是否已用药？　**是　否**　请列出所用抗生素：_____

　c.首次给药日期/时间：_____

5.初始乳酸水平如何？_____mmol/L

　a.如果没有安排检查，请上报重症监护医生安排。（必须在就诊后3小时内抽血）

　b.如果初始乳酸水平≥2.0mmol/L，是否安排在就诊后6小时内重复检测乳酸水平？　**是　否　不适用**

　　i.如果否，请上报重症监护医生安排。第二次乳酸实验室测量必须在就诊后6小时内进行。

6.患者是否有：低血压？乳酸是否≥4.0mmol/L？医生是否记录了脓毒性休克？　**是　否**

　a.如果否，本检查表已完成，此时将所有遗漏的指标上报给重症监护医生。

　b.如果是，评估液体。继续问题7。

7.液体容量复苏评估

　a.计算所需的液体体积：患者体重_____kg×30ml =_____ml

　b.确定患者已接受多少体积：_____ml

　c.确定患者每次将接受多少体积：_____ml

　d.患者是否会在6小时窗口内接受所需的30ml/kg液体体积？　**是　否**

　　i.如果否，请上报重症监护医生以获得更多输液医嘱或提高输液速度，以便患者在就诊后6小时内获得必要的输液量。提供所需的具体输液总体积（ml）。

　　ii.如果是，请转至第8项。

8.安排在就诊后6小时内进行"急性脓毒症6小时容量再评估"。

　a.重症监护医生完成的日期/时间：_____。

　　*确保这是在时间窗口内完成的

9.患者在容量复苏后/期间是否发生新的/持续性低血压？　**是　否**

　a.如果是，请上报重症监护医生以评价并开具适当的血管升压药（静脉注射，IV）。开具的药物：_____

　b.如果否，则本表已完成。

　c.提示：抵达ICU后继续监测低血压！可能仍然需要接受血管升压药治疗！

图 15.2　脓毒症远程医疗治疗算法示例（经 Avera eICU 许可使用）

临床应用

为使远程医疗有效改善脓毒症结局，远程医疗方案的设计必须考虑到最终用户的意见，然后才能持续且适当地正确实施这一方案。支持远程医疗脓毒症治疗需要深入了解当地关于脓毒症治疗所面临的挑战。因此，仔细考虑用户的临床需求和其提出的意见是项目取得成功的必要条件[68]。

具体的项目政策可以促进临床医生采用脓毒症远程医疗系统。应在远程医疗中心和分支医院确定当地脓毒症远程医疗倡导者。让终端用户参与方案制定，这可以增加方案使用率并提高依从性，还可以鼓励临床医生深入了解当地脓毒症现状、药物选择和处方问题、诊断检查的可用性及现有治疗方案，这些都有助于将远程医疗集成到当地医疗中。为克服项目应用所面临的技术困难，将脓毒症项目集成到现有的远程医疗项目中是克服项目应用所面临技术困难的一种策略，鼓励对非脓毒症患者采用远程医疗，可以使整个远程医疗平台应用更加顺畅。通过摄像机日常检查、远程医疗咨询的质量改进计划，以及利用远程医疗平台的医护人员教育，一些远程医疗机构对远程医疗更加熟悉。因为有更多用户参与，远程医疗成为解决当地问题的一种方案，这促进了远程医疗项目的实施。此外，正式双向会诊后反馈的流程可以衡量监测和计划成功与否，从而不断提升项目人员的工作质量（表15.3）。

表 15.3　双向会诊后反馈是可持续脓毒症远程医疗项目的重要组成部分

远程医疗中心与用户的沟通

诊断的正确性

治疗时间目标

地方和全国同行比较

远程医疗启动的及时性

方案依从性

用户与远程医疗中心的沟通

远程医疗提供者所提供的帮助

可接受的建议

与远程医疗提供者和患者沟通的适当性

技术考量

脓毒症远程急诊科或远程 ICU 项目所需的技术与其他远程医疗应用没有区别，并且在很多情况下将构建在现有的功能网络中。该项目需要高速、实时、高清的音视频通信连接。远程医疗会诊的单键激活有助于实现快速和直接的远程医疗会诊和互动。应定期监测和测试该技术，确保可靠运行。为降低操作者失误的风险，当地医院工作人员应接受正确使用设备的培训，并定期应用旨在加强技术熟悉度的程序（如开展每周教育互动或每日摄像头测试）。最后，远程医疗中心的技术专家应确保遵守相关的患者数据保护法规，并提供 24 小时技术支持。

系统集成

成功实施远程医疗的一个关键因素是利用可以与 EMR 集成的远程医疗平台。很多卫生系统正在向统一的 EMR 过渡，但传统的 EMR 可能会限制远程医护人员访问全部功能。EMR 将统一帮助远程医护人员提高患者诊疗质量并记录患者的就诊情况。在完全实现 EMR 互操作功能之前，远程医护人员必须接受相关医院的电子病历系统培训，充分掌握经验，以便能够有效地访问数据，决定治疗方式并提出建议。

在远程 ICU 环境中，远程生理监测软件可提供实时生命体征监测，并可以识别其短期和中期趋势，提醒相关人员注意可能反映临床恶化的变化，并且可以提供具体的专门评估。这种基于软件的临床支持系统对于远程医疗项目实施至关重要。

与实验室的对接在远程 ICU 系统中也很重要。应及时提醒远程医护人员注意异常的实验室检查结果。如果实验室检查结果表明存在问题需要干预，远程医护人员将通知床旁医护人员进行干预。

远程医疗记录是脓毒症远程医疗项目的一个重要方面。记录干预措施、观察结果和处理依据的能力不仅有助于提供安全的临床护理，而且可以满足脓毒症质量集束化的要求。该协作记录应在项目实施期间设计，并将阐明远程医疗医护人员在持续临床护理中的作用。

资助

最初，脓毒症远程医疗项目是更大的远程医疗项目中的一部分，可能会因此获得资助，但在增加新服务时，仍应制订商业计划。一些远程医疗资助项目可能会提供资金来扩展现有的远程医疗网络或开发新服务。然而，在很多情况下，发展脓毒症项目的经济因素是提高护理质量，通过降低医院成本（如缩短住院时间和改善临床结局）或通过绩效薪酬合同提高报销额度，节约成本。虽然 SEP-1 脓毒症的质量指标目前不影响报销，但未来似乎有可能将脓毒症的质量指标纳入激励支付结构。私立与社区的合作关系也可以成为一种可行且可持续的财务选择[69]。

乡村医院考量

考虑应用远程医疗（提供脓毒症护理和其他咨询）的农村医院应制定一份商业计划，预测项目成本和效益。财务相关的变量可能包括远程医疗项目服务费、远程医疗设备及其连接成本、人员时间成本和赔偿，以及额外辅助服务和避免转移所产生的间接费用。远程医疗还可以降低基层急诊科配备高级别临床医生的需求[58]。非财务业务计划变量可能包括脓毒症病例数量（以及其他可能使用远程医疗的临床病例数量）、当前脓毒症治疗表现、医院临床医生使用远程医疗的意愿、医院临床医生允许实施由方案驱动的远程医疗启动的意愿、其他的数据收集或报告要求、远程医疗服务的其他机会（如教育、管理、记录保存），以及专用光纤或 T1 线路接口的可用性。

实施远程脓毒症项目之前，医院负责人应该询问哪些问题

具体包括以下方面：

（1）脓毒症远程医疗项目的成本是多少（额外成本）？

（2）我院人员将花费多少时间来实施该项目？

（3）我院能否利用现有的远程医疗资源，或者脓毒症远程医疗是一项待实施的新项目吗？

（4）我院拟议网络中的脓毒症病例总数是多少？

（5）我院目前的脓毒症结局如何，我们的远程医疗方案旨在解决什么问题？

（6）当地临床医生是否认为远程医疗可以提高护理质量和专业协作，或者当地临床医生是否认为远程医疗会侵犯他们的临床自主权？

（7）如果已经存在脓毒症治疗方案，是否需要对其进行调整以供远程医疗使用？

（8）需要收集哪些数据来证明远程医疗干预的有效性，以及我院人员收集这些数据会造成哪些工作负担？

（9）成功实施整个项目需要哪些培训？

（10）我院是否有足够的技术支持和高速互联网带宽来开展脓毒症项目？

潜在误区

实施脓毒症远程医疗项目时应考虑哪些潜在问题

具体包括以下方面：

（1）开发脓毒症远程医疗项目并不针对特定的临床质量结局。

（2）对于卫生系统或终端用户而言，财务状况不支持长期实施脓毒症远程医疗项目。

（3）为解决终端用户并不重视且罕见的临床情况而实施费用高昂、耗时或繁重的脓毒症远程医疗项目[39]。

（4）要求远程医生直接照顾患者，同时提供远程医疗咨询，会过度扩展中心医生的工作范围。

（5）忽视医生或患者对远程医疗技术的不适感[70]。

（6）将脓毒症远程医疗项目开发为独立服务，而不考虑该技术的其他临床和

非临床应用。

（7）未能在中心和分级医疗机构之间建立牢固的信任、协作和伙伴关系[71]。

（8）雇用了不尊重患者、傲慢或不专业的中心临床医生。

（9）低估远程医疗项目之外的标准化脓毒症筛查和管理的临床重要性[52]。

（10）未能让所有利益相关群体参与脓毒症方案制定、审查和更新。

（11）在方案制定过程中忽视当地医院的实际医疗能力（如诊断、治疗方案和医院处方集）。

（12）依赖过时的脓毒症方案或质量指标。

（13）采用不完整的推广方案和实施流程。

（14）未计划定期更新脓毒症方案。

（15）对项目临床教育者角色的支持不足。

（16）开发的项目不能促进中心和各级医疗机构间建立定期和建设性沟通。

（17）未设计和实施双向绩效反馈流程。

（18）实施的项目不具备质量、临床和财务终点跟踪机制。

未来的方向

远程医疗在未来重症患者救治中发挥的作用似乎是肯定的，因为远程医疗提供了一种解决方案，将专业医疗服务快速带到医疗点。术语"集中化"用于描述将危重患者转移到最有能力提供医疗救治的大容量中心[72]，作为改善偏远地区危急患者医疗救治能力的解决方案[73,74]，远程医疗可以扭转这一现状。虽然历史上很多改善农村患者医疗护理的尝试都集中于绕过农村医院或将复杂病情的患者快速转移到地区中心医疗机构，但远程医疗使得患者能够留在他们家附近的医疗机构，同时保持医疗质量。转诊中心的集中式医疗会导致三级中心不堪重负，也会导致小型机构的医疗技能退化。这些小型医院的医疗救治能力下降，最终危及这些机构的未来并可能迫使其关闭，这种现象已经变得越来越普遍[75]。这些小型医院的关闭无法满足患者在当地接受治疗的情况[76,77]，并可能对当地经济造成严重破坏[78]。绕过当地医疗机构可能会剥夺社区的医疗服务能力，增加紧急医疗服务的运输负担，并延误救治急性病患。远程医疗可以在正确的时间、正确的地点提供正确的救治，并让患者需求与医院容量相匹配，该问题在日益集中化的医疗系统中日益严重[79]。

虽然远程医疗前景广阔，但在脓毒症远程医疗项目成为主流趋势之前，完全实施远程医疗项目仍存在巨大阻碍。最紧迫的政策挑战之一是建立可行的金融模式。虽然存在针对远程医疗咨询的收费法案，但可能会存在重大的地理限制，并且付款人和州政策间仍然存在很大的差异[80]。该政策可能会长期限制医疗机构和非农村地区的远程医疗创新。许多远程医疗项目每月收取固定费用或亏本运营，以此获取下游收入。

总的来说，对于像脓毒症这样具有时间敏感性的紧急情况，远程医疗的未来是光明的。CMS 既强调了改善脓毒症结局的重要性，也强调了以拓宽远程医疗支付政策为战略目标[81]。美国国家卫生信息技术协调办公室将互相可操作性作为优先事项[82]，很多公司正在开发技术和组织解决方案，如先进的软件工具和人工智能，支持脓毒症患者的检测和复苏[83,84]。随着美国医疗保健系统转向以改善互联网世界人群的健康状况和医疗成果为重点，床旁专家的虚拟在场很可能成为高质量医疗保健服务中不断发展的领域之一。

病例研究

农村医院：病例 1

一位住在当地医疗机构的 78 岁男性患者，有充血性心力衰竭和慢性肾病病史，因精神状态改变和发热被送往农村重症医院急诊科。急诊室检测患者的生命体征：体温 38.4℃，脉搏 102 次/分，血压 128/74mmHg，血氧饱和度（SpO$_2$）97%。实验室检查：肌酐升高至 203.3μmol/L（基线 141.4μmol/L），尿液分析显示脓尿，以及乳酸升高至 28mmol/L。急诊室最初给予患者头孢曲松治疗，入住普通内科。

远程医疗观点：该患者在农村重症医院急诊科接受了快速评价，但遗漏了 CMS 脓毒症集束化管理的几个要素，在开始给予抗生素治疗前没有留取血液标本进行血培养，并且没有明确记录"时间零点"。由于这些缺陷，该病例不符合 SEP-1 CMS 质量指标的合格标准。此外，所选抗生素适合治疗社区获得性肺炎，但该患者住在医疗机构，面临感染耐药病原体的风险。远程医疗服务可以识别这些问题并加以解决。

时间：抵达后 3 小时 35 分钟

抵达医疗病房后（这家农村重症医院没有 ICU），当地的家庭医生对患者进行了检查，发现未抽血进行血培养。医生要求抽血进行血培养，但此时已经给予了抗生素治疗。医生记录的时间零点是患者出现精神状态变化的时间，并记录收缩压为 104mmHg。

远程医疗观点：在该病例中，接诊医生认识到了记录时间零点的重要性，但他采用了旧标准来确定该时间（比实际要求的时间早得多），未能发现乳酸升高，因此没有进行重复乳酸测定，并且延迟了液体复苏。如果是远程医疗医护人员，可能已经完成了这些管理和记录方面的工作。

时间：抵达后 4 小时 56 分钟

患者的精神状态一直不佳，神志不清情况加重。收缩压降至 82mmHg，随后开始进行 500ml 的液体复苏。主治医生认为患者病情的严重程度超出了农村医院的治疗能力，便着手将患者转至更大的社区医院。转院之前复查了乳酸。

远程医疗观点：在该病例中，当地临床医生迅速发现了患者的病情恶化并开始液体复苏。该患者可能受益于更积极的液体复苏，而且这种更积极的液体复苏现在是 SEP-1 集束化护理中的一项质量指标（针对低血压）。在该病例中，临床医生花费了大量时间安排转院，而这本可以由远程医护人员完成，从而使得当地医疗人员可以提供持续护理。

时间：抵达后 5 小时 11 分钟

转运救护车来接患者，但当地医院接诊医生所下医嘱还没有全部完成（重复乳酸检测还没有进行）。少量补液后患者血压略有改善，但收缩压很快再次下降到 84mmHg。家庭医生认为应该尽快在途中开始积极补液，并且认为不应该为了放置中心静脉导管进行血管升压药治疗而延迟转移。患者变得更加昏昏欲睡，但仍能对疼痛刺激做出反应。在鼻导管给氧 2L 下 SpO$_2$ 为 92%，工作人员为患者准备院间转移。

远程医疗观点：该患者的临床病情正在恶化，很快就超出了当地医院的救治能力。在 90 分钟的转运过程中，该患者没有得到充分的液体复苏或血流动力学支持，可能始终处于低血压状态。远程医疗可以提供重症医生咨询服务，重症医生可以在转移前建议采取额外的复苏措施，并建议在转移期间进行持续治疗。远程医疗医生还可以与接收医院进行沟通，确保正确地传输记录并确保完成复苏的关键要素。最后，远程医疗服务者可以执行护理记录，这样一位床旁护士就可以在转移前完成护理工作。

时间：抵达后 7 小时 14 分钟

在前往社区医院途中，负责转移的医护人员给予患者多巴胺治疗，通过外周静脉以 10μg/（kg·min）的速率输注，另外给予输注了 1L 液体。血压测定为 92/54mmHg，给氧已高达 5L/min。根据实验室检查结果进行评价后，再输注 1L 液体复苏。放置中心静脉导管和动脉导管，并用去甲肾上腺素代替多巴胺。

远程医疗观点：该患者在病情非常不稳定的时期转院。理想情况下，复苏和稳定生命体征的治疗措施（包括中心静脉导管置管和可能的插管）应该在转院前完成。远程医疗可以提供专家评估和建议，这可能会使患者更快地完成复苏，并可能防止后续的器官衰竭和恶化。

时间：首次抵达医院后 8 小时 32 分钟

新的实验室检查结果显示乳酸为 46mmol/L，肌酐为 274μmol/L（原书为 3.1，无单位），白细胞计数为 16.2×10^3/ml。患者随带的文件中没有明确说明转院前使用的抗生素，因此开始给予万古霉素和哌拉西林/他唑巴坦，并在液体复苏后将去甲肾上腺素降至 8μg/min。患者的精神状态和氧合情况得到改善，但血流动力学指标提示应继续进行液体复苏。

远程医疗观点：经过回顾发现，该患者因早期管理不当而出现失代偿。不幸的是，虽然该患者不需要插管，但他患有持续性肾损伤并长期入住 ICU。脓毒症的结局与早期液体复苏的及时性密切相关，而本例患者规范的液体复苏延迟了 8 小时以上。远程医疗是一种解决方案，可以更早地识别这些患者并提供干预，并在资源匮乏的环境中提供专家咨询、记录协助和转诊协助，而当地医疗资源匮乏的环境不能承担如此沉重的医疗负担，无法提供复杂的医疗服务。

关键问题

（1）在该病例中，早期复苏不充分导致患者临床恶化，需要紧急转院。

（2）检测信息在转诊过程中丢失，导致重复治疗。

（3）质量指标所需的记录要素发生了变化，并且主治医生对他不经常治疗的疾病采用了过时的定义。

（4）农村医院的医务人员有太多的工作要做，无法在转院前完成所有任务。将记录和安排紧急转移的工作转交给远程医疗医护人员，这样可以帮助当地临床医生专注于患者治疗和护理。

（5）可变性的增加和治疗规程的缺失，导致早期脓毒症液体复苏的标准步骤缺失。

（6）复苏延迟不符合指南中建议的脓毒症治疗要求。

三级医院：病例 2

一位 78 岁的女性患者，既往有终末期肾病、2 型糖尿病、类风湿关节炎和痴呆病史，因低血压、发热和昏睡，从门诊透析中心前往三级医院急诊科就诊。患者在 3 周前刚开始血液透析，且保持规律透析，当天因为初始血压为 87/42mmHg 而中止血液透析疗程。患者已通过隧道式透析导管进行透析，但插管部位出现红斑，透析技术人员从插管部位挤出脓液。救护车转移前开始输注 500ml 液体，予以双水平气道正压通气（bilevel positive airway pressure，BiPAP），SpO_2 达 88%。

抵达急诊室后，生命体征：体温 38.3 ℃、心率 114 次/分、血压 88/40mmHg、呼吸频率 26 次/分，SpO_2 86%。实验室检查结果显示：白细胞计数 $3.2×10^3/ml$，PCO_2 68mmHg，乳酸 4.2mmol/L。胸部 X 线片显示双侧胸腔含有中度积液。患者因容量超负荷并伴缺氧和高碳酸血症性急性呼吸衰竭而重新开始 BiPAP。采集样本进行血、尿和痰培养，并静脉注射头孢曲松和阿奇霉素。急诊主治医生将时间零点记录为得到乳酸测量结果的时间。静脉注射 1L 生理盐水后患者生命体征改善，被送入 ICU。再补充安排了 1L 液体，但在转至 ICU 前尚未执行。

远程医疗观点：对患者的评估非常迅速，但有几个 CMS 脓毒症集束化治疗要点遗漏或记录不当。首先，把获得乳酸测定结果的时间记录为时间零点并不合适，由于患者使用的是 BiPAP，因此抵达时实际上已符合标准。此外，初始抗生素治疗覆盖了社区获得性肺炎，但该透析患者存在管路感染证据，应当使用覆盖耐药菌的广谱抗生素。

时间：抵达后 3 小时 26 分钟

患者抵达 ICU 后，血压为 96/54mmHg，平均动脉压为 68mm/Hg。急诊科工作人员报告患者已输注 2.5L 生理盐水（30ml/kg）。已使用抗生素，且在给予抗生素之前已留取血培养。尚未复查乳酸。该患者似乎不能自主保护气道，ICU 主治医生决定插管。

远程医疗观点：虽然急诊科的治疗非常完整，但急诊科与 ICU 之间的沟通并不充分。据报告，给予的补液量是足够的，但报告的补液量高于实际补液量。患者的生命体征正在改善。

时间：抵达后 4 小时 9 分钟

插管成功后，胸部 X 线片显示弥漫性肺水肿伴容量过负荷，气管插管位置正确。患者在插管后的血压仍然很低（62/30mmHg）。开始输注去甲肾上腺素，置入三腔中心静脉导管和动脉导管。

远程医疗观点：床旁医护仍并未意识到液体复苏可能不充分，而具有连续性的远程医疗工作者将能够记录和报告此情况。

时间：抵达后 5 小时 32 分钟

中心静脉导管置管很困难，花费的时间比预期要长。置入导管后，医师查看了病历，发现第 2 个 1000ml 的生理盐水虽已开立但未输注。医师要求在接下来的 1 小时内再输注 1000ml 的生理盐水以达到 6 小时集束化治疗标准。

远程医疗观点：当提取该病例的 SEP-1 指标时，临床记录表明其治疗不符合集束化治疗标准，因为没有正确确定时间零点且液体复苏延迟。远程医疗工作者或护士可以提醒医生更早地完成液体复苏和识别脓毒症，并且远程医疗工作者可以记录更多的要素来支持临床记录。

关键问题

（1）该病例复苏表现非常好，但医护人员之间的简单沟通不当导致 SEP-1 指标不合格。

（2）在很多三级医疗中心，在职医生与住院医生、医学生和其他医疗团队成员一同提供护理服务。由于很难确保所有团队成员都接受过 SEP-1 集束化护理依从性所需记录的教育（尤其是对于在医院轮转的实习医生），远程医疗方案有助于实现护理服务和护理记录的标准化。

（3）在职医生可能还承担了 ICU 以外的其他职责（诊所、手术等），因此如果没有远程医疗网络，可能无法提供持续、实时监测以评价患者对治疗的反应。

（4）如果能够正确确定时间零点，则可以达到集束化治疗标准。

利益冲突声明　EKH 和 BK 为 Avera eCARE 工作，Avera eCARE 是急诊科和 ICU 远程医疗服务的供应商。BGC 担任美国卫生与公众服务部的高级政策顾问。本文观点不一定代表美国政府的观点。

参 考 文 献

1. Steinman M, Morbeck RA, Pires PV, Abreu Filho CA, Andrade AH, Terra JC, Teixeira Junior JC, Kanamura AH. Impact of telemedicine in hospital culture and its consequences on quality of care and safety. Einstein (Sao Paulo). 2015;13:580–6.
2. Liu V, Escobar GJ, Greene JD, et al. Hospital deaths in patients with sepsis from 2 independent cohorts. JAMA. 2014;312:90–2.
3. Elixhauser A, Friedman B, Stranges E. Septicemia in US Hospitals, 2009: Statistical Brief #122. In: Healthcare Cost and Utilization Project (Hcup) Statistical Briefs. Rockville: Agency for Healthcare Research and Quality (US); 2006.
4. Angus DC, Linde-Zwirble WT, Lidicker J, Clermont G, Carcillo J, Pinsky MR. Epidemiology of severe sepsis in the United States: analysis of incidence, outcome, and associated costs of care. Crit Care Med. 2001;29:1303–10.
5. Torio CM, Moore BJ. National Inpatient Hospital Costs: the most expensive conditions by payer, 2013: statistical brief #204. In: Healthcare Cost and Utilization Project (Hcup) statistical briefs. Rockville: Agency for Healthcare Research and Quality (US); 2006.
6. Stevenson EK, Rubenstein AR, Radin GT, Wiener RS, Walkey AJ. Two decades of mortality trends among patients with severe sepsis: a comparative meta-analysis. Crit Care Med. 2014;42:625–31.
7. Hall MJ, Williams SN, DeFrances CJ, Golosinskiy A. Inpatient care for septicemia or sepsis: a challenge for patients and hospitals. NCHS Data Brief. 2011:1–8.
8. Mayr FB, Talisa VB, Balakumar V, Chang CH, Fine M, Yende S. Proportion and cost of unplanned 30-day readmissions after sepsis compared with other medical conditions. JAMA. 2017;317:530–1.
9. Kent N, Fields W. Early recognition of Sepsis in the emergency department: an evidence-based project. J Emerg Nurs. 2012;38:139–43.
10. Kumar A, Roberts D, Wood KE, Light B, Parrillo JE, Sharma S, Suppes R, Feinstein D, Zanotti S, Taiberg L, Gurka D, Kumar A, Cheang M. Duration of hypotension before initiation of effective antimicrobial therapy is the critical determinant of survival in human septic shock. Crit Care Med. 2006;34:1589–96.
11. Gaieski DF, Mikkelsen ME, Band RA, Pines JM, Massone R, Furia FF, Shofer FS, Goyal M. Impact of time to antibiotics on survival in patients with severe sepsis or septic shock in whom early goal-directed therapy was initiated in the emergency department. Crit Care Med. 2010;38:1045–53.
12. Rivers EP. Point: adherence to early goal-directed therapy does it really matter? Yes. After a decade, the scientific proof speaks for itself. Chest. 2010;138:476–80.
13. Rivers E, Nguyen B, Havstad S, Ressler J, Muzzin A, Knoblich B, Peterson E, Tomlanovich M, EG-DT C. Early goal-directed therapy in the treatment of severe sepsis and septic shock. N Engl J Med. 2001;345:1368–77.
14. Rhodes A, Evans LE, Alhazzani W, Levy MM, Antonelli M, Ferrer R, Kumar A, Sevransky JE, Sprung CL, Nunnally ME, Rochwerg B, Rubenfeld GD, Angus DC, Annane D, Beale RJ, Bellinghan GJ, Bernard GR, Chiche J-D, Coopersmith C, De Backer DP, French CJ, Fujishima S, Gerlach H, Hidalgo JL, Hollenberg SM, Jones AE, Karnad DR, Kleinpell RM, Koh Y, Lisboa TC, Machado FR, Marini JJ, Marshall JC, Mazuski JE, McIntyre LA, McLean AS,

Mehta S, Moreno RP, Myburgh J, Navalesi P, Nishida O, Osborn TM, Perner A, Plunkett CM, Ranieri M, Schorr CA, Seckel MA, Seymour CW, Shieh L, Shukri KA, Simpson SQ, Singer M, Thompson BT, Townsend SR, Van der Poll T, Vincent J-L, Wiersinga WJ, Zimmerman JL, Dellinger RP. Updated bundles in response to new evidence. Surviving Sepsis Campaign. 2015. Available from: http://www.survivingsepsis.org/SiteCollectionDocuments/SSC_Bundle.pdf. Accessed 26 Oct 2018.

15. Dellinger RP, Levy MM, Rhodes A, Annane D, Gerlach H, Opal SM, Sevransky JE, Sprung CL, Douglas IS, Jaeschke R, Osborn TM, Nunnally ME, Townsend SR, Reinhart K, Kleinpell RM, Angus DC, Deutschman CS, Machado FR, Rubenfeld GD, Webb SA, Beale RJ, Vincent JL, Moreno R. Surviving sepsis campaign: international guidelines for management of severe sepsis and septic shock: 2012. Crit Care Med. 2013;41:580–637.

16. Dellinger RP, Levy MM, Carlet JM, Bion J, Parker MM, Jaeschke R, Reinhart K, Angus DC, Brun-Buisson C, Beale R, Calandra T, Dhainaut J-F, Gerlach H, Harvey M, Marini JJ, Marshall J, Ranieri M, Ramsay G, Sevransky J, Thompson BT, Townsend S, Vender JS, Zimmerman JL, Vincent J-L. Surviving sepsis campaign: international guidelines for management of severe sepsis and septic shock: 2008. Intensive Care Med. 2008;34:17–60.

17. Dellinger RP, Carlet JM, Masur H, Gerlach H, Calandra T, Cohen J, Gea-Banacloche J, Keh D, Marshall JC, Parker MM, Ramsay G, Zimmerman JL, Vincent JL, Levy MM. Surviving sepsis campaign guidelines for management of severe sepsis and septic shock. Crit Care Med. 2004;32:858–73.

18. Levy MM, Evans LE, Rhodes A. The surviving sepsis campaign bundle: 2018 update. Crit Care Med. 2018;46:997–1000.

19. Severe Sepsis and Septic Shock, Sepsis Bundle Project (Sep-1), National Hospital Inpatient Quality Measures. Specifications Manual for National Hospital Inpatient Quality Measures. Vol 5.3. Baltimore: Center for Medicare & Medicaid Services; 2017. p. 1–60.

20. Faust JS, Weingart SD. The past, present, and future of the Centers for Medicare and Medicaid Services Quality Measure Sep-1: The Early Management Bundle for Severe Sepsis/Septic Shock. Emerg Med Clin North Am. 2017;35:219–31.

21. Claypool S. Hospital compare lifts the veil on sepsis care. Check your hospital's score. Stat. 26 Jul 2018.

22. Levy MM, Dellinger RP, Townsend SR, Linde-Zwirble WT, Marshall JC, Bion J, Schorr C, Artigas A, Ramsay G, Beale R, Parker MM, Gerlach H, Reinhart K, Silva E, Harvey M, Regan S, Angus DC. The surviving sepsis campaign: results of an international guideline-based performance improvement program targeting severe sepsis. Intensive Care Med. 2010;36:222–31.

23. Miller RR 3rd, Dong L, Nelson NC, Brown SM, Kuttler KG, Probst DR, Allen TL, Clemmer TP. Multicenter implementation of a severe sepsis and septic shock treatment bundle. Am J Respir Crit Care Med. 2013;188:77–82.

24. Levy MM, Rhodes A, Phillips GS, Townsend SR, Schorr CA, Beale R, Osborn T, Lemeshow S, Chiche JD, Artigas A, Dellinger RP. Surviving sepsis campaign: association between performance metrics and outcomes in a 7.5-year study. Intensive Care Med. 2014;40:1623–33.

25. Gao F, Melody T, Daniels DF, Giles S, Fox S. The impact of compliance with 6-hour and 24-hour sepsis bundles on hospital mortality in patients with severe sepsis: a prospective observational study. Crit Care. 2005;9:R764–70.

26. Levy MM, Artigas A, Phillips GS, Rhodes A, Beale R, Osborn T, Vincent JL, Townsend S, Lemeshow S, Dellinger RP. Outcomes of the surviving sepsis campaign in intensive care units in the USA and Europe: a prospective cohort study. Lancet Infect Dis. 2012;12:919–24.

27. Damiani E, Donati A, Serafini G, Rinaldi L, Adrario E, Pelaia P, Busani S, Girardis M. Effect of performance improvement programs on compliance with sepsis bundles and mortality: a systematic review and meta-analysis of observational studies. PLoS One. 2015;10:e0125827.

28. Venkatesh AK, Slesinger T, Whittle J, Osborn T, Aaronson E, Rothenberg C, Tarrant N, Goyal P, Yealy DM, Schuur JD. Preliminary Performance on the New Cms Sepsis-1 National Quality Measure: Early Insights from the Emergency Quality Network (E-Qual). Ann Emerg Med. 2018;71:10–15.e11.

29. Knowles M. Hospital compare spotlights hospitals' sepsis performance. Becker Hospital Review. 27 Jul 2018.

30. Yealy DM, Huang DT, Delaney A, Knight M, Randolph AG, Daniels R, Nutbeam T. Recognizing and managing Sepsis: what needs to be done? BMC Med. 2015;13:98.

31. Mohr NM, Collier J, Hassebroek E, Groth H. Characterizing critical care physician staffing in rural America: a description of Iowa intensive care unit staffing. J Crit Care. 2014;29:194–8.
32. Ferrer R, Martínez ML, Gomà G, Suárez D, Álvarez-Rocha L, de la Torre MV, González G, Zaragoza R, Borges M, Blanco J, Herrejón EP, Artigas A. Improved empirical antibiotic treatment of sepsis after an educational intervention: the Abiss-Edusepsis study. Crit Care. 2018;22:167.
33. Seymour CW, Gesten F, Prescott HC, Friedrich ME, Iwashyna TJ, Phillips GS, Lemeshow S, Osborn T, Terry KM, Levy MM. Time to treatment and mortality during Mandated Emergency Care for Sepsis. N Engl J Med. 2017;376:2235–44.
34. Gaieski DF, Edwards JM, Kallan MJ, Mikkelsen ME, Goyal M, Carr BG. The relationship between hospital volume and mortality in severe sepsis. Am J Respir Crit Care Med. 2014;190:665–74.
35. Kocher KE, Haggins AN, Sabbatini AK, Sauser K, Sharp AL. Emergency department hospitalization volume and mortality in the United States. Ann Emerg Med. 2014;64:446–457.e446.
36. Faine BA, Noack JM, Wong T, Messerly JT, Ahmed A, Fuller BM, Mohr NM. Interhospital transfer delays appropriate treatment for patients with severe sepsis and septic shock: a retrospective cohort study. Crit Care Med. 2015;43:2589–96.
37. Mohr NM, Harland KK, Shane DM, Ahmed A, Fuller BM, Torner JC. Inter-hospital transfer is associated with increased mortality and costs in severe sepsis and septic shock: an instrumental variables approach. J Crit Care. 2016;36:187–94.
38. Mohr NM, Harland KK, Shane DM, Ahmed A, Fuller BM, Ward MM, Torner JC. Rural patients with severe sepsis or septic shock who bypass rural hospitals have increased mortality: an instrumental variables approach. Crit Care Med. 2017;45:85–93.
39. Mohr NM, Brian Skow M, Wittrock A, Bell A, McDanel J, Fuller BM, Simpson S, Ward MM. Improving access to high quality Sepsis Care in a South Dakota Emergency Telemedicine Network. Research Policy Brief. 2017:1–4.
40. Heath B, Salerno R, Hopkins A, Hertzig J, Caputo M. Pediatric critical care telemedicine in rural underserved emergency departments*. Pediatr Crit Care Med. 2009;10:588–91.
41. Hicks LL, Boles KE, Hudson ST, Madsen RW, Kling B, Tracy J, Mitchell JA, Webb W. Using telemedicine to avoid transfer of rural emergency department patients. J Rural Health. 2001;17:220–8.
42. Duchesne JC, Kyle A, Simmons J, Islam S, Schmieg REJ, Olivier J, McSwain NEJ. Impact of telemedicine upon rural trauma care. J Trauma Acute Care Surg. 2008;64:92–8.
43. Ricci MA, Caputo M, Amour J, Rogers FB, Sartorelli K, Callas PW, Malone PT. Telemedicine reduces discrepancies in rural trauma care. Telemed J E Health. 2003;9:3–11.
44. Mohr NM, Harland KK, Chrischilles EA, Bell A, Shane DM, Ward MM. Emergency department telemedicine is used for more severely injured rural trauma patients, but does not decrease transfer: a cohort study. Acad Emerg Med. 2017;24:177–85.
45. Van Oeveren L, Donner J, Fantegrossi A, Mohr NM, Brown CA 3rd. Telemedicine-assisted intubation in rural emergency departments: a National Emergency Airway Registry Study. Telemed J E Health. 2017;23:290–7.
46. Cho OM, Kim H, Lee YW, Cho I. Clinical alarms in intensive care units: perceived obstacles of alarm management and alarm fatigue in nurses. Healthcare Informatics Research. 2016;22:46–53.
47. Westbrook JI, Duffield C, Li L, Creswick NJ. How much time do nurses have for patients? A longitudinal study quantifying hospital nurses' patterns of task time distribution and interactions with health professionals. BMC Health Serv Res. 2011;11:319.
48. Potter P, Wolf L, Boxerman S, Grayson D, Sledge J, Dunagan C, Evanoff B. Understanding the cognitive work of nursing in the acute care environment. J Nurs Adm. 2005;35:327-335.
49. Nemati S, Holder A, Razmi F, Stanley MD, Clifford GD, Buchman TG. An interpretable machine learning model for accurate prediction of sepsis in the Icu. Crit Care Med. 2018;46:547–53.
50. Rincon TA, Manos EL, Pierce JD. Telehealth intensive care unit nurse surveillance of sepsis. Comput Inform Nurs. 2017;35:459–64.
51. Agarwal AK, Gaieski DF, Perman SM, Leary M, Delfin G, Abella BS, Carr BG. Telemedicine resuscitation and arrest trial (treat): a feasibility study of real-time provider-to-provider telemedicine for the care of critically ill patients. Heliyon. 2016;2:e00099.

52. Rincon TA, Bourke G, Seiver A. Standardizing sepsis screening and management via a tele-Icu program improves patient care. Telemed J E Health. 2011;17:560–4.
53. Loyola S, Wilhelm J, Fornos J. An innovative approach to meeting early goal-directed therapy using telemedicine. Crit Care Nurs Q. 2011;34:187–99.
54. Machado SM, Wilson EH, Elliott JO, Jordan K. Impact of a telemedicine Eicu cart on sepsis management in a community hospital emergency department. J Telemed Telecare. 2018;24:202–8.
55. Morrison JL, Cai Q, Davis N, Yan Y, Berbaum ML, Ries M, Solomon G. Clinical and economic outcomes of the electronic intensive care unit: results from two community hospitals. Crit Care Med. 2010;38:2–8.
56. Breslow MJ, Rosenfeld BA, Doerfler M, Burke G, Yates G, Stone DJ, Tomaszewicz P, Hochman R, Plocher DW. Effect of a multiple-site intensive care unit telemedicine program on clinical and economic outcomes: an alternative paradigm for intensivist staffing. Crit Care Med. 2004;32:31–8.
57. Kumar G, Falk DM, Bonello RS, Kahn JM, Perencevich E, Cram P. The costs of critical care telemedicine programs: a systematic review and analysis. Chest. 2013;143:19–29.
58. MacKinney AC, Ward MM, Ullrich F, Ayyagari P, Bell AL, Mueller KJ. The business case for tele-emergency. Telemed J E Health. 2015;21:1005–11.
59. Lopez-Magallon AJ, Otero AV, Welchering N, Bermon A, Castillo V, Duran A, Castro J, Munoz R. Patient outcomes of an international telepediatric cardiac critical care program. Telemed J E Health. 2015;21:601–10.
60. Amalfitano E. Don't Get Left Behind: Three Critical Questions for Mastering Sep-1 Core Measure Compliance. Action for Better Healthcare. 14 Jul 2016.
61. Mackay F, Roy A, Schorr C, Crabtree P, Puri N. 1471: Cms Sep-1 measure start time. Do We Agree? A Comparison of Clinicians Versus Quality Staff. Crit Care Med. 2018;46:719.
62. Taylor MJ, McNicholas C, Nicolay C, Darzi A, Bell D, Reed JE. Systematic review of the application of the plan-do-study-act method to improve quality in healthcare. BMJ Qual Saf. 2014;23:290–8.
63. MacKinney AC, Mohr NM. Case 446: chest pain in a rural hospital. AHRQ PSNet WebM&M. 2018.
64. Gattinoni L, Brazzi L, Pelosi P, Latini R, Tognoni G, Pesenti A, Fumagalli R. A trial of goal-oriented hemodynamic therapy in critically ill patients. N Engl J Med. 1995;333:1025–32.
65. ProCESS Investigators, Yealy DM, Kellum JA, Huang DT, Barnato AE, Weissfeld LA, Pike F, Terndrup T, Wang HE, Hou PC, LoVecchio F, Filbin MR, Shapiro NI, Angus DC. A randomized trial of protocol-based care for early septic shock. N Engl J Med. 2014;370:1683–93.
66. ARISE Investigators, ANZICS Clinical Trials Group, Peake SL, Delaney A, Bailey M, Bellomo R, Cameron PA, Cooper DJ, Higgins AM, Holdgate A, Howe BD, Webb SA, Williams P. Goal-directed resuscitation for patients with early septic shock. N Engl J Med. 2014;371:1496–506.
67. Mouncey PR, Osborn TM, Power GS, Harrison DA, Sadique MZ, Grieve RD, Jahan R, Harvey SE, Bell D, Bion JF, Coats TJ, Singer M, Young JD, Rowan KM. Trial of early, goal-directed resuscitation for septic shock. N Engl J Med. 2015;372:1301–11.
68. Zapka J, Simpson K, Hiott L, Langston L, Fakhry S, Ford D. A mixed methods descriptive investigation of readiness to change in rural hospitals participating in a tele-critical care intervention. BMC Health Serv Res. 2013;13:33.
69. Latifi R, Hadeed GJ, Rhee P, O'Keeffe T, Friese RS, Wynne JL, Ziemba ML, Judkins D. Initial experiences and outcomes of telepresence in the management of trauma and emergency surgical patients. Am J Surg. 2009;198:905–10.
70. Leong JR, Sirio CA, Clinical RAJEPFA, Outcomes E. Crit Care. 2005;9:E22.
71. Nguyen YL, Kahn JM, Angus DC. Reorganizing adult critical care delivery: the role of regionalization, telemedicine, and community outreach. Am J Respir Crit Care Med. 2010;181:1164–9.
72. Feazel L, Schlichting AB, Bell GR, Shane DM, Ahmed A, Faine B, Nugent A, Mohr NM. Achieving regionalization through rural Interhospital transfer. Am J Emerg Med. 2015;33:1288–96.
73. IOM. Future of Emergency Care. Hospital based emergency care. Washington, DC: National Academies; 2006.
74. Carr BG, Conway PH, Meisel ZF, Steiner CA, Clancy C. Defining the emergency care sensitive condition: a health policy research agenda in emergency medicine. Ann Emerg Med.

2010;56:49–51.

75. Holmes GM, Kaufman BG, Pink GH. Financial distress and closure of rural hospitals [webinar]. Chapel Hill: North Carolina Rural Health Research Program; 2017.

76. Finlayson SR, Birkmeyer JD, Tosteson AN, Nease RF Jr. Patient preferences for location of care: implications for regionalization. Med Care. 1999;37:204–9.

77. Mohr NM, Wong TS, Faine B, Schlichting A, Noack J, Ahmed A. Discordance between patient and clinician experiences and priorities in rural Interhospital transfer: a mixed methods study. J Rural Health. 2016;32:25–34.

78. Holmes GM, Slifkin RT, Randolph RK, Poley S. The effect of rural hospital closures on community economic health. Health Serv Res. 2006;41:467–85.

79. Martinez R, Carr B. Creating integrated networks of emergency care: from vision to value. Health Aff. 2013;32:2082–90.

80. Telehealth and remote patient monitoring use in Medicare and Selected Federal Programs (report Gao-17-365). Washington, DC: United States Government Accountability Office; 2017.

81. Cms proposes historic changes to modernize medicare and restore the doctor-patient relationship [press release]. Washington, DC: Centers for Medicare and Medicaid Services; 2018.

82. Interoperability. Washington, DC: Office of the National Coordinator for Health Information Technology; 2018.

83. Miliard M. With Ehr-based sepsis detection, Epic and Cerner have different approaches. Healthcare IT News. 2017.

84. Colorafi K, Jang B, Quinones E. Fighting Sepsis Your Way: Using the Decisioinsight® Clinical Dashboard to Improve Early Sepsis Diagnosis and Surviving Sepsis Campaign (Ssc) Egdt Bundle Compliance. Houston: Decisio Health; 2018.

第16章 院前远程医疗和紧急医疗服务整合

Haydon M. Pitchford，Marcus C. Divers，Sherita N. Chapman，
Andrew M. Southerland

引言

院前医疗的目标是，无论患者身在何处，只要他们进入医疗系统，就能够获得最适合的诊疗。过去50年间，美国的院前医疗发生了翻天覆地的变化。过去无序运送患者和伤员的日子已经一去不复返，取而代之的是一种新的模式，即将医院带到患者身边并在现场进行干预。院前医疗的发展与院前人员用于与留院人员沟通的各种技术的发展同步。院前远程通信源于基本的遥测和无线电技术，旨在让医生在患者抵达医院前更明确患者的状况。如今，远程医疗已经发展到可以在院前环境中提供实时视听通信，并应用于卒中治疗、转运目的地的分流及社区辅助医疗等方面。

在院前环境中开发和实施远程医疗项目面临许多独特的挑战。通信基础设施、资源可用性、医院内外服务人员的培训、流动性和经验等都是具体问题。成功的项目需要根据现有院前系统的工作流程量身定制，在满足当地医疗保健需求的同时，还需了解当地可能存在的约束和限制。本章将讨论将远程医疗整合到院前环境中的不同需求、挑战和取得成功的方法。需要说明的是，本章的院前指的是在抵达最终接收医院或机构之前的任何情况。

背景介绍

院前紧急医疗服务（emergency medical service，EMS）人员联系医院医生的需求一直存在，但受到环境和技术的限制。未经医疗运营总监（operational medical director，OMD）明确同意，EMS人员不能依据自己的证书或执业资格在现场进行操作，OMD负责确定临床实践范围和进行医疗控制。OMD同时使用在线医疗控制和离线医疗控制：在线医疗控制直接为患者开具诊疗医嘱，离线医疗控制即EMS人员能够在未获得直接授权的情况下采用预定方案执行干预[77]*。因此，EMS人员始终需要有一种方法联系医生，以获取有关患者诊疗的医嘱，通常是通过电

---

* 本章文献标引顺序参照原版书。

话或无线通信的方式，并将结果发送到接收医院或其所属医院。随着医院护理的复杂性不断提高，院前通信也需要更先进的技术。

院前远程医疗的首个示例是需要将心电图从现场传输到医院，以帮助及早识别能够从晚期冠心病诊疗中抢救过来的患者[82]。这项技术后来因 20 世纪 70 年代的电视节目《急救！》（*Emergency !*）而为人熟知，节目中医务辅助消防员（paramedic firefighters）与虚构的医院联系，同时传输遥测结果。这是通过使用一种称为"生物电话（BioPhone）"的设备（图 16.1）实现的，该设备能够在便携式工具包中同时传输无线电通信和遥测数据[92]。电视节目中使用的原始"生物电话"后来捐赠给了史密森学会的美国国家自然历史博物馆[32]。

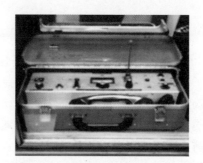

图 16.1　早期"生物电话"[94]

关键点

美国前总统林登·约翰逊（Lyndon Johnson）在弗吉尼亚州夏洛茨维尔（Virginia）探望女儿琳达时突发心肌梗死，这是早期院前遥测系统的一个著名案例。1972 年 4 月 6 日，约翰逊总统因胸痛发作半夜醒来。由于此前曾经历一次几乎致命的心脏病发作，因此他很快意识到需要立即就医。他联系了弗吉尼亚大学医院急诊科，心脏病科医生理查德·S. 克兰普顿（Richard S. Crampton）博士收到警报，立刻联系了 Charlottesville-Albemarle 急救队。克兰普顿医生要求急救队先来医院接他，带上移动遥测和除颤设备，然后再前往总统的住处。借助这个便携式设备，克兰普顿医生在总统家中对约翰逊总统进行了心电图检查，然后将他直接送往弗吉尼亚大学的冠心病监护病房[51]。

然而，约翰逊总统并没有住院太久。仅 5 天后，约翰逊就被转移到他在得克萨斯州的家中，在整个飞行过程中，克兰普顿医生持续远程监测他的心电图。据说，这使得前总统约翰逊成为通过空中冠心病监护病房转运的第一例患者[2]。回到家后，医生继续远程监测总统的心电图数据。这件事之后，约翰逊总统和夫人为进一步开展院前心脏病研究提供了资金支持，让更多人能够用到曾经挽救了总统生命的先进临床工具[20]。

直到 20 世纪 70 年代，美国救护车随车人员的培训基本上无人监管，大多数培训最多仅限于红十字会急救课程[27]。在此之前，EMS 的重点是运输，而不是提供直接医疗服务。因此，传输和解读遥测数据的能力是一项重大发展，使 EMS 人员有机会提供有效的医疗服务而不仅仅是负责转运。整个领域很快发生了巨大变化，因此需要更加结构化的培训计划和标准。与今天相比，美国国家 EMS 实践范围模式将心电图监测和解读视为一项基本技能[59]。

院前远程医疗应用案例

院前远程卒中服务

急性卒中是一种对时间极为敏感的疾病，从卒中发作到实施治疗的时间越短，患者的结局越好[22]。急性卒中治疗的延误会导致长期残疾率和死亡率升高，并给个人、家庭和整个社会带来相应的负担和增加医疗成本。院前和院内的许多方面都会导致治疗延误。虽然以降低性能指标［如入院至静脉溶栓给药时间（door-to-needle time，DNT）］为目标的院内工作流程改进取得了成功，但是改进急性卒中连续诊疗的院前工作却带来了独特挑战。通过远程医疗增强 EMS 人员与院内医务人员之间的互动，有机会应对上述挑战。

远程卒中服务在全球急诊室中的广泛成功应用，促使很多项目探索一系列服务提供模式，包括基于移动救护车的远程卒中服务（表 16.1）。基于救护车的远程卒中服务应用最初由马里兰大学的 TeleBAT 团队在 21 世纪初期率先提出。TeleBAT 远程医疗平台由具有四个数字移动电话并行阵列的商用组件组成，通过2G 移动网络存储和转发数据。该研究表明，平台可以带来评分者间的高度一致性和缩短治疗时间。然而，该研究存在着明显的局限性，包括传输不稳定、采用的是模拟场景而不是真实的患者就诊，以及治疗时间与历史对照患者进行比较。

表 16.1 基于救护车的远程卒中服务研究年表

研究	研究类型	远程医疗平台	数据网络	数据传输方式
LaMonte et al，2000 年，北美洲[41]	试点可行性研究——模拟和实时患者	具有 4 个数字移动电话并行阵列的现有开放系统商用组件	2G	存储和转发
LaMonte et al，2004 年，北美洲[42]	模拟可行性研究	具有 4 个数字移动电话并行阵列的现有开放系统商用组件	2G	存储和转发
Liman et al，2012 年，欧洲[47]	模拟可行性研究	原型移动远程医疗设备（VIMED CAR）	3G	移动实时音视频

续表

研究	研究类型	远程医疗平台	数据网络	数据传输方式
Bergrath et al，2012年，欧洲[7]	前瞻性试点可行性研究	有 4 个平行的数据通道连接到摄像头和音频通信设备的便携式数据传输单元（peeg-box）	2G 和 3G	实时音视频和静态图片
Yperzeele L et al，2014 年，欧洲[93]	试点可行性模拟研究	基于网络的远程医疗平台的商业硬件	4G	移动实时音视频
Wu T et al，2014 年，北美洲[90]	试点可行性模拟研究	现有便携式远程医疗设备 RP-Xpress 系统、变焦摄像头和带扬声器的麦克风、Verizon 4G LTE jetpack 移动热点	4G	移动实时音视频
Mort A et al，2016 年，欧洲[55]	试点可行性模拟研究	基于平板电脑的 Omni-hub 通信系统、Verizon SIM 卡、MotionX GPS、天线	2G 和 3G	移动实时音视频
Lippman，2016 年，北美洲[48]	试点可行性模拟研究	基于平板电脑的现有远程医疗系统，Cisco jabber 软件	4G	移动实时音视频
Smith SNC et al，2016 年，北美洲[75]	试点可行性模拟研究	基于平板电脑的现有远程医疗系统、Cisco jabber 软件	4G	移动实时音视频
Itrat et al，2016 年，北美洲[35]	前瞻性观察研究	现有便携式远程医疗设备——RP-Xpress 系统、移动 CT 扫描仪	4G LTE	移动实时音视频
Espinoza et al，2016 年，欧洲[23]	试点可行性模拟研究	使用笔记本电脑、Mobotix 摄像头和 IXSyS 软件的原型平台	4G	移动实时音视频
Belt et al，2016 年，北美洲[5]	前瞻性试点可行性研究	现有便携式远程医疗设备——InTouch Xpress 系统	4G	移动实时音视频
Barrett et al，2017 年，北美洲[4]	概念验证可行性研究	基于平板电脑的现有远程医疗系统	4G LTE	移动实时音视频
Smith SNC et al，2018 年，北美洲[74]	试点可行性和可用性模拟研究	基于平板电脑的现有远程医疗系统，配备 PTZ 摄像头和带扬声器的麦克风	4G LTE	移动实时音视频

2009 年，AHA/ASA 在审查远程卒中模式证据的科学声明中，假设通过电话会议技术向救护车人员提供卒中专业知识可以提高诊断准确性，提供更早的资源调动，并增加合适的分诊，以实现更及时的卒中治疗。但是，当时没有足够证据支持具体的建议[69]。自此，多项研究评价了基于救护车的远程卒中服务的可行性和可靠性。早期研究在可行性方面产生了相互矛盾的结果，但无线移动技术和电话会议技术的应用在过去几年取得了长足的进步，并且还在不断改进。从表 16.1 可以看出，在当前移动技术（如 4G 网络、便携式移动设备和先进的移动视频会议平台）的支持下，基于救护车的远程卒中服务的可行性有所提高。虽然这些结

果只是初步的，但表明易购买的和广泛使用的移动设备可以很容易地整合到具有安全电话会议平台的基于救护车的移动远程医疗项目中。

将患者分诊到合适的机构并及早启动或"预先通知"或"预先警报"院内专业团队是急救医护人员处理紧急疾病和伤害的一项重要职能。EMS 预先通知能够实现更快速的医院诊断、更好的质量指标和更好的患者结局[9,43,53,67]。此外，过度分诊或分诊不足都会对患者和卫生系统造成临床和财务方面的不利影响[49,66]。如果患者被运送到无法有效处理其病情的机构，那么启动诊疗和协调机构间运输会给该机构增加资源负担。将患者过度分诊至专科中心反而会给有限的资源带来过度压力，这些资源可能需要分配到其他地方。因此，紧急医疗服务人员需要在信息和评估能力有限的情况下决定应将患者运送到哪个机构。

很多情况下，最先对 911 报警电话做出响应的都是接受过初级急救医疗（EMT Basic）培训的人员，他们都是志愿提供服务[83]。想象一下，在农村地区，一名急救医护人员每周在一家机构志愿服务 12 小时，该机构平均每年接到 700 次急救电话。他们与一名持有心肺复苏术证书的司机一起被派去对一名意识情况改变的患者进行评估，该地区唯一配备医务辅助人员的单位正在接听另一个急救电话，无法提供帮助。急救医护人员依据辛辛那提院前卒中量表（Cincinnati prehospital stroke scale，CPSS），发现患者的左臂无力、言语不清，已知患者最后一次意识正常是在不到 4 小时前。然后，该急救医护人员有责任确定是花 30 分钟通过地面救护车将该患者转运到急性卒中救治医院（acute stroke ready hospital，ASRH），还是启动重症空中医疗服务将患者快速转运到综合卒中中心。在这种情况下，不适当的分诊是一个非常现实的问题。

如果通过地面救护车将该患者转运到 ASRH，然后发现应进行血栓切除术，那么患者接受最终治疗的时间会显著增加，延误将近 100 分钟。此外，这种延误既降低了患者接受血管内治疗的机会，又降低了患者抢救成功的可能性。相反，如果该患者被空中医疗队转运到综合卒中中心，后来发现其不适合进行血栓切除术，只是卒中模拟综合征，则该患者也会承担一定后果。这包括承担空中救护的大笔经济费用，以及直升机转运的更高的安全风险。

良好的身体评估是尽早识别危重患者的关键，对于卒中患者尤其如此。目前已设计出几种量表并进行了验证，这些量表能够帮助服务人员在现场识别卒中（表 16.2）[65]。然而遗憾的是，EMS 人员对卒中的灵敏度不一（44%～91%），而是否存在运动症状及是否使用量表都会影响诊断的准确性[11]。此外，与城市服务相比，农村急救医疗服务人员使用或熟悉量表的可能性较低[52]。最近的文献强调了血栓切除术对于大血管闭塞患者的益处，因此需要进行高质量的评估以确保这些患者取得最大益处[8]。

表 16.2 用于识别大血管闭塞的院前卒中量表的特点

量表和评分	样本量	评分内容	研究背景	灵敏度	特异性	准确性
Cincinnati 院前卒中严重程度量表 ≥2[37]	推导数据集中624例，验证数据集中303例	存在双眼凝视（NIHSS≥1），2分；存在上肢无力（NIHSS≥2），1分；存在异常意识水平指令问题（NIHSS 意识水平≥1级），1分	源自两个国家神经病和卒中研究所的组织纤溶酶原激活剂卒中研究试验，并使用卒中Ⅲ队列进行验证的介入管理数据库	0.83	0.40	0.89
洛杉矶运动评分（Los Angeles motor scale, LAMS）≥4[8]	119 例	无面瘫为0分，有为1分；无上肢瘫痪为0分，上肢下垂为1分，快速坠落为2分；握力正常为0分，握力弱为1分，无握力为2分	样本取自1996～2006 年加州大学洛杉矶分校卒中研究中心的两个数据库	0.81	0.85	0.84
卒中视觉、失语、忽视量表（vision, aphasia, neglect, VAN）阳性[80]	62 例	阳性或阴性评估，最初评估肢体无力，如果结果为阳性，则继续评估视觉障碍、失语或忽视	单中心急诊科	1.0	0.90	0.92
快速动脉闭塞评分（rapid arterial occlusion evaluation, RACE）≥5[64]	回顾性654例，前瞻性357例	面瘫（0～2分），上肢运动功能（0～2分），下肢运动功能（0～2分），凝视（0～1分），失语或失认（0～2分）	回顾性队列入院评分。前瞻性队列列EMS现场评分	0.85	0.68	0.72
卒中现场评估分诊量表（field assessment stroke triage for emergency destination, FAST-ED）≥4[46]	741 例	面瘫（0～1分），上肢无力（0～2分），语言障碍（0～2分），时间（有决策记录，但无评分），眼睛凝视（0～2分），失认/忽视（0～2分）	两所大学医院	0.61	0.89	0.79

这种情况在美国卒中和其他病症的院前系统中并不少见。事实证明，使用重症监护直升机转运对经过仔细评估的患者有益，尤其是需要长时间转运到专科中心的患者[81]。然而，Sequeira 等发现多达 32%的现场空运是针对卒中模拟综合征[71]，因此存在识别和过度使用的问题。

尽早启动专业资源以确保尽可能多的符合条件的患者接受治疗，同时还能减少对这些有限专业资源的过度使用，采用决策支持工具是非常有必要的。在院前远程卒中服务领域，有两种主要形式：一种是专门的移动卒中单元或 MSU，其配备的人员通常是在一中心地点工作的经过专门培训的人员，另一种是通过配备远程医疗的普通救护车提供服务。

利用现成技术，通过远程医疗视频连接执行 NIHSS 是可行的，该连接由放置在单个工具包中的设备实现，不一定必须连接到救护车上。在该范例中，通过远程连接另一端的远程血管神经科医生进行 NIHSS 评估，对 EMS 人员提供指导[75]。自该研究以来，至少已有一个项目将其应用于临床实践[45]。

该研究表明，在进行患者评估时，救护车上无须接受过卒中培训的医生在场，并且救护车上进行的评估与到达接收机构时所进行的评估高度一致。虽然在没有进行进一步影像学检查的情况下，无法安全地实施静脉 tPA 治疗，但目的地分诊、卒中接收团队的警报，以及对卒中和其他类似卒中的神经系统疾病的管理指导并非不可能实现。这种设定的另一个优点是应用范围将超越远程卒中服务。在过去几年间，很多便携式远程医疗工具箱已应用于各种场景。

移动 CT 卒中单元

MSU 的首批临床试验在德国进行，其中 Walter 等公开的一项试验发现，在急诊现场为急性卒中患者提供遵循指南的对症治疗是可行的[87]。除了标配救护车设备外，该自制 MSU 还配备一个铅屏蔽的计算机断层扫描设备、一个可以将患者成像数据传输到基地医院的系统和即时检测设备。该单元本身配备了一名辅助医疗护理员和一名经过卒中医学培训的医生。根据德国试验的结果，其他地区也已开发并运用 MSU，美国目前有大量移动卒中单元正在运行。随访研究表明，MSU 具有可行性，使用后可以更早地启动 tPA 和其他卒中特异性治疗[26]。虽然 MSU 越来越普遍，但在以患者为中心的结局方面、农村与城市的实施差异方面，以及总体成本效益等方面仍存在一些问题[40,76]。有许多正在进行的研究关注于患者的结局和成本效益评估，其结果将为 MSU 项目的扩展提供信息[10]。

虽然 MSU 提出了"将医院带到患者身边"的概念，但实现这一点是需要成本的。一个 MSU 的开发成本可能在 50 万～1000 万，而且每年还要增加 95 万～120 万的运营成本[12]。在大多数早期研究中，MSU 都配备一名神经科医生或其他接受过卒中培训的医生。但多项研究表明，使用移动远程医疗可提高成本效益[76]。来自得克萨斯州休斯敦市的研究发现，与医生在 MSU 的评估相比，由血管神经科医生进行的远程医疗评估既可靠又准确[91]。

社区辅助医疗和移动集成医疗

社区辅助医疗或移动集成医疗是一种医疗服务提供模式，此模式下，EMS 人员在填补地方医疗差距方面发挥了更大的作用。EMS 人员分为不同级别，其执业和受训范围各异（表 16.3）。即使在医疗服务稀缺的地方，急救医疗服务也无处不在。因此，EMS 人员在扩大社区卫生资源获取方面仍不可替代。这些项目越来越受欢迎，但在扩大 EMS 人员的作用方面，仍存在一些关于安全性、责任和合法性的问题。一些项目成功地利用远程医疗解决了这些问题，提供了必要的监督和支持。美国国家农村卫生协会（National Rural Health Association）和美国国家紧急医疗服务医师协会（National Association of EMS Physicians）等组织发布了立场声明，支持在适当监督下实施社区辅助医疗[89]。

表 16.3　紧急医疗技术人员（EMT）培训概述和实践范围[59,84,86]

	紧急医疗响应人员和 EMT[a]	高级 EMT 或中级 EMT[a]	辅助医疗护理人员 [a]
培训等级	基本	中级	高级
大致培训时间	120～150 小时	1000 小时	1200～1800 小时
药物培训	氧气，帮助患者服用某些他们之前已服用的药物，如口服葡萄糖、硝酸甘油和肾上腺素自动注射器	某些药物的程序化给药，包括一些麻醉药、麻醉拮抗剂、硝酸甘油、肌内注射肾上腺素、静脉注射葡萄糖和雾化药物	由当地 OMD 定义的扩展药物清单，包括静脉和骨内用药、血管活性药物、血液制品和溶栓药物
干预和心理运动技能	基础评估、气道辅助装置、球囊面罩通气、夹板、基础包扎、脊柱固定	高级评估、多腔气道的气道管理。在部分地区，高级急救医疗技师（EMT-Is）有资格接受高级培训，如高级生命支持［高级心血管生命支持（ACLS）］，并接受了实施气管插管的培训	高级评估；心电图解读；确定性气道管理，包括气管插管、环甲膜切开术；穿刺减压；某些医疗设备的管理，如中心静脉导管、双水平气道正压通气呼吸机（BiPAP）和二氧化碳浓度检测仪；血液化学分析仪

a 地方法规可使用不同名称代表院前急救服务人员的责任水平；本表仅作为一个概览，不同地方法规可能存在明显差异。

一些项目利用远程医疗解决了社区辅助医疗的一些固有监督问题。根据美国国家急救医学技术人员协会（National Association of Emergency Medical Technicians）2018 年 4 月发布的一项调查，26%接受调查的项目报告中，其以某种方式使用远程医疗技术促进当地项目的目标实现[30]。虽然现有的大多数数据仍处于初步阶段，但将远程医疗用于这一目的似乎是可行的，并可获得足够的患者满意度[33]。医护人员和高级医疗服务人员之间的实时 AV 连接，有助于将一个相互连接的医疗团队带到需要更多服务的社区。

备用目的地和避免前往急诊科

社区辅助医疗和传统 911 紧急医疗服务都面临一个复杂的问题，即如何处理那些拨打了 911 但并不需要通过救护车送往急诊科的患者情况。

一直以来，美国的紧急医疗服务和院前诊疗大部分都是根据需要将患者运送到当地医院的急诊室。许多州的监管机构规定，所有拨打 911 的患者都必须送往急诊科，这进一步强化了"随叫随运"的院前急救模式；再加上呼叫和非紧急呼叫的增加，给美国 EMS 系统和急诊部门带来了巨大的压力。Moore 等的一项研究发现，从 1997 年至 2007 年，非必要服务呼叫量增加了 31%[54]。随着美国人口的增长和老龄化，对服务的需求，无论是必要的还是非必要的，预计都会增加。美国国家紧急医疗服务医师协会和美国急诊医师学会（American College of Emergency Physicians）的一份立场文件指出，可以采用备选方法将非急诊患者转运到备用地点[57]。

减少不必要的救护车转运和急诊就诊可能会带来显著的公共卫生效益。对这些患者的替代处理方案包括患者留在住所、由急救人员协助安排后续随访，或者通过救护车或出租车转到其他门诊治疗地点（如初级保健诊所，而不是急诊科）。遗憾的是，目前还没有足够的证据表明，EMS 人员可以自行确定将患者转运至这些备选目的地是安全的[68]。历史表明，与急诊医生或入院统计数据相比，EMS 人员对患者是否需要在急诊科就诊的判断存在差异，需要进一步的检查做出决定[18]。之前提到的 NAEMSP/ACEP 文件也指出，机构医疗主任需要监督，急救服务人员需要接受适当培训，以及保证无论选择何种备选目的地，都需要考虑到医疗必要性[68]。针对这些问题的一个解决方案是利用远程医疗的指导和帮助确定目的地，从而实现额外的监督和安全保障。

紧急远程医疗导航（ETHAN）项目案例研究（备选目的地）

得克萨斯州休斯敦市已经成功实施并公布了他们在解决这一问题上的相关经验。该项目被称为紧急远程医疗导航（ETHAN）项目，休斯顿消防局、得克萨斯大学健康科学中心和其他利益相关方合作，将决策支持直接带入紧急呼叫现场[29]。使用配备在每辆救护车和急救车上的平板电脑，医护人员可以通过符合 HIPAA 标准的视频的方式联系急诊医生。然后，电话另一端的急诊医生能够访问急救人员创建的患者现场医疗记录，并提供处置指导。根据评估结果，有以下选择：急诊医生预约社区初级保健诊所并安排出租车，或由最初派出的救护车人员将患者转诊到急诊科[29]。在项目实施的前 12 个月，他们发现与对照组相比，被送往急诊科的患者数量减少了 56%，但两组的患者满意度没有显著差异[44]。在最近的研究中，58% 的患者因病情没那么紧急和严重，同意 EMS 把他们转运到备选目的地，86% 的患者希望 EMS 能够更好地查看他们的健康记录[56,57]。

院际转运

院际转运是通过远程医疗解决院外医疗独特挑战的另一种方式。当患者需要更高水平的护理或者需要初级医疗机构无法提供的专业护理时，往往需要在各医院之间转诊。这些患者可能正在接受药物治疗，或者需要监测参数，而这些参数超出了 EMS 人员能监测的正常范围或舒适区。院际转运团队可能由各种人员组成，例如通过护士、呼吸治疗师、甚至医生协助特定患者人群的专业转运。转运所需时长是患者安全事件的独立预测因素[72,79]。因此，为了保证患者安全，有必要向这些转运团队提供支持和监督。美国国家紧急医疗服务医师协会指出，院际转运需要监护医生的监督，这在资源有限的地区和长距离转运间可能具有挑战性[73]。通过远程医疗，三级医疗机构的监护人员可以对院际转运进行医疗监督。

尽管这类患者人群的病情更为复杂，通常需要高级的干预措施，但并不总是需要医生参与转运。1989 年，McCloskey 等发表了包含 166 个儿科重症转运中医生参与的案例的研究，结果发现只有 9% 的案例由医生完成转运，46% 的案例中转运医生认为没有医生参与也能完成转运[36]。2018 年，Kawaguchi 等发表了一篇有类似发现的文章，该文章表明，在对儿科患者的转运中，增加转运医生也不会明显改变患者的结局[38]。

阿肯色州儿童医院病例研究（院际转运）

随着非医生专业团队经验的积累，在没有医生在场的情况下，他们的工作更有自主性，但面对特别复杂的病例，他们仍然需要接受医疗控制，并报告患者的最新情况。这种情况下的医疗控制可能比常规的医疗控制更困难，因为患者的病情复杂，语言交流不畅，而且医疗控制医生可能是一名专科医生，其不具备转运医学的专业知识。在专业诊疗转运过程中医生利用先进远程医疗的能力还很有限。阿肯色州儿童医院儿科转运"天使"团队的 Stroud 和 Moss 发现，在转运团队和目的地 PICU 的医生之间使用 iPad 本地软件 FaceTime 的干预效果显著超过使用传统电话。尽管没有统计学意义，但 FaceTime 组的 PICU 住院人数也有所减少[78]。仍需进行更多的研究，该技术也有可能应用于其他专业医疗小组，以便在复杂病例中为转运团队提供支持，同时减少使用医生进行转运的需求，除非绝对必要时。

在医疗保健系统中实施新的院前会诊远程医疗计划

为了恰当地实施院前远程医疗计划，在决定如何扩大计划以适应您的需求和规模时，应考虑几个关键因素。表 16.4 所示是当前使用院前远程医疗的项目，在实施项目时可以考虑这些方案。组织实施新远程医疗项目的主要障碍往往是成本、效果、效率和工作流程，所有这些障碍都应该在实施前的计划和考虑阶段解决[57]。我们将讨论这些问题，以及一些您的组织或机构规划院前远程医疗项目时可能出现的其他问题的解决办法。在组织评估院前远程医疗计划的需求后，需要检查几个主要因素：项目模式、人员配置、供应商、最适合的技术、启动资金，以及持续资金和法规。

表 16.4 当前利用远程医疗的院前用例总结

项目类型	用例/研究	目的	潜在收益	主要障碍
院前移动远程卒中服务	iTREAT[75], MSU[10,91]	改善急性卒中患者的院前诊断、常规分诊和治疗时间	• 卒中的早期识别 • 尽早启用专科资源 • 更快地进入确定性治疗时间 • 仅使用远程医疗系统的启动成本相对较低	• 救护车远程医疗报销 • 先进的系统启动成本高 • 院前机构接收
社区辅助医疗	支持随叫随到的初级保健医生[16]	EMS 服务人员能够使用远程医疗加强监督，为医疗服务不足的地区提供更多初级保健服务	• 增加服务不足人群获得医疗保健服务的机会 • 为更多区域提供经皮心肺支持（PCP）服务	提高受过培训的EMS 人员的自主性，需要高级辅助医疗培训
备选目的地	ETHAN 项目[29]	减少到急诊室的非紧急转运，并进行适当的分诊以进行适当的治疗	减少非必要转运，减轻急诊医疗服务系统负担，增加获得合适医疗保健资源的机会	卫生系统需要大量的院前人员参与
院际	新生儿转运[78]	为转运过程中的复杂病理学提供最新指导	为管理复杂患者的转运团队提供支持	技术考虑，飞机上的通信很困难

人员配置考虑因素

开发院前远程医疗项目的医院系统需要考虑这些项目对其当前工作流程和人员配置带来的额外负担。应进行深入的服务分析，确定需要使用救护车运送的患者的大致数量，并考虑到随着时间的增加，远程会诊人员需要适当地在途中进行评估。例如，急诊医生发生职业倦怠的可能性是一般医务人员的 3 倍，因此，确切了解可能给系统带来的额外负担，是避免阻力和提高实施过程有效性的好方法[6]。在危重症监护环境中，还需要适当的医生与患者比例，以确保安全和诊疗质量[88]。

对小规模人群进行试点试验也将更好地体现新服务的使用情况。在纵向扩展到全面运行的远程医疗计划之前，通过观察 EMS 机构的远程医疗采用率和患者结局，试点试验是确认是否需要院前远程医疗项目的一个很好的工具。由于 EMS 系统存在很大差异，针对特定区域和人员情况的个性化实施是至关重要的。

除了熟悉 EMS 认证级别（见表 16.2）外，熟悉系统人员配置模式也很重要。虽然大多数是由消防部门发起，但也有可能由市政当局、执法部门、当地卫生系统或私人第三方供应商发起。任何为一个地区提供 EMS 的机构都具有独特的历史和与当地卫生系统的关系，这在制定项目时必须加以考虑。例如，在存在第三方 EMS 机构代理的情况下，根据其合同条款，可能需要考虑额外的法律因素。

院前人员配置模式是一种独特的考量。在大多数地区，救护车仅配备 2 名人员：1 名司机和 1 名服务人员（培训水平不等）。资源丰富的地区可能会派出消防设备和救护车，提供额外的人员协助诊疗。其他地区可能只派出 1 辆救护车，配备 2 名服务人员（无论呼叫的服务类型如何）。在后一种情况下，项目将需要使用易于部署、维护成本低和便于携带的远程医疗系统，以促进高效的院前诊疗。

与此形成对比的是，一个配备消防设备、资源更丰富的系统，每次呼叫都有 1 辆救护车响应，且最多有 6 名服务人员抵达现场。虽然远程医疗系统的应用仍然需要低维护成本，但规模更大、人员配置更好的部门会有更多训练有素的人员来协助部署技术的后勤工作，同时对患者进行诊疗。

服务人员采用情况

另一个重要的人员配置组成部分是为院前远程医疗配置的临床和（或）行政"推动者"[16]。在参与项目的各个科室中安排一位推动者（无论是院内还是院外）是远程医疗启动项目的重要因素[14]。员工采用远程医疗的一些主要障碍是技术上的挑战、抗拒改变和糟糕的项目设计[70]。虽然在每个部门都有一位推动者可能有助于缓解一些障碍，但也应该为新员工和现有员工制定一套广泛的培训计划，以减少项目实施的阻力[39]。

在院前项目实施时，需要记住一个关键点：项目的最初发布可能与标准工作流程、协议发生冲突，并可能增加现场服务人员的工作负担。虽然大多数 EMS 供应商认为视频通信在转运过程中是一项有用的工具，但使用便利性仍然是优先考虑的问题[17,60]。为了解决这一问题，成功的启动需要项目开发人员和目标院前服务人员之间的共同投入。例如，许多医院有专门的院前联络员，负责管理 EMS 教育和外联工作，他们应该参与启动工作。如果一个组织没有特定的院前联络人，目标院前机构应确认一名人员参与启动和推广。最终，实施计划的应急人员应该能够在实地实施前后就实施和采用策略提供细致入微的反馈。

技术因素

院前医疗比整个诊疗过程中的所有其他方面都更需要时间和效率。无论院前远程医疗项目的目的是什么，项目的技术都需要易于使用且部署快速，并且在常规使用过程中需要尽量减少故障排除次数。对于一个新的项目来说尤其如此，因为复杂的技术和维护需求可能会使 EMS 人员失去参加新工作流程的意愿。例如，为院前项目选择的远程医疗设备应该坚固、便携和紧凑。在一项研究中，梅奥诊所集成了他们的各种远程医疗平台，发现医护人员满意度有所提高，并且报告的技术问题减少了 24%[39]。

在为院前远程医疗平台选择设备时，现有的固定系统可能不容易转化为救护车环境。例如，有些地方或州的 EMS 法规可能限制可以部署在救护车上的设备类型。这可能需要咨询各种远程医疗供应商并测试多种设置，以便获得可接受的移动远程医疗平台。

成功的院前远程医疗需要在救护车运送期间保持高保真度、实时流视听连接。当救护车行驶在途中时，如果连接需要从一个移动网络塔跳转到另一个，这会导致数据丢失和信号反馈质量下降（如画面抖动）。一些私人公司开发了帮助维护会话持久性的软件解决方案，会话持久性是数据连接之间的无缝转换。在临床实施之前，对 EMS 网络服务区域的连接性进行广泛测试对项目成功启动至关重要[49,74]。这种测试可能需要与当地移动和无线网络提供商合作，开发 EMS 线路沿线的覆盖地图，特别是在农村地区[48]。

另一个需要考虑的因素是移动网络基础设施和带宽的可用性。虽然一个覆盖区域可能足以用于日常民用，但在减慢数据传输的高密度事件（即数据包丢失）期间，网络可能会变得饱和。近期，一个名为 FirstNet 的程序解决了这一问题，该程序专为警察、消防和 EMS 等急救人员和安全人员设计。FirstNet 是美国国家电信和信息管理局（National Telecommunications and Information Administration，NTIA）内部的一个独立机构，它"能够在现场和设施中为 EMS 团队的所有成员之间实现稳健的数据通信，并允许在紧急情况、非紧急运输和社区辅助医疗诊疗中使用先进的诊断、治疗和远程医疗会诊设备"[60]。FirstNet 网络目前运行在现有的 AT&T 网络上，当网络饱和时，它可以为指定的设备提供"抢占权"或优先级。像 FirstNet 这样的首位响应者将进一步使院前远程医疗项目的实施和扩展成为可能[60]。

最后，美国联邦通信委员会（Federal Communications Commission，FCC）的 5G FAST 计划和互联医疗试点计划（Connected Care Pilot Program）等扩大宽带覆盖范围的国家计划将进一步加快院前远程医疗的基础设施发展[24,25]。

启动资金/持续资金模式

除技术创新外，实施院前远程医疗计划还需要创新资金模式，以支持可持续性。许多早期试点项目依靠赠款资金，例如来自 HRSA 和联邦通信委员会的资金来保证可行性，特别是在农村地区。像配备 CT 扫描仪的 MSU 这样昂贵的启动项目可能会让人望而却步，尤其是对于资源有限的小型农村医院和 EMS 机构[11,15,76]。

即使采用低成本模式，目前远程医疗供应商之间也存在激烈的竞争，临床实施和进一步扩大应用范围仍需要立法和政策修正，以支持院前远程医疗作为参与供应商和医院的一种收费服务。2018 年美国国会通过的《进一步获取远程卒中医疗法案》（Further Access to Stroke Telemedicine，FAST）扩展了可计费远程卒中服务的地理发起站点的定义，对远程卒中服务项目的扩展具有重要意义[1]。此外，CMS 近期发布了一项政策建议，征求公众对将远程卒中服务的初始地点扩展为"MSU"的意见[15]。在目前的模式下，在救护车上进行院前远程会诊的费用报销要求远程医疗服务人员必须是接收设施的急诊医生，以便为会诊开具账单。

尽管可能无法报销，但已有几项研究表明，发挥作用的院前远程医疗项目在卒中治疗或急诊分流方面都具有成本效益[11,17]。随着远程医疗被更广泛地采用和实施，更新的计费模式应该随着医生收费政策的更新而出现。重要的是，这还需要医生和专业组织公布关于院前远程医疗对改善患者结局和节约成本的影响的证据基础和共识。

法规

管理医院与紧急医疗医护人员之间互动的法规取决于互动的背景，而医疗指导是院前远程医疗计划中最重要的考量之一。EMS 服务人员通过完成基于出版标准的教育项目来获得认知和精神运动知识。两个主要框架是美国国家 EMS 实践范围和美国国家 EMT 登记系统[59,61]。完成这些程序并不表示该人员具有自主操作的能力，但说明了该人员具有一定的基础知识。相反，认证和执照发放在州级别进行，服务人员的认证在地方机构级别进行。急救医疗服务人员在获得医疗主任授权的情况下执业，没有这一授权不能进行操作。OMD 对临床手术进行直接或间接监督。间接监督或"离线"医疗指导通过一套详细的标准化方案进行，医生与机构领导层共同制定、审查和发布这些方案。有时，EMS 服务人员需要执行或管理不属于这些机构协议的程序或药物。在这种情况下，医疗服务人员会打电话给 OMD 或代理人（通常是另一位急诊医生），获得"在线"医疗指导。

根据联邦法律，在医疗主任不在场的情况下，EMS 服务人员在其临床治疗过程中管理任何类别的受管制药物，医嘱必须由该特定机构的一名或多名医疗主任采纳[34]。在美国目前的 EMS 模式中，医疗主任通常（但并非全部）是具有院前急救经验的急诊医生。各州的要求各不相同，大多数要求医生在紧急医疗方面具备资格或获得认证，或者积极参与为患者提供急诊诊疗，并完成 EMS 医学指导课程[62,63,85]。ACEP 和 NAEMSP 都发表了立场文件，指出了医疗指导的重要性[3,58]。

随着远程医疗和院前医疗的作用扩大，紧急医疗以外其他专业的医务人员将能够为院前人员提供医疗指导。因此，值得一提的是，EMS 人员并不仅限于接受其机构 OMD 的医疗指导。由于院前急救人员必须始终能够随时联系医疗指导进行咨询或获取指令，因此大多数机构都有特定的基站，这些基站由该机构的医疗主任选定，获批在线医疗指导来源。基站的定义是指定为 EMS 人员提供直接医疗监督的医院急诊科或医疗保健设施[19]。EMS 人员可以代替机构的 OMD 联系这些基站进行直接医疗监督。地方级别下可以使用任何一个接收设施作为基站。一些机构使用一个中央设施作为所有在线医疗指导的基站，还有一些机构指定所有接收设施为基站。

医疗主任或其代理人提供医疗指导可能需要承担责任，但关于这一主题的判例法很少。可能需要承担的责任包括指导 EMS 人员的操作超出其执业范围、超出其培训水平或偏离治疗标准[31]。有许多相关的法律和州法规为 EMS 人员和医疗指导医生提供一定程度的豁免权，通常附带对故意或肆意不当行为的限制条款[21]。加利福尼亚州法典 1799.104 规定："（a）在紧急情况现场真诚向 EMT-Ⅱ或流动重症监护急救人员作出紧急指示的医生或护士，无须对因发出指示而造成的任何民事损害负责。（b）任何在其职责范围内提供诊疗的 EMT-Ⅱ或流动重症监护诊疗辅助人员，如果以善意和非疏忽的方式遵循医生或护士的指示，则不对因遵循这些指示而造成的任何民事损害负责"[13,21]。此外，大多数州都有"好撒玛利亚人法"（Good Samaritan laws），为那些提供紧急医疗援助的人提供一定程度的保护[50]。

由于急诊医学之外的专科开始通过远程医疗与现场医务人员有更多的互动，因此提供医疗指导的人员必须意识到与他们一起工作的人员的具体能力和局限性。与接收急诊科和个别机构的 OMD 发展关系，可以促进安全有效的医疗指导。与您所在地区的 EMS 机构建立良好的关系是确保各方都了解自己在紧急情况下承担的诊疗责任的关键。

除了医疗指导之外，还可能存在不同的州法规，这些法规可能限制了前瞻性院前远程医疗计划的范围，因为院前医疗的发展速度快于法规的更新速度。社区诊疗人员清楚地说明了这一问题，法规中的措辞可能会影响院前急救人员的执业范围或功能扩大。其结果是法律规定、项目目标，甚至官员本身对规定的理解不一致。2018 年对各州的社区辅助医疗法规的审查和紧急医疗服务官员的调查发现，法规和调查答案之间存在差异。在预设的社区辅助医疗技能调查中，根据技能不同，EMS 人员和监管机构之间的调查的一致性为 13%～96%[28]。这一差距凸显了多种因素的综合作用，包括 EMS 人员对国家监管的认识不足，以及监管尚未赶上这一迅速扩张的子领域这一简单事实。

随着时间的推移，院前急救成为一种更成熟的模式，这些问题可能会逐渐消失，但在此之前，还需谨慎考虑适用的法律和法规。

西奈山医生访视案例研究（通过远程医疗扩大 EMS 人员的作用以增加系统资源）

许多州对 EMS 人员的执业范围及是否可以扩大执业范围有严格的定义，一些州限制 EMS 只能提供急症和紧急护理，比如纽约州[39]。然而，即使在传统社区辅助医疗项目不可行的情况下，仍然有办法扩大 EMS 的使用。纽约市的西奈山医生访视项目（Mount Sinai Visiting Doctors program）通过向急救人员提供 16 小时的培训课程，并向参与该项目的初级保健医生提供额外的医学指导培训，将非 911 急救单位纳入工作流程[16]。

当患者来电要求进行病情评估时，值班医生可以选择派一辆非 911 救护车到患者家中，以便进行远程评估和治疗。到达患者家中后，EMS 医务人员通过与西奈山访视医生（Mount Sinai visiting doctor，MSVD）的实时远程医疗链接对患者进行评估，由于急救人员的执业范围未改变，因此避免了监管方面的挑战。评估后，患者和医疗保健服务人员就处置方法达成共识。该项目在早期就取得了成功，患者和医务人员的满意度很高，被送往急诊科的患者有所减少。

结 论

随着急救临床模式和移动医疗技术的广泛应用及同步发展，院前远程医疗在卒中、新生儿护理和创伤等临床领域的应用将不断扩大。这些新型远程医疗项目要想在未来取得成功，需要与急救医疗系统进行深思熟虑的整合，并对可用的移动技术、宽带基础设施及相关协议和法规有细致的了解。最终，院前远程医疗的可持续性和发展将取决于资金模式的创新，包括对基于救护车的就诊进行报销，并激励医院和医务人员扩展新的项目。希望院前远程医疗能够继续发展，成为在非医院环境向患者提供资源和专业知识的另一种方法。

参 考 文 献

1. 114th United States Congress. Fixing America's Surface Transportation Act, An Act to authorize funds for Federal-aid highways, highway safety programs, and transit programs, and for other purposes Pub.L. 2015:114–94.
2. Altman L. Johnson gets digitalis after second heart attack to pump enough blood. New York Times. 1972:20.
3. American College of Emergency Physicians. The role of the Physician Medical Director in emergency medical services leadership. Ann Emerg Med. 2018;71:e39–40.
4. Barrett KM, Pizzi MA, Kesari V, TerKonda SP, Mauricio EA, Silvers SM, Habash R, Brown BL, Tawk RG, Meschia JF, Wharen R, Freeman WD. Ambulance-based assessment of NIH

stroke scale with telemedicine: a feasibility pilot study. J Telemed Telecare. 2017;23:476–83. https://doi.org/10.1177/1357633X16648490.

5. Belt GH, Felberg RA, Rubin J, Halperin JJ. In-transit telemedicine speeds ischemic stroke treatment: preliminary results. Stroke. 2016;47:2413–5.

6. Berger E. Physician burnout. Ann Emerg Med. 2013;61:A17–9. https://doi.org/10.1016/j.annemergmed.2013.01.001.

7. Bergrath S, Reich A, Rossaint R, Rörtgen D, Gerber J, Fischermann H, Beckers SK, Brokmann JC, Schulz JB, Leber C, Fitzner C, Skorning M. Feasibility of prehospital teleconsultation in acute stroke – a pilot study in clinical routine. 2012;7:1–9.

8. Beume L, Hieber M, Kaller CP, Nitschke K, Bardutzky J, Urbach H, Weiller C, Rijntjes M. Large vessel occlusion in acute stroke cortical symptoms are more sensitive prehospital indicators than motor deficits. Stroke. 2018;49:2323–9.

9. Bijen N, Sidney S, Liebeskind DS, Bruce O, Doojin K, Nerses S, Latisha A, Brian B, Pablo V, Fernando V, Gary D, Reza J, Saver JL. A brief prehospital stroke severity scale identifies ischemic stroke patients harboring persisting large arterial occlusions. Stroke. 2008;39:2264–7. https://doi.org/10.1161/STROKEAHA.107.508127.

10. Bowry R, Parker S, Wu T, Noser E, Jackson K, Rajan SS, Yamal J, Persse D, Richardson L, Grotta JC. Benefits of stroke treatment using a Mobile stroke unit compared with standard management the BEST-MSU study run-in phase. Stroke. 2015;46:3370–4.

11. Brandler E, Gropen TI, Janjua N, Levine SR, Poleshuck R, Spencer J, Gokaldas R, Szarek M, Brandler ES. Factors related to the sensitivity of emergency medical service impression of stroke. Prehosp Emerg Care. 2014;18:387–92.

12. Bukata R. Are Mobile CT Stroke Units Worth the Price Tag?. Emergency Physician's Monthly: 10/31/2018. 2017.

13. California Health and Safety Code. DIVISION 2.5. EMERGENCY MEDICAL SERVICES [1797–1799.207] (Division 2.5 added by Stats. 1980, Ch. 1260.) CHAPTER 9. Liability Limitation [1799.100–1799.112]. 1980.

14. California Telehealth Resource Center. The CTRC Telehealth Program Developer Kit, A Roadmap for Successful Telehealth Program Development. 2014.

15. Centers for Medicare and Medicaid Services. Medicare Physician Fee Schedule CY 2019 CMS-1693-P. 2019.

16. Chellappa DK, DeCherrie LV, Escobar C, Gregoriou D, Munjal KG. Supporting the on-call primary care physician with community paramedicine. Intern Med J. 2018;48:1261–4.

17. Clark W, Chiota-McCollum NA, Cote J, Schneider BJ, Pitchford H, Gunnell BS, Lindbeck GM, Perina DG, O'Connor Robert E, Chapman Smith S, Solenski NJ, Worrall BB, Southerland AM. Abstract TP246: Emergency Medical Services Survey of a Low-cost, Ambulance-based System for Mobile Neurological Assessment: The iTREAT Study. Stroke. 2016;48:ATP246. https://doi.org/10.1161/str.48.suppl_1.tp246.

18. Cone D, Brown LH, Greenberg B, Richards ME, Hubble MW, Cone DC, Millin MG, Schwartz B, Patterson PD. Paramedic determinations of medical necessity: a meta-analysis. Prehosp Emerg Care. 2009;13:516–27.

19. Cone DC, Brice JH, Delbridge TR, Myers JB, Ebook Central – Academic Complete, Wiley Online Library UBCM All Obooks. Medical oversight of EMS systems in: Anonymous emergency medical services: clinical practice and systems oversight. 2nd ed. Chichester/Hoboken: Wiley; 2015 Bass RR, Lawner B, Lee D, Nable JV. Medical oversight of EMS systems. In: Cone DC, Brice JH, Delbridge TR, Myers JB, editors. Emergency medical services: clinical practice and systems oversight; (2015). https://doi.org/10.1002/9781118990810.ch82.

20. Crampton RS, Aldrich RF, Gascho JA, Miles JR Jr, Stillerman R. Reduction of prehospital, ambulance and community coronary death rates by the community-wide emergency cardiac care system. Am J Med. 1975;58:151–65. https://doi.org/10.1016/0002-9343(75)90564-1.

21. Delaware Code TITLE 16 Health and Safety CHAPTER 68. EXEMPTIONS FROM CIVIL LIABILITY Subchapter I. Immunity for Rendering Emergency Care § 6801 Persons rendering emergency care exempt from liability.

22. Donnan G, Bastianello S, Buchan A, Bladin C, D'este C, Attia J, Davis S, Parsons M, Hankey G, Vanhooren G, LEYS D, Kaste M, Lees KR, Bluhmki E, Von Kummer R, Brott TG, Toni D, Grotta JC, Albers GW, Hamilton SA, Marler JR, Tilley BC, Davis SM, Donnan GA, Hacke W. Time to treatment with intravenous alteplase and outcome in stroke: an updated pooled analysis of ECASS, ATLANTIS, NINDS, and EPITHET trials. Lancet. 2010;375:1695–703.

23. Espinoza AV, Van Hooff R, De Smedt A, Moens M, Yperzeele L, Nieboer K, Hubloue I, De Keyser J, Convents A, Tellez HF, Dupont A, Putman K, Brouns R. Development and pilot testing of 24/7 in-ambulance telemedicine for acute stroke: prehospital stroke study at the Universitair Ziekenhuis Brussel-project. Cerebrovasc Dis. 2016;42:15–22.

24. Federal Communications Commission. Carr Announces $100 million 'Connected Care Pilot Program'. 2018.

25. Federal Communications Commission. The FCC's 5G FAST Plan. 2018. https://www.fcc.gov/document/fccs-5g-fast-plan. Accessed 1 Nov 2018.

26. Fiebach JB, Grittner U, Ebinger M, Winter B, Wendt M, Weber JE, Waldschmidt C, Rozanski M, Kunz A, Koch P, Endres M, Audebert HJ, Gierhake D, Villringer K, Kellner PA, Hartmann A, Mackert B. Effect of the use of ambulance-based thrombolysis on time to thrombolysis in acute ischemic stroke a randomized clinical trial. JAMA. 2014;311:1622–31.

27. Gaston SR. Accidental death and disability: the neglected disease of modern society. A progress report. J Trauma Acute Care Surg. 1971;11:195–206.

28. Glenn M, Zoph O, Jenkins K, Fisher J, Weidenaar K, Barraza L, Greco W, Paode P. State regulation of community paramedicine programs: a national analysis. Prehosp Emerg Care. 2018;22:244–51.

29. Gonzalez M, Alqusairi D, Jackson A, Champagne T, Langabeer J II, Persse D. Houston EMS advances mobile integrated healthcare through the ETHAN program. JEMS. 2015;40:11. Accessed 6 Feb 2019.

30. National Association of Emergency Medical Technicians. Second mobile integrated healthcare and community paramedicine national survey report. 2018;13

31. Hindmand R, Maggiore AW. Medical control of emergency medical services. J Health Life Sci Am Health Lawyers Assoc. 2011;4:65–94.

32. Holland C. Reality Plus Drama Equals "EMERGENCY!". Smithsonian Institute's The National Museum of American History. 2015. http://americanhistory.si.edu/blog/reality-plus-drama-equals-emergency. Accessed 08/2018.

33. Howard J, Jensen AM, Ence T, Contreras L, Dunford J. 326 Mobile integrated telehealth: a feasibility study with community paramedicine providers and frequent 911 users. Ann Emerg Med. 2017;70:S129.

34. Hudson R (2017) H.R.304 – Protecting Patient Access to Emergency Medications Act of 2017.

35. Itrat A, Taqui A, Cerejo R, Briggs F, Cho S, Organek N, Reimer AP, Winners S, Rasmussen P, Hussain MS, Uchino K, Tre CPAS. Telemedicine in prehospital stroke evaluation and thrombolysis taking stroke treatment to the doorstep. 2016;73:162–8.

36. McCloskey KA, King WD, Byron L. Pediatric critical care transport: is a physician always needed on the team? Ann Emerg Med. 1989;18:247–9.

37. Katz BS, McMullan JT, Sucharew H, Adeoye O, Broderick JP. Design and validation of a prehospital scale to predict stroke severity Cincinnati prehospital stroke severity scale. Stroke. 2015;46:1508–12.

38. Kawaguchi A, Nielsen CC, Saunders LD, Yasui Y, De Caen A. Outcomes/predictions: impact of physician-less pediatric critical care transport: making a decision on team composition. J Crit Care. 2018;45:209–14.

39. Kreofsky BLH, Blegen RN, Lokken TG, Kapraun SM, Bushman MS, Demaerschalk BM. Sustainable telemedicine: designing and building infrastructure to support a comprehensive telemedicine practice. Telemed J E Health. 2018. https://doi.org/10.1089/tmj.2017.0291.

40. Kunz A, Ebinger M, Geisler F, Rozanski M, Waldschmidt C, Weber JE, Wendt M, Winter B, Zieschang K, Fiebach JB, Villringer K, Erdur H, Scheitz JF, Tütüncü S, Bollweg K, Grittner U, Kaczmarek S, Endres M, Nolte CH, Audebert HJ. Functional outcomes of pre-hospital thrombolysis in a mobile stroke treatment unit compared with conventional care: an observational registry study. 2016;15:1035–43.

41. LaMonte MP, Cullen J, Gagliano DM, Gunawardane R, Hu P, Mackenzie C, Xiao Y. TeleBAT: mobile telemedicine for the Brain Attack Team. J Stroke Cerebrovasc Dis. 2000;9:128–35.

42. LaMonte MP, Xiao Y, Hu PF, Gagliano DM, Bahouth MN, Gunawardane RD, MacKenzie CF, Gaasch WR, Cullen J. Shortening time to stroke treatment using ambulance telemedicine: TeleBAT. J Stroke Cerebrovasc Dis. 2004;13:148–54.

43. Langabeer I, James R, DelliFraine J, Fowler R, Jollis JG, Stuart L, Segrest W, Griffin R, Koenig W, Moyer P, Henry TD. Selected topics: prehospital care: emergency medical services as a strategy for improving ST-elevation myocardial infarction system treatment times. J

Emerg Med. 2014;46:355–62.

44. Langabeer JR 2nd, Gonzalez M, Alqusairi D, Champagne-Langabeer T, Jackson A, Mikhail J, Persse D. Telehealth-enabled emergency medical services program reduces ambulance transport to urban emergency departments. West J Emerg Med. 2016;17:713–20. https://doi.org/10.5811/westjem.2016.8.30660.

45. Lewis B. Hendricks regional launches telestroke program. Inside Indiana Business Online Video Article. 2017.

46. Lima FO, Silva GS, Furie KL, Frankel MR, Lev MH, Camargo ECS, Haussen DC, Singhal AB, Koroshetz WJ, Smith WS, Nogueira RG. Field assessment stroke triage for emergency destination a simple and accurate prehospital scale to detect large vessel occlusion strokes. Stroke. 2016;47:1997–2002.

47. Liman TG, Winter B, Waldschmidt C, Zerbe N, Hufnagl P, Audebert HJ, Endres M. Telestroke ambulances in prehospital stroke management concept and pilot feasibility study. Stroke. 2012;43:2086–90.

48. Lippman JM, Cote J, Solenski NJ, Worrall BB, Southerland AM, Smith SNC, McMurry TL, Sutton ZG, Gunnell BS, Cattell-Gordon DC, Rheuban KS, Perina DG. Mobile Telestroke During Ambulance Transport Is Feasible in a Rural EMS Setting: The iTREAT Study. 2016;22:507–13.

49. Madiraju SK, Genuit T, Catino J, Kokaram C, Bukur M. In by helicopter out by cab: the financial cost of aeromedical Overtriage of trauma patients. J Surg Res. 2017;218:261–70.

50. Mallery S. Beyond Seinfeld's Good Samaritan Debacle: Protecting Citizens Who Render Care at the Scene of an Accident From Civil Liability. 2010;41:647–54.

51. Maurer D. Yesteryears: part 1: Lyndon Johnson's 1972 visit to Charlottesville brought unexpected drama. The Daily Progress. 2014.

52. McNamara MJ, Oser C, Gohdes D, Fogle CC, Dietrich DW, Burnett A, Okon N, Russell JA, DeTienne J, Harwell TS, Helgerson SD. Stroke knowledge among urban and frontier first responders and emergency medical technicians in Montana. 2008;24:189–93.

53. Meadows-Pitt M, Fields W. Research: the impact of prehospital 12-Lead electrocardiograms on door-to-balloon time in patients with ST-elevation myocardial infarction. J Emerg Nurs. 2014;40:e63–8.

54. Moore C, Weaver MD. Medical necessity in emergency medical services transports. Am J Med Qual. 2012;27:250–5.

55. Mort A, Eadie L, Regan L, Macaden A, Heaney D, Bouamrane M, Rushworth G, Wilson P. Combining transcranial ultrasound with intelligent communication methods to enhance the remote assessment and management of stroke patients: framework for a technology demonstrator. Health Informatics J. 2016;22:691–701. https://doi.org/10.1177/1460458215580353.

56. Munjal KG, Shastry S, Loo GT, Reid D, Grudzen C, Shah MN, Chapin HH, First B, Sirirungruang S, Alpert E, Chason K, Richardson LD. Patient perspectives on EMS alternate destination models. Prehosp Emerg Care. 2016;20:705–11. https://doi.org/10.1080/10903127.2016.1182604.

57. National Association of EMS Physicians/American College of Emergency Physicians. Position paper: National Association of EMS physicians: alternate ambulance transportation and destination. National Association of EMS Physicians/American College of Emergency Physicians Joint Position Paper. 2001;5:289–289.

58. National Association of EMS Physicians/National Registry of Emergency Medical Technicians. Clinical Credentialing of EMS Providers. Prehosp Emerg Care. 2017;21:397–8.

59. National Highway Traffic Safety Administration. DOT HS 810 657 National EMS Scope of Practice Model. p. 31. 2007.

60. National Public Safety Telecommunications Council National Association of State Emergency Medical Services Officials Emergency Medical Services Communications Working Group. EMS telemedicine report prehospital use of video technologies final report. 2016.

61. National Registry of Emergency Medical Technicians The NREMT Certification Eligibility, Discipline and Appeals Policy. 2018

62. Ohio Administrative Code. 4765-3-05 Medical director requirements for each emergency medical services organization. 2014.

63. Pennsylvania Code § 1023.1. EMS agency medical director.

64. Pérez de la Ossa N, Carrera D, Gorchs M, Querol M, Millán M, Gomis M, Dorado L, López-Cancio E, Hernández-Pérez M, Chicharro V, Escalada X, Jiménez X, Dávalos A. Design and validation of a prehospital stroke scale to predict large arterial occlusion: the rapid arterial

occlusion evaluation scale. STROKE. 2014;45:87–91.

65. Rudd M, Buck D, Ford G, Price C. A systematic review of stroke recognition instruments in hospital and prehospital settings. Emerg Med J. 2016;33:818.

66. Ryb GE, Cooper C, Waak SM. Delayed trauma team activation: patient characteristics and outcomes. J Trauma Acute Care Surg. 2012;73:695–8.

67. Saver J, Schwamm L, Hernandez AF, Smith E, Lin CB, Peterson ED, Liang L, Xian Y, Olson DM, Shah BR, Smith EE, Saver JL, Schwamm LH, Fonarow GC. Emergency medical service hospital prenotification is associated with improved evaluation and treatment of acute ischemic stroke. Circ Cardiovasc Qual Outcomes. 2012;5:514–22.

68. Sawyer NT, Coburn JD. Community paramedicine: 911 alternative destinations are a patient safety issue. West J Emerg Med. 2017;18:219–21.

69. Schwamm LH, Holloway RG, Amarenco P, Audebert HJ, Bakas T, Chumbler NR, Handschu R, Jauch EC, Knight WA IV, Levine SR, Mayberg M, Meyer BC, Meyers PM, Skalabrin E, Wechsler LR, Council AHAS, Peripher IC. A review of the evidence for the use of telemedicine within stroke systems of care a scientific statement from the American Heart Association/American Stroke Association. Stroke. 2009;40:2616–34.

70. Scott Kruse C, Karem P, Shifflett K, Vegi L, Ravi K, Brooks M. Evaluating barriers to adopting telemedicine worldwide: a systematic review. J Telemed Telecare. 2018;24:4–12. https://doi.org/10.1177/1357633X16674087.

71. Sequeira D, Martin-Gill C, Guyette FX, Kesinger MR, Thompson LR, Jovin TG, Massaro LM. Characterizing strokes and stroke mimics transported by helicopter emergency medical services. Prehosp Emerg Care. 2016;20:723–8.

72. Singh JM, MacDonald RD, Ahghari M. Emergency medical services/original research: critical events during land-based interfacility transport. Ann Emerg Med. 2014;64:9–15.

73. Shelton SL, Swor RA, Domeier RM, Lucas R. Position paper. Medical direction of interfacility transports. Prehosp Emerg Care. 2000;4:361–4.

74. Smith SNC, Brown PC, Waits KH, Wong JS, Bhatti MS, Toqeer Q, Ricks JV, Stockner ML, Habtamu T, Seelam J, Britt RC, Giovia JM, Blankson BK, Bennam P, Gormley MA, Lu J, Ornato JP. Development and evaluation of a user-centered mobile telestroke platform. Telemed J E Health. 2018; https://doi.org/10.1089/tmj.2018.0044.

75. Smith SNC, Padrick MM, Lippman JM, Mehndiratta P, Chee CY, Solenski NJ, Worrall BB, Southerland AM, McMurry TL, Perina DG, Gunnell BS, Cattell-Gordon DC, Govindarajan P, Resler BL, Keenan K, Cahill EA, Dietiker C, Smith WS. A low-cost, tablet-based option for prehospital neurologic assessment: The iTREAT Study. Neurology. 2016;87:19–26.

76. Southerland AM, Brandler ES. The cost-efficiency of mobile stroke units where the rubber meets the road. Neurology. 2017;88:1300–1.

77. State of Virginia 12VAC5-31-590. Operational Medical Director Requirement.

78. Stroud M, Moss M. Tele-transport: combining mobile patient assessment with critical care outside tertiary care centers. Pediatrics. 2017;140:1.. (abstract).

79. Swickard S, Winkelman C, Hustey FM, Kerr M, Reimer AP. Original research: patient safety events during critical care transport. Air Med J. 2018;37:253–8.

80. Teleb MS, Hage AV, Carter J, Jayaraman MV, McTaggart RA. Stroke vision, aphasia, neglect (van) assessment – a novel emergent large vessel occlusion screening tool: pilot study and comparison with current clinical severity indices. 2017;9:122–6.

81. Thomas SH, Blumen I. Review: helicopter emergency medical services literature 2014 to 2016: lessons and perspectives, Part 2—nontrauma transports and general issues. Air Med J. 2018;37:126–30.

82. Uhley HN. Electrocardiographic telemetry from ambulances. A practical approach to Mobile coronary care units. Am Heart J. 1970;80:838–42.

83. United States Department of Transportation, National Highway Traffic Safety Administration. 2011 EMS System Demographics, The 2011 National EMS Assessment DOT HS. 2014;811:723.

84. University of California Los Angeles, Center for Prehospital Care What's the Difference Between an EMT and a Paramedic? https://www.cpc.mednet.ucla.edu/node/27. Accessed 09/08=1 2018.

85. Virginia Administrative Code. 12VAC5-31-1810. Qualifications for EMS Physician Endorsement. 2012;29(01).

86. Virginia Department of Health. Virginia Certification Program Outlines. 2018. http://www.vdh.virginia.gov/emergency-medical-services/virginia-certification-program-outlines/. Accessed 09/01 2018.

87. Walter S, Kostpopoulos P, Haass A, Helwig S, Keller I, Licina T, Schlechtriemen T, Roth C, Papanagiotou P, Zimmer A, Vierra J, Körner H, Schmidt K, Romann M, Alexandrou M, Yilmaz U, Grunwald I, Kubulus D, Lesmeister M, Ziegeler S. Bringing the hospital to the patient: first treatment of stroke patients at the emergency site. PLOS One. 2010;5:1–5.

88. Ward NS, Afessa B, Kleinpell R, Tisherman S, Ries M, Howell M, Halpern N, Kahn J, Members of Society of Critical Care Medicine Taskforce on ICU Staffing. Intensivist/patient ratios in closed ICUs: a statement from the Society of Critical Care Medicine Taskforce on ICU Staffing. Crit Care Med. 2013;41:638–45. https://doi.org/10.1097/CCM.0b013e3182741478.

89. White R, Wingrove G. Principles for Community Paramedicine Programs: a joint position statement of the National Association of EMS Physicians and the National Rural Health Association. p. 4. 2012.

90. Wu T, Nguyen C, Ankrom C, Yang J, Persse D, Vahidy F, Grotta JC, Savitz SI. Prehospital utility of rapid stroke evaluation using in-ambulance telemedicine: a pilot feasibility study. Stroke. 2014;45:2342–7. https://doi.org/10.1161/STROKEAHA.114.005193.

91. Wu T, Parker SA, Jagolino A, Yamal J, Bowry R, Thomas A, Yu A, Grotta JC. Telemedicine can replace the neurologist on a Mobile stroke unit. Stroke. 2017;48:493–6.

92. Yokley R, Sutherland R. Radio equipment. In: Anonymous emergency!: Behind the Scene, Jones & Bartlett Learning. 2007. p. 116–118.

93. Yperzeele L, Van Hooff R, De Smedt A, Valenzuela Espinoza A, Van Dyck R, Van de Casseye R, Convents A, Hubloue I, Lauwaert D, De Keyser J, Brouns R. Feasibility of AmbulanCe-Based Telemedicine (FACT) Study: safety, Feasibility and Reliability of Third Generation in-Ambulance Telemedicine. PLOS One. 2014;9:1–9.

94. Pitchford HM. Early BioPhone, Charlottesville BioPhone found among a collection of other historical items contained at the Charlottesville Albemarle Rescue Squad. 2018.

第 17 章　综合 ICU 远程医疗会诊

Mark Romig，Robert Derrett Ⅲ，Asad Latif，Adam Sapirstein

引言

当远程医疗的概念和技术应用到 ICU 远程监护的各个方面时，这种概念或技术被称为远程 ICU。早在 1982 年，就有人明确提出可以使用远程医疗来改善危重患者的监护[1]。然而直到 1997 年，第一个使用现代技术、研究设计并证明其有效性的大型远程重症监护室干预措施才开始实施。这项研究在约翰斯·霍普金斯大学附属的一家社区医院进行，Rosenfeld 及其同事于 2000 年发表了该项研究结果，结果显示使用远程 ICU 的患者死亡率和医疗费用均有所降低[2]。即使在最早的远程医疗工作中，远程重症监护室护理显然也主要是咨询性的。我们使用"咨询"（consultative）一词的意思是，远程重症监护室是对 ICU 实际工作的支持。这与危重患者的主动管理形成鲜明对比。事实上，创建远程 ICU 系统的原因之一是为人手不足的 ICU 提供可供咨询的重症医生。重症监护的本质是积极主动地对患者进行医患交互管理，包括频繁且专业的体格检查和监护。这些交互需要训练有素和经验丰富的护士及其他医疗专业人员在场，他们具有进行体格检查和临床相关操作的能力及判断力。远程 ICU 临床医生可以主动管理，如记录文档、对医疗服务提供者进行安全复核、召开家庭会议和输入医嘱。然而，绝大多数活动都是咨询性的，因为它们需要远程 ICU 临床医生与 ICU 团队沟通，提供或调整治疗方案。

如上所述，远程 ICU 的概念笼统且并不明确，可以体现为多种交互形式的场所。同样，远程 ICU 系统的定义也不是唯一的。远程 ICU 系统的最佳功能是在一个既定的工程框架中对技术、监护过程和文化进行管理[3,4]。同样明显的是，为了向危重患者提供任何形式的远程医疗会诊，必须建立一个成熟可靠的系统。在当前的远程医疗时代，这种系统似乎不太可能只用于传统意义上的重症监护线上会诊。

远程医疗模式众多，几乎任何一种模式都可以应用于远程 ICU 会诊。远程 ICU 监护的金标准是配备医生和护士专用的室内视听系统，该系统具有连续的、全天候的覆盖范围。相比之下，许多人员配置齐全的 ICU 在工作时间都有医生在场，因此他们选择仅在夜间提供远程 ICU 服务。在这些模式中，远程 ICU 团队专门负责 ICU 患者的监护。对于安装固定摄像装置不实用或费用过高的单位，可使用机器人或移动视听车提供远程医疗服务（图 17.1）。这些移动解决方案已经成为远程医疗会诊的工作模式[5,6]。最后，随着电子病历（EMR）的普遍应用，远程重症医生可以与现场医疗提供者进行电话会诊。这种电话模式甚至不如长期存在的随叫随到的重症医生模式强大，因此，我们在讨论中不会进一步考虑这一问题。我们将假定，对危重患者进行的任何有意义的实时会诊都包括视听交流渠道。

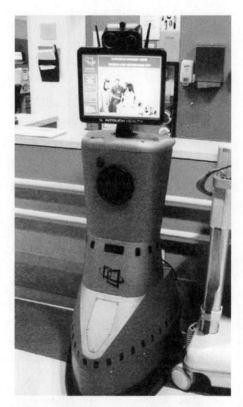

图 17.1　RP-7 机器人（InTouch HealthSanta Barbara，CA）。具有双向视听交流功能的自驱动式机器人是远程 ICU 中医生与患者互动的一种方法

远程 ICU 系统给医院运营带来的价值很大程度上取决于实现的预期使用案例。重症监护人员的配置与较低的普通 ICU 患者死亡率相关[7]。基于这些数据和其他数据，建议在需要时将远程 ICU 作为标准，加强 ICU 人员配置并改善临床结局[8]。有文献表明，当远程 ICU 在外科 ICU 中实施 16 周时，死亡率、并发症发生率、ICU 治疗时间和入住 ICU 费用均有所改善[2]。但是该 ICU 的人员配置强度较低，现场没有重症医生。目前尚不清楚在人员配置基本齐全的 ICU 基础上增加远程 ICU 是否可以同样减少并发症。目前，远程重症监护室的复杂模式还没有为危重症会诊提供依据。

远程医疗如何促进会诊及改善患者医疗

分诊决策

当需要高度专业化的监护时，使用远程医疗可以促进和改善分诊决策。这样的案例存在于新生儿科[9]、儿科 ICU[10,11]、烧伤科[12,13]（84% 的报告使用某种形式的远程医疗，通常是为了改善烧伤治疗或分诊决策）和神经内科[14]。在会诊中使用远程医疗来诊断和治疗卒中的证据是最可靠的[15]。

不必要的医院间转诊浪费了医疗资源，危及患者的安全，并可能给家庭带来负担。在医院系统或地理区域内部署远程医疗可为转诊中心提供在转院前对患者进行评估的手段。通过评估，可以确定不需要重症监护治疗的一部分患者，因此避免了不必要的转院。同样，远程医疗可以将重症监护专家的专业知识带到床旁，从而避免转院。退伍军人健康管理局部署了一套远程医疗系统，为 52 个小型社区重症监护病房的患者提供远程医疗服务[16]。在 4 年的时间里，这些重症监护病房共收治了 97 256 例患者，他们被转运到三级医疗中心的比例从 3.46% 降至 1.99%[17]。这一减少与死亡率风险的增加无关（图 17.2）。

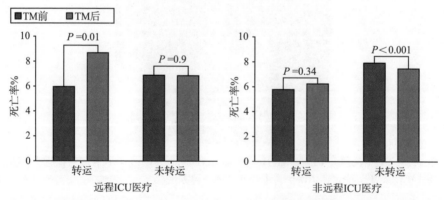

图 17.2 远程医疗（TM）ICU 和非 TM ICU 转运与未转运患者的 30 天未校正死亡率。采用 χ^2 检验比较 TM 前后患者的死亡率（经 Fortis 等[16]许可转载。版权所有，2018 年，由 Elsevier Inc. 提供）

专科会诊

远程医疗也被认为是改善 ICU 亚专科护理的一种工具。远程神经病学会诊和远程卒中护理是一种行之有效的做法，可以更好地改善和提供与改善卒中预后相关的时效性疗法[15]。第 12 章已对这一主题进行了深入探讨。传染病专科会诊在

ICU 中很常见，远程医疗可以改善传染病会诊的可及性，尤其是在资源匮乏的环境中[18]。美国传染病学会支持使用远程医疗来改善传染病提供者的就诊机会，但目前还没有人专门研究传染病远程会诊对 ICU 治疗效果的影响[19]。

通过约翰斯·霍普金斯医疗集团（Johns Hopkins Medicine International，JHI）的努力，约翰斯·霍普金斯大学已经建立远程医疗的会诊模式。JHI 专注于约翰斯·霍普金斯医疗的全球业务拓展，支持全球范围内的护理和改进。利用这一平台，能够为外部重症监护病房提供各种学科的专家会诊。通常情况下，如果患者的临床症状无法解释或对治疗没有反应，而患者所在的重症监护病房与远程医疗中心有合作关系时，背景病例信息会异步传输给重症监护专家、外科医生或医学专家。这样，约翰斯·霍普金斯大学的专家顾问就可以在实际远程会诊之前详细审查患者的病史。有了这些准备工作，专家顾问就可以与远程医疗团队进行会诊。传统上，这种会诊是通过电话进行的。然而，随着技术的进步、共享病历平台和医疗保健系统的整合，现在可以通过同步、实时查看患者数据（包括实验室数据、放射影像和体检视频链接）来进行会诊（图 17.3）。毫无疑问，这种互动可以加深对患者的了解，有助于专家顾问和重症监护室团队制订护理计划。虽然约翰斯·霍普金斯大学国际经验的确切数据尚未公布，但一项活动调查显示，大部分会诊是在肿瘤科进行的，还有相当一部分是针对神经外科或神经系统诊断的（个人通信 RD）。约翰斯·霍普金斯大学项目提供的其他专科会诊包括过敏与免疫学、内分泌学、皮肤病学、心脏病学、传染病学、肠胃病学、肾病学、风湿病学、精神病学和肺病学。所有外科亚专科都能利用这一平台提供会诊服务。虽然 JHI会诊是临时提供的，但需要注意建立远程重症监护室中心的新兴趋势，这些中心

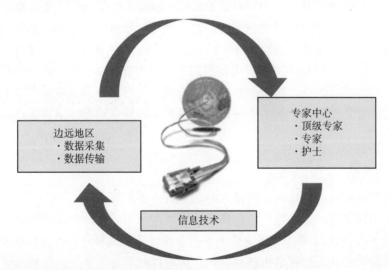

图 17.3　远程医疗的基本概念：在医疗环境中传输和接收数据（经 Hao 等[45] 许可转载；Springer International Publishing，2014 年）

在地理位置上与目标重症监护室存在时差。这样，远程重症监护室就可以在夜间监控远程重症监护室，而当地则是白天[20]。

对危重患者进行床旁精神评估极具挑战性。患者通常会因疾病过程（如谵妄或脑外伤）而出现认知和行为症状。同样，镇静和镇痛药物治疗也会限制精神评估的效果。引入远程医疗后，这些问题不太可能减少。远程精神病学本身的价值仍然存在疑问，而新的移动心理健康应用的出现则进一步挑战了这种方法[21]。我们认为，目前还不清楚远程精神病学模式能否或是否应该应用于重症监护病房的患者。

远程 ICU 护理一般不被视为会诊，因为远程 ICU 系统最常见的应用是为 ICU 内的所有患者增加一个额外的监护级别。在这种模式下，护士是必不可少的远程医疗人员，他们显然是重症监护护理方面的专家。在这种情况下，远程 ICU 的护士还可以在咨询护理方面发挥更重要的作用。这些护士将持续对一组患者（通常为 30～35 例）进行虚拟查房[22]。除了监控远程重症监护室系统生成的警报外，远程 ICU 护士还可以监控护理路径和质量指标的合规性。也许更重要的是，经验丰富的远程 ICU 护士可以为床旁护理团队提供护理咨询[23]。随着床旁 ICU 护士平均经验的不断减少，护理咨询的价值可能会随着时间的推移而增加，并对护理质量、护理满意度和职业倦怠产生重大影响[24,25]。有证据表明，当床旁重症监护护士可以向经验丰富的远程 ICU 护士咨询时，他们的焦虑感会降低，我们将在下文对此进行更详细的讨论。

远程看护

在 ICU 中，躁动性谵妄的发生率非常高，这对于患者的治疗效果和 ICU 的运行都有重大影响。目前对谵妄患者的护理方法是尽量少用镇静剂，并保持较高的护士与患者人员配备比，或聘用床旁陪护，防止躁动患者自残。在没有陪护的情况下，可以在 ICU 环境中对患者进行护理，只需在患者躁动期间由一名护士进行监测和干预即可。现在，越来越多地使用虚拟或远程陪护来远程监控多名高危患者。远程医疗系统的这一简单应用可能会对重症监护室的吞吐量和人力成本产生深远影响[26]。

临床实践监督

未能提供循证最佳护理实践是 ICU 发病率和死亡率的一个重要因素[27]。提高护理流程的可靠性，减少可预防的伤害，可以降低患者的发病率和死亡率。远程医疗可以在改善 ICU 最佳护理实践的流程合规性方面发挥作用。我们对使用视听远程重症监护室实施的纯咨询性远程医疗护理模式进行了研究。在这项研究中，远程 ICU 团队向 ICU 团队通报了最佳护理实践中的不足之处，但并未进行记录或开具任何医嘱。同时，我们检查了最佳护理流程实施前后的依从率[28]。大多数护理流程的依从率都呈现出积极的趋势，其中许多流程的依从率达到了统计学意义。机械性（93.6%～98.2%）和药物性（80.8%～88.8%）深静脉血栓预防的依从率均有显著提高。每日镇静中断率从 69.7% 提高到 85.5%，口腔护理的依从率从 69.7% 提高到 90.9%，这两项指标均具有统计学意义（图 17.4）。最引人注目的是，对联合委员会限制措施指南的依从率大幅提高，从 38.7% 提高到 82.7%。有趣的是，在同一时期，床头高于 30°、定期调整体位和胃肠道溃疡预防措施的依从率却呈下降趋势，尽管下降幅度并不大。这项研究是在一家三级学术中心人员配备较齐全的 ICU 进行的，我们预计在资源较少的 ICU 中，这些改进的幅度会更大。

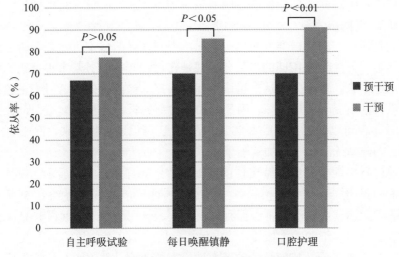

图 17.4　预防呼吸机相关性肺炎临床实践依从率

远程 ICU 显著提高了每日镇静中断的依从率（69.7% *vs.* 85.5%，*P* < 0.05）和口腔护理的依从率（69.7% *vs.* 90.9%，*P* < 0.01）。每日自主呼吸试验的改善趋势不显著（66.7% *vs.* 77.6%，*P* > 0.05）（未发表数据）

　　在患者预后和护理效率方面，坚持最佳临床实践可能会产生深远的影响。ICU 远程医疗似乎可以通过缩短住院时间来提高医院吞吐量。在一项为期 1 年的研究中，采用阶梯式楔形设计对 7 个学术型 ICU 进行了考察[29]。根据远程 ICU 干预措施在 ICU 的推广情况，患者被分配到远程 ICU 干预前组或干预后组。远程 ICU 启动后，平均每位患者的住院时间从 13.3 天减少到 9.8 天。同样，这一时期的死亡率也从 13.6% 显著降至 11.8%。这些改善可能是护理流程改进的结果。在此期间，对深静脉血栓预防和应激性溃疡预防等临床实践的依从性也得到了改善，这可能是住院时间和死亡率改善的根本原因。这项研究的作者还提出，要正确实施远程 ICU，就必须"重新设计" ICU 的护理流程。这种重新设计 ICU 可能会带来改善效果，但无法确定得益于哪种特定干预或会诊[29]。

远程 ICU 实施的价值和成本及对会诊的影响

通常,远程 ICU 系统是在现有重症监护室资源的"基础上"实施的。远程 ICU 系统需要大量的资本和运营支出,然而,降低其固定成本并不能弥补这些支出。因此,远程 ICU 系统的经济目标是通过改善患者治疗效果和提高资源利用效率来降低边际成本,从而实现投资回报。住院时间和再入院率等指标的改善可能会为医院系统节省大量成本。有几项研究试图通过推断缩短住院时间所带来的递延成本,来评估远程 ICU 系统可能带来的成本节约。一项研究报道,住院时间缩短了10%,推算出产生的价值为 250 万美元[30]。另一项研究聘请了一家独立的咨询公司进行估算,他们将 ICU 的住院时间缩短了 30%~34%,相当于 ICU 成本减少了25%~31%,医院成本减少了 12%~19%[2]。不过,这些节省的成本很难一概而论,因为它们是根据临床数据推测的财务情况,不同地区的成本可能会有所不同。值得注意的是,所有远程 ICU 的财务分析都是在远程医疗服务基本不报销的情况下进行的。近年来,保险公司越来越认可远程医疗会诊的价值,这似乎正在推动远程医疗系统的实施和使用[31,32]。因此,如果目前的报销趋势继续下去,我们预计远程 ICU 不仅可以通过避免成本来提供价值,还可以通过收费来收回成本。现在,专科会诊的收费途径似乎更加清晰了。

此前已有多项研究对远程 ICU 的启动成本进行评估,结果显示,在具有主动监控功能的封闭式远程 ICU 模式中,每张重症监护病床的成本始终在 5 万~10 万美元[33]。马萨诸塞大学医疗中心拥有规模最大、研究最深入的远程 ICU 系统。该小组提供了一份详细的成本核算,其中包括启动约 100 个床位的远程 ICU 的一次性成本,以及维持远程 ICU 活动的经常性成本的年度估算[34]。初始实施成本约为700 万美元,其中约 40%用于实体资本成本。其余费用可归类为软件许可、项目管理和会诊费。这些成本反映了当时的情况,在那个时代,集成式 EMR 并不常见。目前,EMR 的应用已接近普及,大多数主要 EMR 供应商都在其系统中嵌入了远程医疗功能。这些功能可作为远程 ICU 系统的一部分。因此,在当今时代,我们预计通过采用现有 EMR 中的远程医疗组件,可以降低部分软件许可、咨询和网络成本。基于这些新假设的成本核算尚未公布,可能难以与维护多方面医疗记录系统的捆绑成本区分开来。

然而,人力成本仍然是任何远程医疗系统持续成本的最大组成部分。马萨诸塞大学的同一研究小组认为,人力成本约占系统维持费用的 90%。与资本成本不同的是,作出这些估计后,人力成本可能有所增加。事实上,根据马萨诸塞大学的数据,我们估计在 2010 年,每张远程 ICU 病床的成本约为每年 2.5 万美元。如果远程 ICU 系统的目标是提供专家会诊,那么将需要额外的访问费用和专家的时间成本。

远程 ICU 会诊困境

自最早实施远程 ICU 以来,床旁护士和医生都表现出不愿意接受远程 ICU 临床医生的建议或要求与远程 ICU 临床医生会诊。例如,在 5 家不同医院进行的一项大型综合试验中,只有约30%的ICU患者获得了医生授予的远程ICU的治疗权限[35]。然而,同一组研究人员对远程 ICU 实施前后的安全态度进行了比较,发现远程 ICU 改善了一些 ICU 的团队合作和安全氛围,尤其是护士[36]。技术评估工具已被用于确定医生和护士对使用远程 ICU 态度的驱动因素。护士受系统易用性的影响,认为远程 ICU 对没有大量医生的重症监护室有益[37],而医生并不关心系统的易用性,他们的态度取决于系统的有用性[38]。工作人员对远程医疗实施的这些看法可能会对远程重症监护室的成功应用和工作人员的满意度产生一些影响。在对 3 个学术重症监护室的 93 名护士进行的调查中,72%的护士认为夜间远程 ICU 的实施提高了患者的存活率,但只有 47%的护士认为远程 ICU 减少了医疗失误[39]。一小部分人担心远程重症监护室具有侵入性(11%),会让工作人员感觉自己被监视(13%)。最有趣的是,61%的护士表示,如果他们认识远程 ICU 的医生,就更有可能与该医生取得联系,79%的护士认为认识远程 ICU 的医生非常重要。调查还采用前瞻性对照方法研究了护理人员对于远程 ICU 对护理质量和员工满意度影响的看法[40]。在实施为期 2 个月的远程 ICU 之前和之后,对外科 ICU 护理人员进行调查,结果发现护理人员对效率、沟通、关系、工作满意度和职业倦怠的看法均有所改善。在同一机构中,将另一个外科 ICU 作为对照组,在没有任何干预措施的情况下完成了调查,发现在感知方面没有显示出相同的改善效果。在这一实施过程中,远程 ICU 工作人员都是在 ICU 工作过的临床医生,他们对床边的工作人员都很熟悉。

工作满意度和倦怠感的降低与员工留任率的提高密切相关。因此,远程 ICU 有可能间接降低与人员流动相关的成本,如招聘和培训成本,但这一效果尚未得到直接研究证实。值得注意的是,在这两项研究中,床旁工作人员要么熟悉远程 ICU 的工作人员,要么认为这种关系是他们决定参与远程 ICU 的一个重要因素。这种关系可能是远程 ICU 成功实施的一个重要因素,但尚未被认识到,也尚未以受控的方式进行研究。

讨论

远程医疗系统的广泛发展是许多因素共同作用的结果,这些因素包括 EMR 的应用,将基于人群的监测数据整合到平台的能力,硬件实施成本的降低,远程医疗价值增加的证据越来越多,由保险公司直接赔偿,以及接受由多学科护理团队监护危重患者。最近,重症监护领域的领军者宣称,远程医疗将在 ICU 中普及[41]。

可以预见,随着科学技术的进步,我们对重症监护远程医疗的需求会相应增加。这些需求可能会以不同于传统远程 ICU 的形式出现。有趣的是，最初发展远程 ICU 的目的是缓解 ICU 医护人员的短缺。近年来，越来越多的人认识到，部分疾病可以在进展到危重疾病之前就得到诊断并治疗。使用预测分析方法早期发现并治疗脓毒症就是典型的实例[42]。随着远程系统的涌现，人们意识到早期干预可能会降低 ICU 住院率。这些系统可以在不需要入住 ICU 的情况下对患者提供客观持续的监测。因此，在 ICU 外实施常规重症监护会诊指日可待。届时，我们将能够实现早期干预、消除地理差异，并对灾害情况作出反应。在重症康复病房中应用远程医疗后，患者的预后得以改善，由此可见，远程医疗可以降低 ICU 住院率[43]。

　　重症医生的专业知识可通过远程医疗拓展到 ICU 之外，明确远程医疗提供重症监护会诊的组织结构及作用在这个过程中发挥了重要作用。远程医疗服务和技术几乎可以在任何地方提供护理会诊，但仅靠这些服务无法提供重症护理。因此，强调重症护理服务和重症护理会诊之间的区别至关重要。ICU 有提供重症监护所需的基本条件，包括监护病房[44]。我们认为，要提供响应最快、最具影响性的远程医疗重症监护会诊服务，需要一个强大的远程 ICU 系统，它配备了重症医生并且能够进行实时监护。只有这样，才能更好地利用远程医疗会诊来确保及时治疗、分级诊疗并充分利用 ICU 的资源。

参 考 文 献

1. Grundy BL, Jones PK, Lovitt A. Telemedicine in critical care: problems in design, implementation, and assessment. Crit Care Med. 1982;10(7):471–5.
2. Rosenfeld BA, Dorman T, Breslow MJ, Pronovost P, Jenckes M, Zhang N, et al. Intensive care unit telemedicine: alternate paradigm for providing continuous intensivist care. Crit Care Med. 2000;28(12):3925–31.
3. Irwin RS, Flaherty HM, French CT, Cody S, Chandler MW, Connolly A, et al. Interdisciplinary collaboration: the slogan that must be achieved for models of delivering critical care to be successful. Chest. 2012;142(6):1611–9.
4. Lilly CM, McLaughlin JM, Zhao H, Baker SP, Cody S, Irwin RS. A multicenter study of ICU telemedicine reengineering of adult critical care. Chest. 2014;145(3):500–7.
5. Wood D. No longer rocket science: robots have found their place in healthcare. Telemed J E Health. 2011;17(6):409–14.
6. Becevic M, Clarke MA, Alnijoumi MM, Sohal HS, Boren SA, Kim MS, et al. Robotic Telepresence in a Medical Intensive Care Unit – Clinicians' Perceptions. Perspect Health Inf Manag. 2015;1c:12.
7. Pronovost PJ, Angus DC, Dorman T, Robinson KA, Dremsizov TT, Young TL. Physician staffing patterns and clinical outcomes in critically ill patients: a systematic review. JAMA. 2002;288(17):2151–62.
8. Gasperino J. The leapfrog initiative for intensive care unit physician staffing and its impact on intensive care unit performance: a narrative review. Health Policy. 2011;102(2–3):223–8.
9. Fang JL, Collura CA, Johnson RV, Asay GF, Carey WA, Derleth DP, et al. Emergency video telemedicine consultation for newborn resuscitations: The Mayo Clinic Experience. Mayo Clin Proc. 2016;91(12):1735–43.
10. Ellenby MS, Marcin JP. The role of telemedicine in pediatric critical care. Crit Care Clin. 2015;31(2):275–90.
11. Dayal P, Hojman NM, Kissee JL, Evans J, Natale JE, Huang Y, et al. Impact of telemedicine

on severity of illness and outcomes among children transferred from Referring Emergency Departments to a Children's Hospital PICU. Pediatr Crit Care Med. 2016;17(6):516–21.

12. Theurer L, Bashshur R, Bernard J, Brewer T, Busch J, Caruso D, et al. American telemedicine association guidelines for Teleburn. Telemed J E Health. 2017;23(5):365–75.

13. Wallace DL, Hussain A, Khan N, Wilson YT. A systematic review of the evidence for telemedicine in burn care: with a UK perspective. Burns. 2012;38(4):465–80.

14. Holt B, Faraklas I, Theurer L, Cochran A, Saffle JR. Telemedicine use among burn centers in the United States: a survey. J Burn Care Res. 2012;33(1):157–62.

15. Ali SF, Hubert GJ, Switzer JA, Majersik JJ, Backhaus R, Shepard LW, et al. Validating the teleStroke mimic score: a prediction rule for identifying stroke mimics evaluated over telestroke networks. Stroke. 2018;49(3):688–92.

16. Fortis S, Sarrazin MV, Beck BF, Panos RJ, Reisinger HS. ICU telemedicine reduces interhospital ICU transfers in the veterans health administration. Chest. 2018;154(1):69–76.

17. Fortis S, Weinert C, Bushinski R, Koehler AG, Beilman G. A health system-based critical care program with a novel tele-ICU: implementation, cost, and structure details. J Am Coll Surg. 2014;219(4):676–83.

18. Parmar P, Mackie D, Varghese S, Cooper C. Use of telemedicine technologies in the management of infectious diseases: a review. Clin Infect Dis. 2015;60(7):1084–94.

19. Siddiqui J, Herchline T, Kahlon S, Moyer KJ, Scott JD, Wood BR, et al. Infectious Diseases Society of America position statement on telehealth and telemedicine as applied to the practice of infectious diseases. Clin Infect Dis. 2017;64(3):237–42.

20. Christenbury J. Emory cares for ICU patients remotely, turning 'night into day' from Australia: Emory University Media Relations; 2018. Available from: https://news.emory.edu/stories/2018/05/buchman-hiddleson_eicu_perth_australia/index.html. Accessed Sept 2018.

21. Hubley S, Lynch SB, Schneck C, Thomas M, Shore J. Review of key telepsychiatry outcomes. World J Psychiatry. 2016;6(2):269–82.

22. American Telemedicine Association TeleICU Practice Guidelines Work Group. Guidelines for TeleICU operations. 2014.

23. Hoonakker PLT, Pecanac KE, Brown RL, Carayon P. Virtual collaboration, satisfaction, and trust between nurses in the tele-ICU and ICUs: results of a multilevel analysis. J Crit Care. 2017;37:224–9.

24. Siffleet J, Williams AM, Rapley P, Slatyer S. Delivering best care and maintaining emotional wellbeing in the intensive care unit: the perspective of experienced nurses. Appl Nurs Res. 2015;28(4):305–10.

25. Khan N, Jackson D, Stayt L, Walthall H. Factors influencing nurses' intentions to leave adult critical care settings. Nurs Crit Care. 2019;24(1):24–32.

26. Kensley A. Patient sitter, meet telesitter [internet]. 2016. Available from: https://www.uchealth.org/today/2016/02/17/patient-sitter-meet-telesitter/. Accessed Sept 2018.

27. Hayward RA, Asch SM, Hogan MM, Hofer TP, Kerr EA. Sins of omission: getting too little medical care may be the greatest threat to patient safety. J Gen Intern Med. 2005;20(8):686–91.

28. Latif A, Romig M, Pronovost P, Sapirstein A. A consultative telemedicine service improves compliance with best practice guidelines in a highly staffed intensive care unit. Crit Care Med. 2010;38(12):U180.

29. Lilly CM, Cody S, Zhao H, Landry K, Baker SP, McIlwaine J, et al. Hospital mortality, length of stay, and preventable complications among critically ill patients before and after tele-ICU reengineering of critical care processes. JAMA. 2011;305(21):2175–83.

30. Breslow MJ, Rosenfeld BA, Doerfler M, Burke G, Yates G, Stone DJ, et al. Effect of a multiple-site intensive care unit telemedicine program on clinical and economic outcomes: an alternative paradigm for intensivist staffing. Crit Care Med. 2004;32(1):31–8.

31. State Telehealth Laws and Reimbursement Policies Report: The Center for Connected Health Polic; 2018. Available from: http://www.cchpca.org/state-telehealth-laws-and-reimbursement-policies-report. Accessed Sept 2018.

32. Neufeld JD, Doarn CR, Aly R. State Policies Influence Medicare Telemedicine Utilization. Telemed J E Health. 2016;22(1):70–4.

33. Chen J, Sun D, Yang W, Liu M, Zhang S, Peng J, et al. Clinical and economic outcomes of telemedicine programs in the intensive care unit: a systematic review and meta-analysis. J Intensive Care Med. 2018;33(7):383–93.

34. New England Health Care Institute. Critical care, critical choices: the case for tele-ICUs in

intensive care. Cambridge: New England Healthcare Institute; 2010.
35. Thomas EJ, Lucke JF, Wueste L, Weavind L, Patel B. Association of telemedicine for remote monitoring of intensive care patients with mortality, complications, and length of stay. JAMA. 2009;302(24):2671–8.
36. Chu-Weininger MY, Wueste L, Lucke JF, Weavind L, Mazabob J, Thomas EJ. The impact of a tele-ICU on provider attitudes about teamwork and safety climate. Qual Saf Health Care. 2010;19(6):e39.
37. Kowitlawakul Y. The technology acceptance model: predicting nurses' intention to use tele-medicine technology (eICU). Comput Inform Nurs. 2011;29(7):411–8.
38. Hu PJ, Chau PY. Physician acceptance of telemedicine technology: an empirical investigation. Top Health Inf Manag. 1999;19(4):20–35.
39. Mullen-Fortino M, DiMartino J, Entrikin L, Mulliner S, Hanson CW, Kahn JM. Bedside nurses' perceptions of intensive care unit telemedicine. Am J Crit Care. 2012;21(1):24–32.
40. Romig MC, Latif A, Gill RS, Pronovost PJ, Sapirstein A. Perceived benefit of a telemedicine consultative service in a highly staffed intensive care unit. J Crit Care. 2012;27(4):426.e9–16.
41. Vincent JL, Creteur J. The hospital of tomorrow in 10 points. Crit Care. 2017;21(1):93.
42. Taylor RA, Pare JR, Venkatesh AK, Mowafi H, Melnick ER, Fleischman W, et al. Prediction of in-hospital mortality in emergency department patients with sepsis: a local big data-driven, machine learning approach. Acad Emerg Med. 2016;23(3):269–78.
43. Armaignac DL, Saxena A, Rubens M, Valle CA, Williams LS, Veledar E, et al. Impact of telemedicine on mortality, length of stay, and cost among patients in progressive care units: experience from a large healthcare system. Crit Care Med. 2018;46(5):728–35.
44. Marshall JC, Bosco L, Adhikari NK, Connolly B, Diaz JV, Dorman T, et al. What is an intensive care unit? A report of the task force of the World Federation of Societies of Intensive and Critical Care Medicine. J Crit Care. 2017;37:270–6.
45. Hao J, et al. Tele-ICU: the way forward in geriatric care? Aging Clin Exp Res. 2014;26(6):575–82.